U0107514

王霞芳

医案医论医话
科普访谈集

林 洁 封玉琳 陈伟斌 主编

全国百佳图书出版单位

中国中医药出版社

·北 京·

图书在版编目（CIP）数据

王霞芳医案医论医话科普访谈集 / 林洁，封玉琳，
陈伟斌主编 . —北京：中国中医药出版社，2022.12
ISBN 978-7-5132-7683-2

Ⅰ . ①王… Ⅱ . ①林… ②封… ③陈… Ⅲ . ①医案—
汇编—中国—现代 ②医论—汇编—中国—现代 ③医话—
汇编—中国—现代 Ⅳ . ① R249.7

中国版本图书馆 CIP 数据核字（2022）第 112739 号

中国中医药出版社出版

北京经济技术开发区科创十三街 31 号院二区 8 号楼
邮政编码　100176
传真　010-64405721
三河市同力彩印有限公司印刷
各地新华书店经销

开本 787×1092　1/16　印张 19.75　字数 354 千字
2022 年 12 月第 1 版　2022 年 12 月第 1 次印刷
书号　ISBN 978-7-5132-7683-2

定价　89.00 元
网址　www.cptcm.com

服 务 热 线　010-64405510
购 书 热 线　010-89535836
维 权 打 假　010-64405753

微信服务号　zgzyycbs
微商城网址　https://kdt.im/LIdUGr
官 方 微 博　http://e.weibo.com/cptcm
天猫旗舰店网址　https://zgzyycbs.tmall.com

如有印装质量问题请与本社出版部联系（010-64405510）

《王霞芳医案医论医话科普访谈集》编委会

前　言

　　王霞芳教授，上海市名中医，享受国务院政府特殊津贴。现任全国名老中医专家王霞芳传承工作室主任，上海市海派中医流派传承研究总基地董氏儿科负责人，上海中医药大学王霞芳名中医工作室主任，上海市中医特色小儿厌食专科学科带头人，兼任世界中医药学会联合会儿科专业委员会名誉主任委员。因医德高尚、医术精湛被评为上海市三八红旗手并获女医师协会白玉兰巾帼奖。

　　王霞芳自幼体弱多病，求学升学一路坎坷。1962年，王霞芳拜师中医儿科泰斗董廷瑶教授，在名师的严格督教下，勤学苦读中医经典理论。1991年，她作为董氏儿科的学术继承人，参加了第一届全国老中医药专家学术经验继承班，再度拜师学习。王霞芳跟随董廷瑶老师习医历经40余年。董廷瑶老师呕心沥血，指导提点，无私地将他70年辛勤耕耘、不断琢磨而形成的学术思想和宝贵的临床经验传授于她。王霞芳万分珍惜这得来不易的学习机会，在理论上刻苦学研，尽得真传，在临诊时精心为患儿诊治，全面继承了董师家学渊源丰富的学术理论和临床经验，不负老师的期望，成为一代名医。

　　她专心研习恩师的特色经验，并及时总结疗效，系统整理董氏经验，主持完成《董廷瑶老中医诊治婴儿吐乳（火丁按压法）专长的临床及机制探讨》课题，获得国家中医药管理局科技进步三等奖；又为解决厌食小儿因中药苦而拒服，从董师治疳方中，筛选药物，组成新方，并进行剂型改革，创制出"董氏开胃散"外敷穴位，价廉、简便、安全，取得佳效，家长欣慰放心，近悦远来，享誉沪上。王霞芳前后设计完成科研课题 7 项，其中两项获国家中医药管理局及上海市科委、上海市卫生局（现上海市卫生健康委员会，下同）科研进步三等奖。此外，王霞芳将董老临床确有实效的宝贵经验、资料总结编写成册，主编或参与编写了《董廷瑶〈幼科撷要〉》《中国百年百名中医临床家丛书·董廷瑶》《董廷瑶医案》《海派中医董氏儿科》《中华中医昆仑·董廷瑶卷》《中国中医独特疗法大全》等医著 20 余部，使董氏儿科的宝贵学术精华以文字形式流传于世。王霞芳也因在继承董氏儿科学术理论上的杰出贡献而荣获第一批全国老中医药专家学术经验继承工作"高徒奖"。

王霞芳行医 50 余年，在漫漫业医路上，一贯以《黄帝内经》的"整体观""天人相应""阴阳五行"等经典理论指导临床，四诊辨证为先，治病必求其因；熟谙掌握伤寒、金匮及温病学等的理法方药，善用经方治疗现代儿科常见病及疑难顽症，遣方用药均有出处；崇尚钱乙《小儿药证直诀》、李东垣《脾胃论》的学术理论，将董氏儿科顾护脾胃的临床经验传承发扬光大；尤其在肺系病、脾系病的诊治上，创用了多种内外合治的治疗方法，取得佳效，使董氏儿科在疾病的治法上有所创新。

2005 年后，王霞芳当选第三、第四批全国老中医药专家学术经验继承工作指导老师和上海市西学中高级研修班导师。她更是全身心投入教学工作之中，悉心传承带教，从一名学术经验继承人成功转变为指导带教引领者，担起了董氏儿科承上启下的重任，先后为上海市中医、中西医结合儿科界培养了一批又一批高级人才，因出色地完成传承教育任务，而荣获第四批全国老中医药专家学术经验继承工作"优秀指导老师奖"。

　　自 2011 年起，随着"全国名老中医专家王霞芳传承工作室"和"海派中医流派传承研究总基地董氏儿科"的建设，王霞芳虽已至耄耋之年，仍时时担忧中医儿科后继乏人，为培育中医儿科人才，承前启后，继续结对新徒，传授董氏学术经验，发扬名家流派特色，冀望中医儿科的继承具有持续性拓展和创新进步后劲，发挥中医中药在儿童常见病、多发病防治方面的重要作用，为现代儿童的健康成长保驾护航。

　　本书主要载录了学生们在跟随王霞芳教授临诊时所搜集的验案、王霞芳教授的医论医话，以及一些媒体对她的访谈记录，希望借此展示名师诊治小儿疾病的理论基础及临床实践经验，以及王霞芳教授作为一名医者的所思、所感、所悟、所嘱，与中医儿科业者共享之，也可为后学者参考应用之。

《王霞芳医案医论医话科普访谈集》编委会

2022 年 6 月

目　录

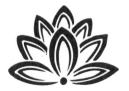

总论

王霞芳教授的主要学术思想和临床经验

王霞芳教授数十年来致力于传承名师董廷瑶教授的学术思想和临床经验，成为董氏儿科独特学术经验的带头人。她刻苦研读中医经典理论，遵循《黄帝内经》的"整体观""天人相应""阴阳五行"等医论，善以伤寒与温病学说为核心诊治各型热病，崇尚李东垣的《脾胃论》，并在诊治病证时每每强调"百病以胃气为本"的观点，皆与董廷瑶教授一脉相承。在学习继承实践董氏儿科学术思想和临床经验的过程中，王霞芳教授将继承与发扬创新相结合，不断设计科研课题研究董氏儿科的理论经验，创用内外合治的诊疗特色，在治疗小儿肺系、脾系病证方面积累了宝贵的经验；同时，由于现代社会生活发展中又出现了许多新问题、时代病，王霞芳教授在董氏理论的基础上，常以经方治疗现代常见之小儿神经情志疾病，形成了鲜明的特色。通过王霞芳教授的不断钻研、实践和总结，使董氏儿科从学术思想理论研究到临床经验实践运用都得到了极大的丰富和发展。

一、崇尚经典，善用经方

王霞芳教授熟谙"四大经典"以及《小儿药证直诀》《脾胃论》及《幼幼集成》等中医学著作，对之进行了深入的探讨与研究，临床以八纲辨证、六经辨证、卫气营血辨证、脏腑辨证等理论为指导，推崇张仲景、钱乙、李东垣之经验方药，善用桂枝汤、小柴胡汤、五苓散、泻心汤、承气汤、导赤散、泻白散、异功散、补中益气汤等经典方剂。她治学严谨，勤求古训，精心钻研，将古圣中医理论与现代临床实践有机结合起来，指导临床辨证求因和推理论治，临床既继承前贤经验又勇于创新，熟练运用古代经方治疗现代多发的儿童多动综合征、抽动障碍及情感不宁腿综合征、癫痫等，取得理想疗效，显示了中医药在儿科临床应用之特色。

王霞芳教授强调"治病必求于本"，提出治病应求"体质之本"和"病因之本"。她认为小儿之所以易患疾病与其生理因素密切相关。小儿脏腑娇嫩，成而未壮，易感外邪或饮食内伤，故以肺、脾两脏疾病为多见，往往外邪直犯脾、肺，或脾病及肺，或肺病及脾，容易出现呼吸道和消化道病症。诊治时，应先察患儿素体脾胃之厚薄（体质），继之探求病因、病机，处方遣药尤须注意运脾养胃保津，扶正祛病御邪。王霞芳教授指出，疾病的发生必有其因，病因不明则治必失误，病因不同则治法方药迥异。她总结出呼吸道疾病"治肺为先，脾肺同治，健脾善后"的分证分期治疗法则，尤其强调益气健脾善后的重要性，强调"脾肺同治，健脾为要，预防复发"，体现了中医治未病的宗旨。

中医儿科鼻祖钱乙提出小儿"五脏六腑，成而未全，全而未壮"，"脏腑柔弱，易虚易实，易寒易热"的生理、病理特点。王霞芳教授在儿科临床上时时顾及小儿的生理特点，崇尚李东垣"脾胃内伤，百病由生"的论点，认为小儿稚阴稚阳之体，脾常不足，病则每多损及脾胃；同时小儿脏气清灵，随拨随应，强调治病应时时顾护脾胃，用药贵在清灵，贵在平和，切忌峻药过剂，毋犯胃气，免伐生生之气。

王霞芳教授崇尚仲景学说，临床善用经方治疗小儿疾病，尤其对桂枝汤的应用最为得心应手，常以桂枝汤治疗风寒表虚证、外感后体虚盗汗及低热不退、反复呼吸道感染、小儿厌食症、小儿夜啼、遗尿、病毒性心肌炎、神经系统疾病及儿科诸多杂病。此外，王霞芳教授还用柴胡剂治疗外感发热、淋巴结炎、腮腺炎及尿路感染等，均取得了显著的临床疗效。

二、内外合治，推崇手法

对于小儿疳证、厌食、腹泻等消化系统疾病，王霞芳教授针对不同病因分别采用内服、外治法进行综合治疗，取得佳效，深受患儿家长的推崇。她将多年临床经验进行总结，发现湿食里滞型厌食在临床上最为常见，治拟运脾燥湿、消导化滞。她继承董氏学术经验，从"治疳方"筛选化裁制成"消疳理脾糖浆"治疗小儿厌食症，疗效显著。但中药味太苦，患儿依从性差，为解决患儿服药难，她再次将方药进行精简，改变给药途径，创制出"开胃散"以外敷穴位，避免了患儿口服中药的痛苦，使临床疗效大为提高，显示出中医药外治法的特色优势。对于那些厌食日久，存在疳证的患儿，她针刺四缝穴以通畅百脉，调整三焦气机，理脾和胃，增进食欲，临床取得佳效，家长口口相传，患儿近悦远来。经过多年的努力，在王霞芳教授的带领下，上海市中医医院儿科被评为上海市中医小儿厌食特色专科，王霞芳教授也成为该专科的学术带头人。

"董氏指压法"是董廷瑶教授首创的治疗婴儿呕吐的独特疗法。王霞芳教授继承并发扬了董老的经验，将董氏指压法广泛应用于儿科临床，作为婴幼儿吐乳症、胃食管反流症、功能性呕吐等胃肠病的首选外治疗法。该法无须服药，简便安全，无创伤性，能及时止吐，保障婴幼儿营养的供给，加速健康成长，又避免了口服中西药物引起的副作用，很受患儿及家长的欢迎。王霞芳教授提示，排除消化系统器质性病变、颅脑器质性病变和感染性病变，由气机逆调、胃失和降所致的呕吐乳食，均可先用董氏指压法治疗，或配合内服中药，能使脾胃气机得以通畅，胃气自降，则呕吐得愈。

三、培土生金，调补脾肺

反复呼吸道感染、支气管炎和哮喘是目前儿科最常见而又难以速愈的疾病。王霞芳教授指出，这些疾病属本虚标实、肺脾同病。哮喘反复发作常与肺脾阳虚，痰饮内伏有关，对此类患儿应当首先分清标本缓急，分期治疗。"发作时，急则治其标，化痰止咳，通络平喘；缓解期，缓则治其本，益气清肺，健脾杜痰，防其复发；静止期，调补正气，培土生金，补肾纳气。"又肾为先天元精之本，脾为后天气血生化之源，故调养脾胃、益气补肺、滋肾纳气是治本大法。

小儿稚阴稚阳，脏腑娇嫩，形气未充，肺脾本虚，反复咳喘终将导致肺脾俱虚，痰浊内伏，咳喘迁延难愈，正所谓"邪之所凑，其气必虚"。王霞芳教授辨治咳喘病儿，注重益气清肺、健脾杜痰，正顺应中医培土生金之意，同时体现了治小儿病首重顾扶脾胃的观点，临床上常用苓桂术甘汤、星附六君子汤、金水六君煎治疗迁延难愈的小儿咳喘，每每获效甚显。

星附六君子汤中党参、白术、茯苓、甘草益脾安中，陈皮、半夏燥湿化痰；王霞芳教授用橘络以加强化痰通络之功，用胆南星、白附子增强蠲痰祛饮之效。数药配伍，痰蠲脾健胃和，肺金得补，清肃之令得复，使水湿得运，痰浊渐化，咳喘转平，迁延之病得以向愈。

苓桂术甘汤为《伤寒论》名方之一。王霞芳教授继承董氏儿科理论——培土生金以杜生痰之源，临床宗《金匮要略》"病痰饮者，当以温药和之"，善用此方治疗咳喘。此方温化痰饮，健脾，止咳平喘，为标本兼治之方。在咳喘的缓解期，常配合二陈汤、三子养亲汤、六君子汤等，共奏扶脾土、祛痰饮、平咳喘之效，实为临床佳方。

四、三期分型，治疗厌食

王霞芳教授指出，当今社会物质十分丰富，家长期望孩子加速健康生长，但有些未掌握正确的喂养知识，一味投以乳类及肥甘厚味之品，甚至盲目喂以营养保健品，却不知"饮食自倍，肠胃乃伤"导致孩子难以消化吸收，营养过剩，食滞于中，饱胀而不思食。所以，现代小儿厌食症的发生，大多因为喂养不当，过度喂食，不定时定量，或偏食，导致消化功能受损而致厌食；也有少数患儿因先天禀赋不足，脾胃虚弱，加之后天调护失宜，饮食失节，导致脾胃运化失司而出现厌食。本病病变中心在脾胃，发病机理是脾运胃纳失常。

基于上述病因，王霞芳教授提示当今小儿厌食症以湿食里滞为主要证型，提出了三期分治、重在治本的治疗原则。初期当以消为用，消导里积食滞而不伐胃气，里滞渐消，胃口渐开；治疗中期则消补兼施，当健脾助运，化食开胃，胃开则食量渐增；治疗后期当益气健脾，补肾促长。三期分治中尤当注意，无论补或消，皆须处处顾护胃气，做到"消不伐胃，补不呆胃，消补皆以运以化为要"。王霞芳教授认为儿科医生的最终目标是促进儿童的健康生长发育，故治小儿病当以"调理脾胃"为王道。

五、继承先贤，发扬光大

王霞芳教授认为中医学乃实践科学，方药乃治病之工具，欲遣药以愈疾，全赖理论指导。她推崇董氏儿科临床诊治九诀，首要"明理"，继之"识病""辨证"，随之"求因""立法"而"选方"，精心"配伍"，"适量"用药，在诊治全过程中尚须"知变"，盖病变法亦变也。王霞芳教授认为选方必须在自己临床实践中运用前人的经验方药，观察疗效加以识别，予以检验，方能积累自身经验，所谓"千方易得，一效难求"；选方治病尚须因人、因时、因地、因病，灵活运用，方能穷尽中医治病之妙；《伤寒论》《金匮要略》诸方，配伍严谨，方简效宏，当可效仿而用之，组方用药避免杂乱，配伍不当，反令掣肘。

在中医药研究的过程中，王霞芳教授将继承、发扬、创新相结合。如"董氏指压法"本由董老首创，经王霞芳教授继承发扬并进行规范化研究，多次书面总结"董氏指压法"的具体操作流程，使"董氏指压法"在全市乃至全国推广应用，作为婴儿吐乳症、胃食管反流症、功能性呕吐等疾病的首选外治方法。王霞芳教授研究的课题《董廷瑶老中医诊治婴儿吐乳（火丁按压法）专长的临床及机制探讨》获得国家中医药管理局中医药科技进步三等奖。

　　"董氏开胃散"外敷治疗厌食症也是由董氏消疳方衍变而来的。王霞芳教授认为厌食症主要由湿食内滞、脾胃运化失司所致，遂从董氏消疳系列验方中筛选有效方剂，进行临床验证，获得确切的疗效后，定为治疗厌食症的协定方。由于药味太苦，患儿难以接受，王霞芳教授进一步减少药味，同时进行剂型改革，制成药粉外敷穴位治疗厌食症，经临床观察疗效同内服协定方相差无几，且能使患儿接受并完成治疗。

　　王霞芳教授在深刻领会《伤寒论》经旨的基础上，运用桂枝汤别具特色，不但用桂枝汤治疗风寒表虚证，还根据桂枝汤调和营卫、调和阴阳的作用，扩展运用到调和脾胃、调和肝脾，加减后广泛应用于儿科消化系统疾病的治疗。如桂枝汤加石斛、谷芽、麦芽、陈皮、太子参、焦山楂等组成"厌食灵糖浆"，用于治疗小儿厌食症辨证属于胃阴不足、营卫失调者；桂枝汤中增加白芍用量可用于治疗脾胃虚寒、气机不利的腹痛；桂枝汤倍芍药加饴糖组成的小建中汤，可用于儿童浅表性胃炎、胃窦炎等；桂枝汤去白芍加白术、泽泻、茯苓等利水之品，可以用于急性胃肠感染所致的腹痛、呕吐、腹泻、发热等；桂枝加龙骨牡蛎汤加味治疗小儿夜啼、遗尿、注意缺陷多动障碍、多发性抽动症、病毒性心肌炎等。一方多用，随症加减，体现了王霞芳教授不但可以继承先贤的理论，并能够加以发扬创新。

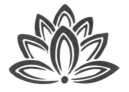

各论

第一章 医 案

第一节 肺系疾病

本节载录王霞芳教授治疗小儿肺系疾病的病案，包括小儿鼻病、乳蛾、咳嗽、反复呼吸道感染及哮喘。

一、小儿鼻病

小儿鼻病，表现为鼻塞、流涕、鼻痒、喷嚏、鼻出血、夜间打鼾、不知香臭等症，常合并扁桃体炎、腺样体肥大、反复呼吸道感染、哮喘、结膜炎等，病情常反复迁延，影响小儿正常的生活学习。王霞芳教授认为本病的内因是肺、脾、肾三脏虚损；外因是风、寒、湿等六淫之邪侵袭。肺气亏虚，卫表不固，腠理疏松，风邪乘虚而入，鼻为肺之窍，肺气不得通调，津液停聚，上扰清窍，导致喷嚏流涕。土为金母，脾虚则后天生化乏源，肺气失充，久则及肾，元气不充是为内因。

（一）注重病因，辨证施治

小儿形气未充，肺脏娇嫩，鼻为肺窍，鼻之所以能知香臭，依赖肺气的通调。风邪犯肺（风冷，异气如油漆、花粉、粉尘、牛奶等），肺失通调，津水停聚于上，则鼻痒，喷嚏频作，鼻塞不利，或清涕自流。王霞芳教授认为风邪袭表或自口鼻而入引发鼻病为多，治宜祛风通窍、发散外邪，常选用桂枝汤、玉屏风散、辛夷散等加减。

王霞芳教授指出亦有肺经郁热，火性上炎，鼻窍壅塞，鼽嚏频发，引发鼻衄者，如《素问·五常政大论》"嚏咳鼽衄，从火化也"，常用甘桔汤合辛夷、蝉蜕、黄芩、栀子、竹叶、白茅根等泻心肺火热以止衄。

《医学入门》曰："鼻乃清气出入之道，清气者，胃中生发之气也。"若饮食不节，饥饱失常，脾胃受伐；或情志不和，忧思伤脾，肝失条达；或劳倦过度，伤及脾气，日久而致脾气虚弱，土不生金均可致鼻病。王霞芳教授对肺脾气虚、水湿泛鼻之鼻病多以补中益气、升清化湿法治之，以补中益气升清法为治疗头面部疾病上焦窍道不通之常法。小儿鼻病位在上焦，王霞芳教授指出"上焦如羽，非轻不举"，常选补中益气汤加减治疗，清阳得升则浊阴自降，鼻病自愈。

先天禀赋不足，肾元素虚，或久病体亏及肾，元气不能上敷，卫外不固，易引发鼻炎或鼻衄，为本虚标实之证。《素问·宣明五气》说："肾为欠，为嚏。"肾精是机体生命活动的根本。肾中精气充盛，则肺得温养，呼吸之气方可随肺气升降而下纳于肾，鼻自通和；若肾气虚衰，摄纳无权，气不归元，清阳不升，浊阴上犯，肺失温养，兼六淫之邪内侵可致衄嚏发生。

慢性鼻病多迁延反复，久则瘀血内阻，窍道不利。王霞芳教授指出瘀血是鼻病的病理产物，也是诱发和加重本病的病理基础。气行则血行，故临证常加用行气活血、凉血化瘀之川芎、赤芍、生地黄等药。

（二）熟谙药性，善用药对

王霞芳教授常将黄芪、太子参、生白术组成药对，三者相合，补气升清，善治肺脾气虚、气机升降失常、水湿凝聚不化之鼻病；桔梗、甘草载药上行，善清肺热，为治鼻喉之引经药；辛夷、蝉蜕轻清上浮，祛风止痒利窍；白芷、石菖蒲芳香燥湿，宣肺行气通窍。黄芩、苍术，苦寒配辛温，燥土利湿，土燥则金清；黄连、焦栀子，清上焦火热，折其上炎之势，则鼻衄自止。病久，气滞瘀阻，窍道不通，选血中之气药川芎，上行头目，合赤芍、生地黄清热凉血、行气活血化瘀。

（三）整体观念，兼重并病

鼻病常并发咽喉、扁桃体、耳部以及气管疾病，故在治疗鼻病时，应重视其他并发病的治疗，对取得临床疗效有积极意义。王霞芳教授临证从整体观出发，辨证求因，认为鼻、耳道、咽、气管均为五官窍道，七窍内通，生理、病理上可互相影响，其中一窍有病可殃及他窍，故应从整体分析，临床辨证当从脏腑功能失常及五行生克关系考虑，全面兼顾，一窍之病，当慎查是否受他窍影响，探求病因，不可见症治症，头痛医头，简单处理，应细致辨证，综合治之，方为王道。

病案 1

戚某，男，8 岁。

2005 年 8 月 13 日初诊：鼻塞严重，夜寐多鼾 3 年。近又因患支气管肺炎后，鼻窦炎加重，鼻塞，呼吸困难，夜寐平卧则张口呼吸、多鼾声，形体壮实，多汗，咽红，舌红，苔厚腻微黄，脉滑小数。西医诊断：鼻窦炎，腺样体肥大。中医诊断：鼻渊。辨证属痰热内壅上逆、肺窍失宣。先宜宣肺清热，化痰通窍。桔梗汤合千金苇茎汤加减。

桔梗 5 克，甘草 5 克，炒牛蒡子 10 克，黄芩 9 克，辛夷 6 克，苍耳子 10 克，白芷 9 克，石菖蒲 12 克，茯苓 15 克，薏苡仁 30 克，冬瓜子 15 克，芦根 30 克。7 剂。

2005 年 8 月 20 日二诊：服上方后症情减半，方已中病，毋庸更张。上方去冬瓜子；加南沙参 10 克，滑石 12 克（包煎），竹叶 10 克。7 剂。

2005 年 8 月 27 日三诊：药后鼻通无涕，夜寐鼾停，汗出尚多，舌红，苔化，根薄白微腻。仍守前义，桔梗汤合泻白散加味。

桔梗 5 克，甘草 3 克，黄芩 9 克，炒牛蒡子 10 克，桑白皮 10 克，地骨皮 10 克，辛夷 9 克，白芷 6 克，石菖蒲 12 克，茯苓 15 克，薏苡仁 30 克，竹叶 10 克，南沙参 12 克。7 剂。

2005 年 9 月 4 日四诊：服药 3 周，鼻通无涕，痰化咳停，症情全面向和，唯里热未清动则汗多。再予上方去白芷，续服以巩固之。

按语：患儿鼻窦炎迁延反复已 3 年，引发腺样体肥大，近患支气管肺炎后，夜鼾加重，为痰湿内盛郁久化热，痰浊上阻鼻窍，导致鼻塞涕阻，夜鼾声响。《本草求真》曰：桔梗"系开提肺气之圣药，可为诸药舟楫，载之上浮"。王霞芳教授以桔梗汤加牛蒡子引药上行宣肺化痰，排脓解毒，驱邪从上窍出；千金苇茎汤清肺化痰、逐瘀排脓，本为治疗肺痈之方，然王霞芳教授加辛夷、苍耳子、白芷、石菖蒲上行祛风化湿通窍。二诊，方药收效，再加六一散导热下行，使湿热也能从下焦渗泄，如此气机通调，痰浊自上下分消，即获鼻通、无涕、鼾停之佳效。然患儿体壮，病久则痰浊易从热化，又见咽红、舌红，可知内热，熏蒸华盖，郁结在肺，病后治本，故三诊加泻白散以泻肺中伏火，兼清痰热，诸症向愈。王霞芳教授善用《金匮要略》治肺痈方以治鼻窦炎、腺样体肥大、扁桃体炎及支气管肺炎等病症，乃灵活应用经方治疗现代儿童常见病创新之点。

病案 2

陶某，男，4 岁。

2015 年 10 月 3 日初诊：经常打嚏流涕，或咳 1 年。春秋季易感冒。纳佳便调，咽红或痒，动则汗多，盗汗阵出，面色淡黄少华，舌淡红胖，苔薄白腻，脉细缓。西医诊断：过敏性鼻炎。中医诊断：鼻鼽，汗证。辨属过敏体质，腠疏多汗易感风邪，营卫失和而易感冒。先拟调和营卫，益气固卫，祛风通窍。桂枝汤合补中益气汤加减。

桂枝 3 克，炒白芍 9 克，甘草 3 克，生姜 2 片，大枣 3 个，太子参 9 克，生白术 9 克，黄芪 9 克，辛夷 9 克，蝉蜕 6 克，茯苓 9 克，桔梗 6 克，竹叶 9 克。7 剂。

经上方加减调治月余，患儿汗减，抗力增强，鼻通无涕病愈。

按语：患儿素体气虚，多汗易感，为营卫不和。《伤寒论》曰："荣行脉中，卫行脉外，复发其汗，荣卫和则愈，宜桂枝汤。"临床多见此类患儿，风邪犯肺，鼻为肺窍，常发喷嚏流涕，故选桂枝汤调和营卫。王霞芳教授擅以桂枝汤加味治疗小儿腠理疏松，易汗出感风邪，致反复感冒咳嗽、鼻炎或发热等肺系疾病。柯琴曰："头痛、发热、恶寒、恶风、鼻鸣、干呕等病，但见一症即是，不必悉具，惟以脉弱、自汗为主耳。"《医学入门》曰："凡鼻涕鼽、渊鼽，久甚不愈者，非心血亏，则肾水少，养血则血生，而火自降；补肾则水升，而金自清，虽鼻疮、痔久亦宜。又鼻寒久不愈者，必内伤肺胃，清气不能上升，非外感也，宜补中益气汤以和之，此皆治本之论。"故以太子参、白术、黄芪益气升清，药味简洁，清淡灵验，屡取佳效。

病案 3

张某，男，10 岁。

2005 年 11 月 12 日初诊：鼻塞、流涕清稀 1 周。有反复感冒、鼻炎史多年，本周受凉鼻塞打嚏流涕，纳佳便调，舌红苔润，脉浮细。诊断：感冒，过敏性鼻炎。辨属清阳不升，卫表失固，风邪上袭。治拟益气升清，祛风通窍。

太子参 10 克，白术 10 克，黄芪 10 克，桔梗 5 克，甘草 5 克，辛夷 6 克，蝉蜕 9 克，苍耳子 10 克，荆芥 6 克，防风 6 克，苏梗 6 克。7 剂。

2005 年 11 月 19 日二诊：仍鼻塞，涕已转稠，舌红，苔薄白。上方去防风；加黄芩 6 克，石菖蒲 10 克。7 剂。

2005 年 12 月 3 日三诊：服上方后，症情缓解，本周复感风邪，鼻塞流涕，纳便调，舌红苔润。病情反复，仍宗前义。11 月 12 日方去防风；加川芎 9 克，白芷 9 克，黄芩 6 克。7 剂。

2005 年 12 月 10 日四诊：鼻炎减轻，早夜微塞，咽痛，不咳，纳佳便调，舌红，苔薄润，脉细。仍宗前义。11 月 19 日方加川芎 9 克，桔梗 5 克。7 剂。

2005 年 12 月 17 日五诊：邪化鼻通，咽和不咳，苔薄润，再拟调扶巩固。

太子参 10 克，沙参 10 克，白术 10 克，黄芪 10 克，蝉蜕 9 克，川芎 6 克，白芷 6 克，黄芩 6 克，桔梗 5 克，甘草 5 克，防风 6 克，赤芍 6 克，白芍 6 克。14 剂。

2005 年 12 月 31 日六诊：诸恙向愈。家长要求调理体质，预防复发。

太子参 10 克，沙参 10 克，白术 10 克，黄芪 15 克，蝉蜕 9 克，苍耳子 9 克，白芷 9 克，黄芩 9 克，荆芥 5 克，防风 5 克，甘草 5 克，川芎 6 克，赤芍 12 克。12 剂。

按语：《灵枢·本神》曰："肺气虚则鼻塞不利。"脾气虚则清阳不升，鼻窍不通。患儿为肺脾气虚之体，易为风邪侵袭，反复感冒引发鼻炎。肺脾气虚为本，外邪侵袭为标。初诊时新感风邪，鼻塞嚏涕，不咳，诊断为鼻炎，以宣肺解表通窍为先。组方以荆芥、防风、苏梗辛温宣肺解表；辛夷、苍耳子、白芷祛风通窍；桔梗引药上行达病所；太子参、白术、黄芪益气健脾，升清固表，培土生金。诸药合用，肺脾同治而获效。复感儿正气原虚，后期加重黄芪、川芎、赤芍、白芍益气升清，活血祛风，以改善体质，扶正御邪，预防复发。

病案 4

朱某，女，5 岁。

2008 年 9 月 5 日初诊：鼻痒多嚏、流涕 3 年。平时嚏多，流涕清稀或黄稠，不咳，纳佳体胖，大便偏干，1～3 天 1 次，眠可盗汗，舌胖淡红，苔薄润，脉细滑。西医诊断：过敏性鼻炎。中医诊断：鼻鼽。辨属脾虚湿热内聚，清阳难升，上犯鼻窍。治拟益气升清，清热利湿，祛风通窍。

太子参 12 克，辛夷 10 克，苍耳子 10 克，蝉蜕 6 克，白芷 10 克，石菖蒲 10 克，桔梗 5 克，甘草 3 克，黄芩 9 克，猪苓 15 克，茯苓 15 克，莱菔子 10 克，连翘 10 克。7 剂。

2008 年 9 月 13 日二诊：药后鼻炎症状大减，嚏涕少，纳佳，大便转调日行 1 次，盗汗减轻。上方颇合，仍宗前义。原方加滑石 10 克（包煎）。7 剂。

2008 年 9 月 20 日三诊：又感新邪，头痛，晨嚏鼻塞涕阻，咽红，不咳，纳减，大便尚调，2～3 天 1 次，苔薄白，脉浮小滑，守方加减。9 月 5 日方去猪苓；加荆芥 9 克。7 剂。

2008 年 10 月 5 日四诊：邪化胃和，仍觉鼻痒多嚏流涕，舌红，苔薄润，脉浮细。上方加黄芪 15 克。7 剂。

2008 年 10 月 26 日五诊：药后鼻塞减，嚏涕均少，鼻炎全面改善，大便转调，再拟原方巩固之。

按语：患儿脾虚湿盛之体，反复感邪，清阳不升，水湿内停，阻塞鼻窍，湿久蕴而化热，上蒸于肺，阻塞鼻窍，鼻炎反复不愈。王霞芳教授临诊常选用桔梗、甘草、黄芩、辛夷、苍耳子、白芷、石菖蒲等组方，诸药上行，清热利湿，祛风通窍；猪苓、茯苓、滑石（六一散）化湿利小便，莱菔子、连翘泻热通腑，使邪热湿浊从上下分利而出；张元素《医学启源》云"黄芩泻肺火治脾湿"，故王霞芳教授喜加黄芩苦寒燥湿，配白芷、石菖蒲等品可兼制其辛温之弊，燥湿效更显。患儿体弱盗汗，易感风邪，导致鼻炎反复发作，乃中气虚，清阳难升，表卫失固，故于鼻炎全面改善后，重用黄芪益气升清、固卫御邪善后之。

病案 5

周某，男，4 岁。

2015 年 1 月 30 日初诊：多嚏流涕、发热 2 天。生后 6 个月起即有多嚏流涕，近 2 年反复发热咳嗽，患支气管肺炎 2 次。过敏原检测示螨虫、真菌、鸡蛋过敏，正在用畅迪进行螨虫脱敏，长期服用顺尔宁。昨起发热，体温 38℃以上，服柴桂颗粒热已退。现咳嗽涕多，纳少挑食，厌肉、鱼、多种蔬菜，大便偏干，睡眠不宁，盗汗阵出踢被，面淡黄，山根青筋深，目下青暗，太阳穴青筋明显，形瘦，咽红，舌边红，苔薄白，脉细小滑。诊断：过敏性鼻炎，反复呼吸道感染，感冒发热。辨属脾运本弱，肺卫失固，汗出感邪。先拟宣肺解表，兼以健脾醒胃。

1. 针刺四缝穴，1 指有液。

2. 董氏开胃散外敷 2 周。

3. 荆芥 3 克，苏梗 9 克，薄荷 3 克（后下），桔梗 6 克，甘草 3 克，炒牛蒡子 9 克，辛夷 9 克，甜杏仁 9 克，陈皮 6 克，茯神 9 克，连翘 9 克，莱菔子 9 克。7 剂。

医嘱：平时衣被不可过厚，及时加减，注意颈部保暖；忌海鲜、发物。

2015 年 2 月 5 日二诊：药后 3 天嚏涕大减，偶咳有痰，皮肤瘙痒，纳谷略增，面转清润，太阳穴青筋减淡，舌红，苔薄白润，脉沉小滑。上方获效，再拟益气祛风、健脾化痰，六君子汤加减。

1. 针刺四缝穴，无液。

2. 南沙参 9 克，白术 9 克，茯苓 9 克，陈皮 6 克，制半夏 9 克，荆芥 3 克，防风 3 克，蝉蜕 6 克，辛夷 9 克，川芎 9 克，牡丹皮 9 克，丹参 9 克，金银花 9 克，炒莱菔子 9 克。7 剂。

按语：患儿自幼起病，肺卫不固，质薄汗出，腠理疏松，过敏体质易感外邪为外因；后天脾运失健，纳少挑食，生湿酿痰为内因，故反复感冒嚏涕咳嗽。初诊新感外邪，宜先宣肺解表治标，兼施针刺四缝穴及外敷董氏开胃散消导健脾以苏胃气，内外合治取得初效。本为脾肺两虚，症情改善后治当以六君子汤益气健脾化痰，配合祛风通窍之品以固后效。患儿过敏体质，皮肤瘙痒，王霞芳教授常加用荆芥、蝉蜕、牡丹皮、丹参、金银花、川芎等清热凉血活血，祛风止痒。

病案 6

刘某，男，6岁。

2007年5月16日初诊：经常鼻衄4年余。患儿经常鼻衄，量多色鲜红，咽红偶咳，手心烦热，汗出较多，纳少便干，舌红，苔薄黄腻，脉浮数。证属风热犯肺，肺经郁热。治宜清热凉血，滋阴泻肺。泻白散加味。

桑白皮9克，桑叶9克，焦山栀子9克，生甘草5克，桔梗5克，炒牛蒡子9克，北沙参9克，太子参9克，生地黄9克，白茅根15克，芦根30克，炒藕节9克。7剂。

2007年5月23日二诊：胃纳稍增，汗出减少，鼻衄未作，舌红，苔薄黄，脉浮。患儿症情缓解，继以健脾益气，佐以凉血止血。异功散加味。

太子参9克，南沙参9克，白术9克，茯苓9克，甘草3克，陈皮5克，桑叶9克，焦山栀子9克，桔梗6克，炒藕节9克，炙鸡内金9克，杏仁6克。7剂。

2007年5月30日三诊：纳增便调，汗减咳愈，鼻塞打嚏，苔薄润，脉浮。再拟益气健脾、祛风通窍。

太子参9克，南沙参9克，辛夷9克，蝉蜕9克，焦山栀子9克，白芷9克，黄芩9克，石菖蒲9克，川芎6克，金银花9克，桑叶9克，甘草3克，桔梗5克。7剂。

服7剂后，诸症改善，再拟上法调理巩固而获愈。

按语：本案属肺经素有郁热，时值风热犯肺，火热炎于上，欲散邪于外，致鼻窍壅塞，汗出，喷嚏频作不止，经常鼻衄，反复发病已有4年；风热之邪熏蒸咽喉，故见咽红疱疹；肺失清肃，则咳嗽伴痰。方选泻白散为主，泻肺热，凉血止衄，加辛夷、白芷、石菖蒲、蝉蜕、川芎祛风通窍。辛夷辛温，散风寒，通鼻窍，具有良好的抗炎和抗过敏作用。川芎活血行气，祛风通络，有促进和改善微循环作用。黄芩善清上焦风热，焦山栀子可清三焦之火，合桑白皮、桑叶、金银花清泻肺热，可止鼻衄。甘桔汤清利咽喉化痰。太子参、南沙参益气润肺扶正。诸药相合，攻补兼施，三诊即奏良效。

病案 7

印某，男，12 岁。

2008 年 1 月 11 日初诊：反复鼻痒，流涕喷嚏 3 年。鼻痒流涕，晨起喷嚏，纳食欠馨，大便干结，咽部红痒，动辄汗出，盗汗多，舌红苔薄，脉细滑。有哮喘史 3 年。诊断：过敏性鼻炎。证属脾气虚弱，肺失宣肃。治宜益气升清，健脾通窍。

太子参 9 克，白术 9 克，茯苓 9 克，陈皮 6 克，辛夷 9 克，苍耳子 9 克，石菖蒲 9 克，桔梗 5 克，甘草 3 克，炒牛蒡子 9 克，炒莱菔子 9 克，连翘 9 克，薏苡仁 30 克。14 剂。

2008 年 1 月 18 日二诊：药后鼻通无涕，纳食增加，大便转调，汗出大减，舌红，苔润，脉象细滑。症情全面改善，方药初效，再拟行气活血通窍，调理巩固。异功散合玉屏风散加味。

太子参 9 克，白术 9 克，茯苓 9 克，陈皮 6 克，黄芪 9 克，防风 6 克，桔梗 5 克，甘草 3 克，蝉蜕 6 克，川芎 6 克，生地黄 9 克，赤芍 9 克，白芍 9 克。14 剂。

按语：哮喘患儿素体肺、脾、肾三脏不足，感邪后，肺气失宣，外窍不利，常兼患过敏性鼻炎，故见鼻塞喷嚏流涕，喉痒咳嗽；脾虚健运无权，则食少脘痞；肺与大肠相表里，肺气失宣，大肠传导失司，而见大便干结难行；肺卫失固，故汗出较多，易反复感邪。当以治本为主，兼以疏风解表。先拟异功散益气健脾，加苍耳子、辛夷、石菖蒲升清祛风通窍，桔梗、牛蒡子、薏苡仁利咽化痰，莱菔子、连翘清热下痰通腑。全方标本兼治，药后诸症缓解。二诊根据久病有瘀、治病求本的原则，继用异功散合黄芪、防风，益气升清、固护脾肺，加川芎活血行气，为"血中之气药"，又能"上行头目"，加生地黄、赤芍清热凉血，活血祛瘀。全方配伍严谨，药简力专，得获佳效。

病案 8

邬某，男，28 岁。

2007 年 11 月 2 日初诊：鼻痒打嚏反复 2 个月余。微咳少痰，夜眠欠佳，白昼体倦瞌睡，纳食减少，四肢欠温，小便清长，大便尚调，舌淡红，苔薄白腻。诊断：鼻炎。证属素体阳虚肾亏，中气虚衰，清阳不升，未能温煦肺脾。先拟补中益气升清，温阳补肾通窍。

党参9克，北沙参9克，茯苓9克，甘草3克，黄芪9克，防风6克，杜仲9克，桑寄生9克，生地黄15克，蝉蜕9克，川芎6克，辛夷9克，天麻6克，砂仁3克（后下），豆蔻3克（后下）。8剂。

药后鼻炎改善，基本向愈。

按语：患者禀赋虚弱，近感外邪，由肺及肾，耗伤肾精，肾失摄纳，气不归元而上浮，可致喷嚏、流涕频作；肾阳不足，无法温化水湿，水饮上泛，则鼻流清涕不止，鼻内黏膜淡白肿胀，发为鼻炎；肾阳失于温煦，故四肢欠温，神萎肢倦嗜睡；火不暖土，脾失健运，则纳食减少，小便清长。先拟调理脾肾，益气升阳。方用四君子汤益气健脾；黄芪、防风益气升清，助蝉蜕、辛夷、川芎上行活血祛风通窍；砂仁、白豆蔻芳香化湿苏胃；杜仲、桑寄生温补肾阳，生地黄滋养肾阴，取阴中求阳之意；天麻补虚祛风。全方温阳益气升清，健脾补肾，兼以活血通窍，阴阳双调，攻补兼施，阳气通达，病邪自去。

二、乳蛾

乳蛾是指喉核肿大，形如乳头，状如蚕蛾，以喉部疼痛、喉核（扁桃体）肿大、化脓时表面或有黄白脓样分泌物为特征。王霞芳教授指出："喉为肺胃之门户，本病多由风热上袭，搏结于喉；或平素过食辛辣，嗜煎炒、高热量食品，导致脾胃蕴热，热毒上聚喉核而肿大；或素体内热，外邪传里，邪热壅积于肺胃，热毒炽盛，上攻喉核发为本病。发病急骤者，多为实证、热证，宜疏风清热，泻火解毒，利咽消肿；病程迁延或反复发作者，多为虚证或虚实夹杂证，宜清肺滋肾泻火，祛痰散结利咽。临证属风热上袭，治以疏风清热，利咽消肿；若里热炽盛，则泻火解毒利咽；乳蛾日久，气滞痰凝，则宜行气化痰散结；肺肾阴虚火旺，以清肺滋肾泻火为主。本病应以'疏、清、消、散'为治疗法则。"

风热之邪自口鼻而入，邪热上壅咽喉，发为乳蛾肿大。伴有发热者，王霞芳教授常以辛凉解表、宣肺散热之银翘散加减治疗。银翘散全方轻清宣透，正如吴鞠通言"治上焦如羽，非轻不举"。柯琴云："但咽痛而无不利、胸满、心烦等证，但甘以缓之足矣，不差者，配以桔梗，辛以散之也。"《温病条辨》曰："温病少阴咽痛者，可与甘草汤；不差者，与桔梗汤。"故王霞芳教授临证喜重用桔梗、甘草。

乳蛾分居口咽部两侧，为足厥阴肝经循行之处，若兼见往来寒热，默默不欲饮食，心烦喜呕，口苦，咽干，脉弦等常合用柴胡剂加减。

久病伤阴，或素体阴虚者，可出现肺肾阴虚，方可选用沙参麦冬汤合甘桔汤养阴清肺，生津润燥利咽。

若乳蛾上见白点疱疹或脓样分泌物，则重用薏苡仁、牛蒡子、大青叶、山豆根等。薏苡仁泻湿降浊，清热排脓化痈。《金匮要略》之薏苡附子败酱散治肠痈、千金苇茎汤之肺痈，均是薏苡仁治痈脓的记载。若见舌苔厚腻夹湿，可合用三仁汤、藿朴胃苓散等。若大便偏干可加连翘、莱菔子消导通腑泻热；热病易伤脾胃，可配谷芽、麦芽、鸡内金等消食苏胃。

病案 1

朱某，男，3 岁。

2004 年 12 月 27 日初诊：发热、咽痛 2 天。昨日发热，体温 39.1℃，服美林退热糖浆后，高热仍反复不退，无汗，咽痛，不咳，患儿神萎，扁桃体肿大，有脓性分泌物，舌红，苔白厚腻，脉浮细数。诊断：化脓性扁桃体炎，乳蛾。证属素体里热，外感风邪。治拟疏解风邪，内清里热。银翘散加减主之。

金银花 10 克，连翘 10 克，淡豆豉 9 克，荆芥 6 克，薄荷 5 克（后下），桔梗 5 克，甘草 3 克，炒牛蒡子 10 克，竹叶 10 克，大青叶 15 克，黄芩 6 克，薏苡仁 30 克。3 剂。

2004 年 12 月 29 日二诊：服药后，患儿汗出热退已净，乳蛾肿大消减，无脓液，精神略振，口舌碎痛，纳可，大便成形，舌红，苔薄白，脉细和。症情减轻，再以清热泻火、化痰消肿，改投二陈汤合银翘散加减。

金银花 10 克，连翘 10 克，桔梗 5 克，炒牛蒡子 10 克，甘草 3 克，半夏 9 克，陈皮 5 克，橘络 5 克，茯苓 12 克，浙贝母 10 克，南沙参 10 克，薏苡仁 30 克。5 剂。

5 剂后诸症均和。

按语：患儿素体里热，又外感风邪，邪热互结上犯咽喉，热炽则乳蛾肿痛，热盛化火，火灼咽喉腐而化脓，急需疏解风邪、内泻热毒。银翘散辛凉解表退热为主，加大青叶、黄芩、薏苡仁泻肺解毒、祛腐利咽化脓。药后，汗出表邪解，热退净，乳蛾肿减，脓液已消，故二诊以二陈汤合银翘散加减，并加浙贝母、薏苡仁、南沙参，以清化痰热、消肿利咽、扶正达邪善后，以防病情反复。

病案 2

颜某，男，5 岁。

2006 年 7 月 17 日初诊：高热、乳蛾肿痛 2 天。体温 39.3℃，乳蛾肿大如卵，上有脓性分泌物，昨起连咳不断，舌红，苔薄白，脉浮数。家长予服退热药后，热降未清，两肺听诊正常。诊断：化脓性扁桃体炎，咳嗽。辨属风热上袭，邪结咽喉，痰热内阻，肺失宣肃。急拟清热解毒利咽，化痰散结止咳。银翘散合止嗽散加减。

金银花 10 克，连翘 10 克，荆芥 6 克，薄荷 5 克（后下），桔梗 6 克，甘草 3 克，炒牛蒡子 10 克，前胡 9 克，百部 9 克，紫菀 9 克，陈皮 6 克，浙贝母 10 克，杏仁 6 克，薏苡仁 30 克。3 剂。

2006 年 7 月 31 日二诊：药后热即退净，咳减，痰松色淡黄，蛾肿消小，脓性分泌物消退，纳增不多，大便干，2 日 1 次，舌红，苔化薄润。改用桑杏汤加味。

桑叶 10 克，杏仁 9 克，瓜蒌仁 9 克，南沙参 10 克，桔梗 5 克，甘草 3 克，牛蒡子 9 克，蝉蜕 6 克，枇杷叶 10 克，冬瓜子 15 克，芦根 30 克。7 剂。

2006 年 8 月 7 日三诊：痰化咳停，胃纳已增，夜寐梦多，大便干，2 日 1 次，舌红，苔薄白。两肺听诊正常。病已向和，仍宗前义，继以泻肺化痰开胃，肺脾同调巩固之。

桑叶 10 克，杏仁 9 克，瓜蒌仁 9 克，太子参 10 克，南沙参 10 克，茯神 9 克，炒枳壳 9 克，炒莱菔子 9 克，连翘 9 克，炒鸡内金 9 克，生谷芽 15 克。7 剂。

按语：化脓性扁桃体炎，高热咳嗽，但热无寒，辨属中医温病范畴。邪热炽盛于肺卫，化火熏蒸咽喉，则乳蛾肿痛渗出脓液，高热咳嗽连作不息。急以银翘散加味，辛凉发汗解表，泻火退热；止嗽散疏散外邪，宣肺化痰止咳。二诊，热退已净，咳减，改以桑杏汤加千金苇茎汤清肺化痰止咳而获效。三诊痰化咳停，当治本以巩固疗效，继用桑杏汤加炒枳壳、炒莱菔子、连翘消导通腑，使邪热下泄，病至后期配太子参消补兼施，培土生金，扶正祛邪巩固之。

治疗化脓性扁桃体炎，王霞芳教授擅以银翘散加清热解毒之品，合千金苇茎汤清肺化痰、散结排脓，常获佳效。

病案 3

黄某，女，6 岁。

1997 年 5 月 7 日初诊：发热、蛾肿、咳嗽 1 天。患儿昨起高热，体温达

39.3℃，连咳不止，夜难成寐，自服退热西药后，汗出热降不清，咳嗽更频，转求中医。查其乳蛾红肿如卵，上有脓性分泌物，舌红，苔白腻，脉细数。诊断：化脓性扁桃体炎，咳嗽。证属外感风热，邪结咽喉。治拟辛凉解表，清热解毒。自拟银翘射干散加味治之。

金银花9克，连翘9克，荆芥6克，桔梗3克，甘草3克，炒牛蒡子9克，射干6克，黄芩6克，大青叶15克，杏仁6克，前胡9克，炙百部9克。3剂。

1997年5月9日二诊：药后汗出热退，咳减痰黄，蛾肿稍小，已无脓性分泌物，纳食不馨，大便偏干，舌红，苔转薄润。再拟桑杏汤加味。

桑叶6克，杏仁9克，瓜蒌仁9克，南沙参9克，桔梗3克，炒牛蒡子9克，甘草3克，蝉蜕6克，冬瓜子10克，芦根30克。7剂。

1997年5月16日三诊：痰化咳停，胃纳亦增，唯大便尚干，再拟清润下痰巩固之。

桑叶9克，桑白皮9克，杏仁9克，瓜蒌仁9克，南沙参9克，北沙参9克，炒枳壳9克，炒莱菔子9克，连翘9克，冬瓜子9克，芦根9克。7剂。

按语：本例患儿风热侵袭上焦，常以邪结咽喉为多。症见咽喉疼痛较剧，扁桃体肿大，或有疱疹（疱疹性咽峡炎），或有脓性分泌物（化脓性扁桃体炎），咳嗽昼夜连续。患儿素嗜荤腥及甜品、饮料致使体质偏热，外感后导致邪从热化，而发蛾肿、化脓、咳嗽。王霞芳教授选自拟方银翘射干散加味治疗。方中银翘散辛凉透表，清热解毒；黄芩、大青叶泻肺利咽解毒；杏仁宣肺化痰；前胡、百部肃降止咳；射干一味引诸药上行，加强泻火消蛾之力。末诊热退、咳减、蛾肿稍小，证已向和，再以桑杏汤加味善后巩固。

病案4

龚某，男，7岁。

2003年8月25日初诊：间断发热，乳蛾肿痛12天。患儿反复咽痛，发热体温最高达39.5℃，服用美林、泰诺林等汗出热降，次日汗闭复升，头痛，不咳不呕，两便调，怕热，动则汗多，体胖纳可，咽红，乳蛾红肿，咽壁滤泡增生，就诊时体温38.5℃，舌胖红，苔薄白腻，脉浮细数。诊断：扁桃体炎，发热。辨属饮食厚味，里热积聚上炎，邪结咽喉。治拟清疏解毒，利咽消肿。银翘散加味。

荆芥6克，淡豆豉9克，金银花9克，连翘9克，薄荷4.5克（后下），桔梗6克，炒牛蒡子10克，甘草3克，竹叶10克，大青叶15克，薏苡仁30克，芦根30

克。4 剂。

2003 年 8 月 29 日二诊：表解汗出，热退已净，蛾肿稍减，苔薄白腻。再拟清利咽喉，千金苇茎汤加味。

芦根 30 克，薏苡仁 30 克，冬瓜子 10 克，桔梗 6 克，炒牛蒡子 10 克，金银花 12 克，大青叶 15 克，甘草 3 克，南沙参 10 克，桃仁 9 克。7 剂。

随访病愈。

按语：小儿形气未充，易感外邪，肺卫在表，邪之首犯。"小儿阳常有余，阴常不足"，平素恣食厚味，邪易化热。咽为肺之门户，邪热上炎咽喉，则咽痛、乳蛾肿大；邪正相争则发热起伏；脉浮数示邪尚在表。治当疏解清热、解毒利咽。银翘散加大青叶、薏苡仁清解热毒、淡渗利湿，既利于透邪，又不伤津，为临床常用之方。二诊，热退肿减，改以千金苇茎汤加味清肺热、化痰湿以善后巩固之。

病案 5

祝某，女，2 岁。

2015 年 9 月 13 日初诊：发热，咽蛾肿痛 1 天。发热无汗，刻下体温 38℃，微咳，咽红蛾肿，口臭纳呆，呕恶痰涎，大便 2～3 日 1 次，前干后调，舌红，苔根白腻，指纹细红达风关。诊断：急性扁桃体炎，乳蛾。辨属风邪外束，邪热结于咽喉。治拟疏解风热，清化痰浊，利咽通腑。柴胡剂加减。

柴胡 6 克，黄芩 9 克，薄荷 3 克（后下），桔梗 6 克，甘草 3 克，炒牛蒡子 9 克，陈皮 6 克，甜杏仁 10 克，瓜蒌仁 9 克，炒莱菔子 9 克，连翘 10 克，生谷芽 15 克。3 剂。

2015 年 9 月 17 日二诊：服上方药 1 剂，热退已净，有痰不咳，服药后曾呕吐 2 次，胃液夹痰涎，纳呆不思饮食，不大便 3 天（有习惯性便秘史），舌红咽红，苔薄黄腻。表邪虽解，痰热未净，再拟清热化痰、消导通腑，以消里滞。温胆汤加味。

制半夏 9 克，陈皮 6 克，茯苓 9 克，炒枳实 6 克，炒枳壳 6 克，姜竹茹 9 克，炒莱菔子 10 克，连翘 10 克，甜杏仁 9 克，瓜蒌仁 9 克，砂仁 3 克（后下），生山楂 15 克，生谷芽 15 克，生麦芽 15 克。7 剂。

药后症愈。

按语：小儿发热，乳蛾肿痛，口臭纳呆，大便秘结，为痰热上壅，中焦食积，胃失和降；呕吐痰涎为表邪未解，邪已入里，下焦腑气欠通。表里同病，急拟和解透热，化痰通腑，祛邪外出。以柴胡剂加薄荷、桔梗、炒牛蒡子解表清热利咽；杏仁、瓜蒌仁、炒莱菔子、连翘泻火化痰通腑消蛾。药后热退已净，呕吐痰涎，纳呆便秘，苔薄黄腻，为表邪虽解，痰热未净，再拟温胆汤加味清化痰热消蛾，配合消导通腑之品，痰热清，胃气降，腑气通，乳蛾自消病愈。

病案 6

苏某，男，5 岁。

2004 年 3 月 29 日初诊：高热，乳蛾肿痛 1 天。患儿昨天外出游玩后，感邪致发热，体温最高 40℃，服美林后汗出热降，继之汗闭热升，先寒后热，热高头痛。刻下体温 39.5℃，乳蛾红痛，Ⅱ°肿大，纳可便调，舌红，苔薄白，脉浮细数。诊断：急性扁桃体炎，乳蛾。辨属外感风热，活动过度，邪从热化，上袭咽喉。拟辛凉解表，利咽消蛾。银翘散合小柴胡汤、桔梗汤加减。

金银花 10 克，连翘 10 克，荆芥 6 克，淡豆豉 10 克，薄荷 4.5 克（后下），桔梗 6 克，炒牛蒡子 9 克，竹叶 10 克，柴胡 6 克，黄芩 9 克，太子参 10 克，生甘草 3 克，生姜 3 片。3 剂。

2004 年 3 月 31 日二诊：服药 2 剂，汗出热退已净，咽红蛾肿，不咳，纳减，便秘已 3 天。腑气不通，再拟健脾开胃、清热通腑。

桔梗 6 克，生甘草 3 克，炒牛蒡子 9 克，竹叶 10 克，杏仁 6 克，天花粉 10 克，大腹皮 9 克，厚朴 6 克，炒莱菔子 10 克，南沙参 10 克，北沙参 10 克，茯苓 12 克，生谷芽 15 克。5 剂。

5 剂后大便通调，胃口也开，咽喉肿痛向愈。

按语：患儿因旅游活动过度，兼外感风邪化热，上袭咽喉，乳蛾红肿痛，发热达 40℃，急以银翘散辛凉解表、发汗退热，合小柴胡汤疏运枢机，透邪外出，防邪入里。二诊，热退已净，乳蛾肿痛，大便闭结，腑气不通，热毒未清，正气已虚，食欲不振，改选桔梗汤加味配合通腑之品，导热下泄，又加沙参、谷芽、茯苓顾护胃气，消补兼施，热退，蛾肿自消。

病案 7

盛某，女，4 岁。

2016 年 7 月 1 日初诊：发热，咽喉肿痛 2 天。近 1 年，发扁桃体炎、化脓性扁桃体炎反复多次。现发热 2 天，体温 38.5℃，咽痛蛾肿，咳呛有痰难咯，鼻塞涕稠倒流，纳呆形瘦，大便日 1 次，干结难行，烦躁易怒，怕热，动则汗多，盗汗，舌深红，苔腻微黄，脉滑数。有便秘、肛裂史。诊断：急性扁桃体炎，乳蛾。辨属痰火上炎，蕴结咽喉。先拟清利泻火。桑杏汤加减。

桑叶9克，苦杏仁9克，瓜蒌仁9克，桔梗9克，炒牛蒡子9克，甘草3克，辛夷9克，石菖蒲9克，白芷9克，黄芩6克，金银花9克，连翘9克，炒莱菔子9克。7剂。

医嘱：饮食清淡，忌辛温、煎炸、饮料甜品等高热量食品；衣被宜单薄凉爽。

2016年7月8日二诊：药后高热虽退，仍有低热，蛾肿不痛，咳已大减，有痰难咳，涕少，鼻通鼾消，盗汗淋多，纳谷递增，大便通畅，舌尖红，苔薄白微腻，脉细小滑。上方尚和，仍宗前义。

桑叶9克，苦杏仁9克，桔梗9克，炒牛蒡子9克，甘草3克，辛夷9克，石菖蒲9克，白芷9克，黄芩6克，金银花9克，连翘9克，莱菔子9克。7剂。

2016年7月15日三诊：上方颇合，热净，偶咳有痰，鼻涕少量，无鼾，汗出大减，盗汗已和，纳增胃开，大便调畅，咽红痒，腿有皮疹，舌边尖红，苔根薄白腻。诸恙大有改善，唯痰热未清，再予清化巩固之。

桑叶9克，枇杷叶9克，桔梗9克，炒牛蒡子9克，甘草3克，辛夷9克，石菖蒲9克，金银花9克，连翘9克，炒莱菔子9克，牡丹皮9克，丹参9克。14剂。

按语：患儿反复咽痛蛾肿、鼻塞涕稠、咳嗽痰多、烦躁易怒为痰火壅盛上行，当先泻火化痰、利咽消肿，拟桑杏汤合甘桔汤加炒牛蒡子、黄芩、金银花泻火解毒，化痰利咽，辛夷、石菖蒲、白芷祛风通窍利湿，连翘、莱菔子通腑泻热。二诊，低热未净，蛾肿递减，症情改善，守方治疗。三诊，热退已净，痰化咳减，纳增胃开，大便也调，再拟上方去杏仁，兼有腿部皮疹，加牡丹皮、丹参凉血祛风止痒。

病案8

徐某，男，4岁。

2006年7月7日初诊：乳蛾肿痛1周。患儿因化脓性扁桃体炎经住院治疗后好转，出院1周又咽痛，蛾肿如卵，纳减，进食脘胀嗳气，面黄形瘦，大便干结，肛痛难解，盗汗淋多，舌红，苔微黄腻，脉滑小数。辨属风热之邪上攻咽关，湿热内壅，内外相合乳蛾肿痛。治宜表里双解，泻火化湿利咽。桔梗汤合小柴胡汤加减。

柴胡5克，黄芩6克，太子参10克，桔梗5克，炒牛蒡子10克，甘草3克，大青叶15克，藿香10克，厚朴10克，炒枳壳10克，连翘10克，炒莱菔子10克，炒鸡内金10克，生谷芽15克。7剂。

2006年7月14日二诊：咽痛蛾肿递减，知饥索食，纳谷已增，尚有嗳气，大便通调，动则汗出，盗汗，舌红，苔薄白腻。上方颇合，守方加减。

藿香10克，厚朴10克，薏苡仁30克，滑石12克，桔梗5克，炒牛蒡子10克，金银花10克，大青叶15克，炒莱菔子10克，连翘10克，炒鸡内金10克，生谷芽15克。7剂。

2006年7月21日三诊：因贪凉受风打嚏流涕，次日即和，纳谷略减，大便偏软，夜眠易醒，盗汗。守方加减。

藿香10克，厚朴10克，薏苡仁30克，桔梗5克，炒牛蒡子10克，大青叶15克，炒莱菔子10克，连翘10克，炒鸡内金10克，生谷芽15克，佛手6克。7剂。

2006年7月28日四诊：纳增不多，大便转调，入睡困难，夜眠转安，盗汗已减，仍心烦叫吵。藿朴三仁汤加减。

藿香10克，厚朴10克，杏仁6克，薏苡仁30克，桔梗5克，炒牛蒡子10克，茯神10克，柏子仁10克，炒鸡内金10克，生谷芽15克。7剂。

随访2个月，未见反复。

按语：《疡科心得集》云："夫风温客热，首先犯肺，化火循经，上逆入络，结聚咽喉，肿如蚕蛾。"咽喉为胃之系，脾胃有热，胃火炽盛，上冲咽喉而乳蛾肿大。脾胃积热，气机逆调，嗳气腹胀，大肠传导失司，则大便干结。治当疏风清热，消肿利咽。柴胡、黄芩解表清里；桔梗、甘草、牛蒡子利咽消肿；大青叶清热解毒；连翘、莱菔子通腑泻热；藿香、厚朴、炒枳壳、炒鸡内金、谷芽芳香行气，消食开胃。末诊以藿朴三仁汤芳香化湿，宣畅气机，炒鸡内金、谷芽消食开胃。全方清热利咽，泻火解毒，兼以芳香化湿，健脾开胃，方随证变，步步为营而收效。

病案 9

朱某，女，3岁半。

2003年11月19日初诊：反复咽痛3个月余。2周前，患急性扁桃体炎，高热5天，经治1周热方退净。今年8月有热厥1次。刻下咽红，咽痛不适，乳蛾肿大，纳减口臭，便干日行1次，面黄青筋明显，舌红，苔黄腻，脉小滑带数。诊断：慢性扁桃体炎。辨属痰热蕴结咽喉，湿热内阻。治拟清宣痰热，芳香利湿。桔梗汤合藿朴夏苓汤加减。

桔梗6克，甘草3克，藿香10克，厚朴6克，薏苡仁20克，茯苓10克，半夏9克，滑石12克，炒牛蒡子9克，金银花9克，大青叶15克，黄芩5克，桑叶

10 克，杏仁 6 克。7 剂。

2003 年 11 月 26 日二诊：药后乳蛾消小，纳增口清，便调，盗汗减，舌红，苔化薄白，脉濡。再予四君子汤加藿朴三仁汤加减调理巩固。

太子参 9 克，南沙参 9 克，白术 9 克，茯苓 12 克，甘草 3 克，藿香 9 克，厚朴 3 克，桔梗 6 克，炒牛蒡子 9 克，砂仁 3 克（后下），白豆蔻 3 克（后下），生谷麦 15 克，生麦芽 15 克。7 剂。

随访：经调治，患儿数月未发咽痛。

按语：患儿反复感冒发热，邪热上壅，聚于咽喉，兼夹湿热，治拟清宣痰热利咽，兼以芳香化湿，选桔梗汤合藿朴夏苓汤加减。桔梗汤清热利咽，藿朴夏苓汤清热利湿，为治湿之正法。药后纳增，但脾虚湿性黏腻，不易速去，故以四君子汤加芳香化湿、健脾化痰之品，清热利咽，药后病愈。

病案 10

余某，男，6 岁。

2008 年 8 月 5 日初诊：有慢性扁桃体炎病史 3 年余。反复发病，咽部隐痛，有梗阻感，干咳无痰，乳蛾淡红，肿大如卵，上有凹痕，咽干唇红，食欲不振，手足心烦热，舌红苔少，脉细带数。诊断：慢性扁桃体炎，乳蛾。辨属阴亏虚火上炎。治宜养阴清肺，生津润燥。桔梗汤合沙参麦冬汤加减。

南沙参 9 克，北沙参 9 克，玄参 9 克，麦冬 6 克，桔梗 6 克，炒牛蒡子 9 克，甘草 3 克，桑白皮 9 克，川贝母 3 克，浙贝母 9 克，射干 6 克，黄芩 6 克，连翘 6 克。7 剂。

2008 年 8 月 12 日二诊：咳减有痰，蛾肿减小，纳增不多，大便干结，隔日 1 次，舌红，苔薄白，脉细数。再拟清化痰热，肃肺止咳。桑杏汤加桔梗汤加减。

桑叶 9 克，枇杷叶 15 克，苦杏仁 6 克（后下），桔梗 6 克，炒牛蒡子 9 克，瓜蒌仁 9 克，金银花 9 克，连翘 9 克，炒莱菔子 9 克，甘草 3 克，川贝母 6 克，浙贝母 9 克，蝉蜕 6 克，冬瓜子 15 克，芦根 30 克，南沙参 9 克。7 剂。

2008 年 8 月 19 日三诊：咳停痰化，偶嚏无涕，纳食增加，咽红蛾肿已消隐，夜梦较多，大便干结，隔日 1 次，舌红，苔薄白。继以清肺润燥，通腑泻热。

桑叶 9 克，苦杏仁 6 克（后下），瓜蒌仁 9 克，太子参 9 克，南沙参 9 克，炒枳壳 9 克，炒莱菔子 9 克，连翘 9 克，茯神 9 克，炒鸡内金 6 克，生谷芽 15 克。7 剂。

按语：清·陈士铎《辨证录·卷之三》曰："阴蛾则日轻而夜重，若阳蛾则日重而夜轻矣。斯少阴肾火，下无可藏之地，直奔而上炎于咽喉也。"王霞芳教授认为，小儿稚阴稚阳，热病久病伤阴，或素体阴虚者，均可出现肺肾阴虚之证，治宜养阴清肺、生津润燥，方用沙参麦冬汤合桔梗汤加减。虚火乳蛾多无发热或有低热，病期较长，气阴两虚，故饮食宜清淡，忌食辛辣、炙烤之品，以免引动肺胃之火，耗伤阴津，加重病情。

三、咳嗽

《医学心悟》云："风、寒、暑、湿、燥、火，六淫之邪自外击之则鸣，劳欲、情志、饮食、炙煿之火，自内攻之则亦鸣。"咳嗽，咳为有声无痰，嗽为有痰无声，有外感咳嗽和内伤咳嗽之分。外感咳嗽是由六淫外邪袭肺，肺失宣肃，肺气上逆所致。内伤咳嗽是由脏腑功能失调，内伤于肺所引起。

小儿体禀稚阴稚阳，肺常不足，卫表不固易感外邪；又脾胃虚弱运化乏权，多见饮食内伤；或七情不遂，气失条达等，均可引发咳嗽。若病因未明，辨证不确，治之不当，咳嗽往往迁延，反复不愈。

（一）外感咳嗽，首要宣肺，引邪外出

王霞芳教授认为六淫袭肺，外感咳嗽以风寒、风热、燥邪伤肺最为常见。其中风寒邪袭，涕痰清稀，舌淡苔白脉浮，治当辛温宣肺透邪，从表而解。小儿外感咳嗽除注重望面色、闻咳声、查舌苔脉象外，更要观察咽部。如咽红充血或乳蛾肿痛，为风热上袭，或邪已化热，治应疏风解表、宣肺化痰，加清热利咽消肿之品，寒热并用；若见舌质红干少津，苔少或剥，干咳少痰者，知患儿素体阴虚津亏，或感受燥邪，当养阴润肺、生津止咳，选桑杏汤合桔梗汤加麦冬，凉润清金，标本兼顾。若患儿咳声重浊，痰稠咳难，舌苔厚腻，是为痰湿伤肺，治宜二陈汤合三子养亲汤加味，重在宣肺祛痰，健脾化湿，肺脾同治。

（二）内伤咳嗽，治肺兼理脾肝肾

《医学真传》云："诸病易治，咳嗽难医。夫所以难治者，缘咳嗽根本甚多，不止于肺。"《素问·咳论》云："五脏六腑皆令人咳。"王霞芳教授认为，小儿咳嗽大多责之肺、脾两脏，是由其生理特点所致。小儿脏腑娇嫩，脾常不足，乳食不知自节，若喂养不当形成积滞，内伤于脾，阻碍脾胃气机，聚湿生痰；又因小儿肺常虚，痰随气升，壅塞气道，上逆于肺，失于宣肃则发为咳嗽。故有谓"脾为生痰之源，肺为贮痰之器"，因而，王霞芳教授治小儿内伤咳嗽时，常将健脾化痰与宣肃肺气相结合，形成肺脾同治、培土生金以杜绝生痰之源的论点。在临证时，还要详辨证之虚实，虚者宜益气健脾助运、扶助肺金，实者宜祛邪导滞化饮、调畅气机、肃肺止咳和胃，常用六君子汤、星附六君子汤等肺脾同治。

现代小儿多娇宠溺爱，所愿不遂，情绪则郁郁寡欢，久则肝郁化火，肝旺气火上逆犯肺，引起咳嗽，称"木火刑金"。王霞芳教授以顺气泻肝、清化痰热法治之，选四逆散加味，调畅气机，痰火自化则咳止。

《难经》曰："形寒饮冷则伤肺。"现代小儿喜喝冰饮，寒饮入胃，损伤脾胃阳气，水谷精微不从正化而为痰饮，即寒饮伏肺而咳，表现为阵咳痰多甚则咳剧呕痰、舌淡苔白腻、脉滑、四肢欠温，王霞芳教授常以三拗汤、苓桂术甘汤合二陈汤加味温化痰饮治之，即宗《金匮要略》"病痰饮者，当以温药和之"。咳久肺脾气耗及肾，成为慢性咳嗽（支气管炎），甚至咳而遗尿，王霞芳教授常用金水六君子汤加味。

（三）小儿咳嗽，内外分治，肺脾同调

1. 咳嗽虽分外感、内伤，然两者密切关联，互为因果。外感咳嗽反复，肺气受邪，则致肺气虚、卫表失固，更易反复感邪，久则转为内伤咳嗽；而内伤咳嗽日久不愈，致气阴耗伤，肺脏虚损，卫外不固，复受外邪导致咳嗽迁延难愈。故宜解外感咳嗽标病时，应及时调扶内伤之本，扶正御邪；内伤咳嗽未愈时，应兼以运脾化痰，培土生金，扶助正气以预防复感。

2. 外感咳嗽因六淫外邪所致，治疗忌敛涩留邪，当因势利导，宣畅肺气御邪外出；内伤咳嗽由脏腑功能失调，上干于肺所致，治防宣散太过，损伤正气，当辨证施治，调理脏腑功能，祛除病因，正邪兼顾。

3. 肺主一身之气，为气升降出入必由之路。《万氏家传幼科指南心法》中云："大凡咳嗽治法必须清化痰涎，化痰顺气为最先，气顺则痰行咳减。"故王霞芳教授常配调畅气机之品，如苏梗、青皮、陈皮、枳壳等。

病案 1

张某，女，3 岁。

2008 年 11 月 14 日初诊：咳嗽 3 天。咽痒咳频，喉有痰声，痰白清稀，喷嚏流涕，纳少，大便稀薄，舌淡红，苔薄白，脉浮。诊断：咳嗽。证属风邪袭肺。宜疏风、宣肺化痰。王霞芳教授经验方"宣肺止咳汤"加减。

荆芥 5 克，苦杏仁 9 克（后下），桔梗 5 克，炒牛蒡子 10 克，生甘草 3 克，陈皮 6 克，橘络 6 克，制半夏 9 克，辛夷 9 克，蝉蜕 6 克，浙贝母 6 克，前胡 6 克，紫菀 6 克，炙百部 9 克。7 剂。

2008 年 11 月 21 日二诊：药后咳嗽大减，喉痰尚有，嚏涕减少，纳食增加，大便糊状。证属痰浊未清，再以健脾化痰。

陈皮 6 克，橘络 6 克，制半夏 9 克，茯苓 9 克，生甘草 3 克，桑叶 9 克，甜杏仁 6 克，苦杏仁 6 克（后下），南沙参 9 克，浙贝母 9 克，川贝母 6 克，炙紫苏子 9 克，炒苍耳子 6 克。7 剂。

2008 年 11 月 28 日三诊：邪化咳和，无涕，夜眠欠安，大便稍稀，日行 1 次。证属病后营卫不和，肺脾俱虚，继以培土生金、益气健脾。

陈皮 6 克，橘络 6 克，制半夏 9 克，太子参 9 克，白术 9 克，茯神 9 克，桂枝 3 克，白芍 9 克，大枣 5 枚，生姜 3 片，生甘草 3 克，黄芪 9 克，炒扁豆 9 克。7 剂。

服 7 剂后痊愈。

按语：患儿形气未充，肌肤柔弱，卫外功能较差，故在冬春气候多变之时，易为六淫外邪侵袭。本证属风寒袭肺，肺失宣肃，用王霞芳教授验方"宣肺止咳汤"宣肺散寒、化痰止咳。该方以止嗽散为基础；制半夏、苦杏仁降气消痰；辛夷、蝉蜕宣肺祛风通窍；陈皮、橘络同用，可通络化痰。二诊时，痰浊未清，再以二陈汤健脾化痰，合桑杏汤防痰化热。故三诊时，咳嗽已愈，再以六君子汤合桂枝汤益气扶正调理善后而痊愈。

病案 2

王某，女，5 岁。

2012 年 4 月 6 日初诊：咳嗽 1 周余。患儿因反复感冒、鼻塞、张口呼吸于 2012 年 1 月行腺样体切除术。夜间阵咳，有痰难咳，时有喷嚏流涕，夜寐不安，盗汗淋漓，纳少恶心，面颊红，山根青筋，咽红有少许疱疹，舌淡红，苔薄白，脉小数。诊断：咳嗽。证属风邪袭肺，邪从热化。宜疏风清热，化痰止咳。桑杏汤加减。

桑叶 10 克，苦杏仁 10 克（后下），桔梗 6 克，生甘草 3 克，陈皮 10 克，橘络 10 克，制半夏 10 克，浙贝母 10 克，炒莱菔子 10 克，前胡 10 克，炙百部 10 克。7 剂。

医嘱：忌冷饮、甜品、糖果、海鲜、辛辣食品。

2008 年 4 月 13 日二诊：咳嗽减少，夜有阵咳，咳痰不爽，鼻塞无涕，纳减恶心，偶有腹痛，盗汗，前方加减。

桑叶 10 克，苦杏仁 10 克（后下），浙贝母 10 克，陈皮 10 克，橘络 10 克，炒莱菔子 10 克，辛夷 10 克，蝉蜕 10 克，桔梗 6 克，生甘草 3 克，百部 10 克，旋覆花 10 克。14 剂。

2008 年 4 月 27 日三诊：药后咳嗽大减，喷嚏，少涕，纳增，恶心减，夜眠鼾作，盗汗，二便调。2 天前，又发分泌性中耳炎，发热，服西药后汗出热减，鼻塞涕阻加重，有痰不爽，唇红，舌红，苔薄润，脉细。新感邪传少阳，治以和解少阳，扶正祛邪。小柴胡汤加减。

柴胡 6 克，黄芩 10 克，制半夏 10 克，南沙参 10 克，北沙参 10 克，苦杏仁 10 克（后下），辛夷 10 克，蝉蜕 10 克，石菖蒲 10 克，白芷 10 克，薏苡仁 10 克，桔梗 6 克，生甘草 3 克。7 剂。

按语：该儿质薄腠虚，易感外邪，首犯肺卫，反复感冒咳嗽，腺样体肥大，加之小儿"阳常有余"，或过食厚味，邪易化热，故选桑杏汤加半夏、陈皮、桔梗、生甘草等，疏风清热，化痰止咳。三诊时，患儿病中新感外邪，出现中耳炎，发热，为少阳经病证，改以小柴胡汤加减，其中辛夷、蝉蜕清轻上行、祛风邪通窍，石菖蒲、白芷、生薏苡仁芳香化湿、浊通鼻窍，为治鼻炎之良药。王霞芳教授善用桔梗为引经药，治疗头面五官诸窍疾病，如鼻炎、扁桃体炎等，疗效显著。

病案 3

黄某，男，3 岁。

2005 年 11 月 11 日初诊：反复咳嗽 1 个月，发热 4 天。患儿近 1 个月反复咳嗽，4 天前发热，体温高达 39.9℃，自行服用退热药美林，热势起伏不清，汗闭热又升，阵咳痰阻，大便间日一行，纳少厌食，咽红，乳蛾红肿。听诊：两肺呼吸音粗，舌红，苔黄厚腻，指纹青紫过风关。刻下体温 38.1℃。血常规：白细胞 6.5×10^9/L，中性粒细胞 63.4%，淋巴细胞 31.0%。诊断：咳嗽，外感热病。辨属外感风热，痰湿壅盛。治拟清热利湿化痰。藿朴三仁汤加减。

藿香 9 克，厚朴 9 克，姜半夏 9 克，白豆蔻 3 克（后下），砂仁 3 克（后下），薏苡仁 30 克，黄芩 9 克，陈皮 6 克，青蒿 9 克，炒莱菔子 10 克，连翘 10 克，炒枳壳 6 克，生甘草 3 克。3 剂。

2005 年 11 月 14 日二诊：服上方 2 剂热退净，但咳嗽阵作，痰多色白，纳减汗多，夜寐烦躁，大便 2 日一行。证属痰热未清。拟温胆汤加味。

姜半夏 9 克，陈皮 6 克，茯苓 12 克，生甘草 3 克，炒枳实 9 克，姜竹茹 9 克，黄芩9克，薏苡仁30克，苦杏仁9克（后下），厚朴9克，炒莱菔子10克，紫菀6克，炙百部9克，麻黄根10克。5剂。

2005年11月19日三诊：5剂后，咳大减，大便转调，纳增寐安。继以六君子汤加味健脾杜痰。

按语：患儿年幼质薄，肺常不足，易感风热外邪，又脾虚运化失司，生湿酿痰，纳少厌食，反复咳嗽，近感新邪发热，热势起伏不退，咳嗽痰阻，乳蛾红肿，舌苔黄厚腻，辨属风热夹痰湿阻滞，肺失宣肃，投以藿朴三仁汤加味而获效，其中炒莱菔子、连翘、枳壳通腑泻热，使邪有出路。复诊为痰热未清，以温胆汤、六君子汤健脾杜痰以清余邪而获效。

病案4

陈某，男，8岁。

2010年6月4日初诊：咳嗽持续3周。患儿3周前因起居不慎受凉，初起鼻塞清涕、喷嚏、咽痒，继之咳嗽、咽痛，家长自予双黄连口服，嚏涕减少，咳嗽加剧，痰多质稠色黄绿，胃纳尚可，大便偏干，咽红，乳蛾红肿，舌红苔薄白，脉小滑。诊断：咳嗽。素体肺脾气虚，卫外不固，痰湿内生，新感外邪，痰热互结阻于气道而咳，属痰热蕴肺。治拟清肺化痰止咳。桑杏汤加减。

桑叶10克，苦杏仁9克（后下），瓜蒌仁10克，川贝母5克，浙贝母10克，南沙参10克，北沙参10克，陈皮5克，橘络5克，制半夏10克，黄芩6克，前胡6克，紫菀6克，炙百部9克。7剂。

2010年6月11日二诊（家长代诊）：咳嗽大减，痰色淡黄，大便转调。上方去黄芩、紫菀；加炒莱菔子9克，连翘9克。14剂。

2010年6月25日三诊：咳减未止，咳痰色绿，纳佳便干，眠安，寝汗减少，舌红，苔根薄腻，脉细滑。痰浊未清，再拟清化。温胆汤合三子养亲汤加减。

姜半夏10克，陈皮5克，橘络5克，茯苓9克，竹茹6克，炒枳实6克，炙紫苏子10克，炒莱菔子10克，连翘10克，苦杏仁9克（后下），炙百部9克，生甘草3克。7剂。

2010年7月2日四诊：偶有单声咳，胸闷不舒，纳可便干，眠安，舌红苔薄腻，脉细滑。改方小陷胸汤加味。

黄连3克，瓜蒌仁10克，姜半夏9克，太子参10克，南沙参10克，苏梗9克，射干6克，川贝母5克，浙贝母10克，苦杏仁6克（后下），蝉蜕6克。7剂。

按语:《灵枢·百病始生》谓:"风雨寒热不得虚,邪不能独伤人。"患儿素体肺脾两虚,卫外不固,故屡感外邪;痰湿内蕴,故咳嗽反复3周不愈;外感后,邪热留恋,痰热互结而咳嗽,是"正虚不能达邪"也。选桑杏汤加味清肺化痰,南、北沙参以益气扶正、祛痰止嗽,以期"邪去正自安"。肺与大肠相表里,肺失宣肃,则大肠传导失司,浊气不降。王霞芳教授善用通下痰浊法,如苦杏仁、瓜蒌仁、连翘、炒莱菔子等宣肺泻热,下痰通腑。末诊,咳嗽向和,自诉胸脘痞闷,苔腻,乃《伤寒论》"小结胸病,正在心下,按之则痛,脉浮滑者,小陷胸汤主之"之谓。王霞芳教授善用小陷胸汤治疗痰热互结之胸闷痞证。其中黄连苦寒泻火,瓜蒌荡涤痰热,半夏化痰散结,三药合用辛开苦降,寒温并用;再伍川贝母、浙贝母、苦杏仁、苏梗等清化痰热,宽胸散结而愈久咳。

病案5

胡某,男,4岁。

2008年12月8日初诊:反复咳嗽1年余。每于清晨咳嗽多发,喉有痰声,喷嚏流涕。近日呛咳阵作,咳痰不爽,动辄气促,鼻塞流涕,纳少便干,夜眠欠安,盗汗淋多,舌苔白腻。诊断:咳嗽。证属风痰扰肺。治宜疏风散邪祛痰。三拗汤加味。

炙麻黄5克,苦杏仁6克(后下),生甘草3克,黄芩6克,制半夏9克,辛夷9克,蝉蜕6克,僵蚕9克,紫菀6克,炙百部9克,款冬花9克,麻黄根9克,茯神9克,炒鸡内金9克。7剂。

2008年12月15日二诊:药后咳嗽大减,夜间偶有单咳,纳增便调,盗汗稍减,夜眠欠安,舌红,苔薄白。再拟健脾化痰,益气敛汗。

陈皮6克,制半夏10克,茯苓10克,生甘草3克,太子参9克,桑叶10克,苦杏仁6克(后下),浮小麦15克,麻黄根9克,炒鸡内金9克,大枣10克。7剂。

服7剂后,患儿诸症痊愈。

按语:王霞芳教授认为本例患儿咳嗽类属西医学咳嗽变异性哮喘,多为风邪袭肺,肺失宣降,津液不布,凝聚为痰,阻塞气道,肺气上逆所致。方选三拗汤加味宣肺化痰止咳;加辛夷、蝉蜕、僵蚕重在祛风散邪通窍道;黄芩、制半夏善化上焦痰热;紫菀、款冬花、百部配麻黄,止咳降逆平气促。药后咳已大减,但痰热未清,再以异功散合桑杏汤加减,益气健脾、清肺化痰,扶正调理善后而痊愈。

病案 6

吴某，女，9 岁。

2019 年 9 月 20 日初诊：咳嗽半年。干咳频作，鼻通无涕，纳少，大便稀薄，日行 1 次，无腹痛，无发热，形体偏瘦，面白边淡黄，咽红燥渴，舌边尖红，苔薄微黄，脉寸尺沉弱，关上小弦。诊断：咳嗽。证属肺胃阴虚，气火上逆。宜清养肺胃，降逆下气。麦门冬汤加减。

麦冬 12 克，制半夏 6 克，南沙参 9 克，太子参 9 克，百合 9 克，桔梗 6 克，生甘草 3 克，川贝母 6 克，炒白术 9 克，茯苓 9 克，蝉蜕 6 克，车前子 9 克（包煎）。7 剂。

2019 年 9 月 27 日二诊：药后干咳次减，纳谷一般，大便成形，舌红，尖有芒刺，苔根薄微腻，脉沉细小弦。上方颇合，仍宗前义。上方去车前子；加橘络 6 克。14 剂。

2019 年 10 月 11 日三诊：药后基本不咳，无痰声，纳可，大便偶散，舌尖红，苔薄白，脉沉细小滑。再拟巩固。

麦冬 12 克，制半夏 6 克，太子参 9 克，北沙参 9 克，百合 9 克，桔梗 6 克，生甘草 3 克，川贝母 9 克，炒白术 9 克，茯苓 9 克，白扁豆 9 克，莲子 9 克，芡实 12 克。14 剂。

服 14 剂后，患儿诸症痊愈。

按语：本病虽病在肺，但其源在胃。土为金母，患儿自幼纳少形瘦，舌红苔薄，咽红燥渴引饮，为胃津不足，而肺阴津亦亏，肺胃阴虚，气火上逆则咳呛频繁、少痰，病位在咽。王霞芳教授宗金匮"大逆上气，咽喉不利，止逆下气，麦门冬汤主之"之意，方选麦门冬汤加减治肺津不足、虚火上炎之咽燥咳呛。麦门冬汤生津滋润，降虚火利咽喉，气逆平则咳呛自平。麦冬、太子参、沙参配百合，滋养肺胃之阴，生津，清虚热；半夏本为燥湿化痰，然用入滋润方中却能下气化痰降逆，具有双相调节作用。土为万物之母，脏腑禀气于脾胃而能强，故复诊时合炒白术、茯苓、白扁豆、莲子、芡实以扶土实便，巩固善后，为治本之法。

病案 7

董某，男，3 岁半。

2006 年 11 月 10 日初诊：反复咳嗽、尿床半年。久咳，咳痰难，近 3 个月夜间尿床，纳少，大便偏干，日行 1 次，形瘦矮小，面㿠白。双肺呼吸音粗，闻及痰鸣音少许，舌边尖红，苔薄微腻，脉沉细。诊断：咳嗽，遗尿。证属肺肾同病。拟金水同治。金水六君煎加减。

陈皮 5 克，橘络 5 克，制半夏 9 克，茯神 9 克，生甘草 3 克，款冬花 10 克，紫菀 6 克，苦杏仁 6 克（后下），生地黄 10 克，乌药 9 克，益智仁 10 克，桑螵蛸 10 克，菟丝子 10 克，生谷芽 15 克，生麦芽 15 克。14 剂。

2006 年 11 月 25 日二诊：药后咳嗽大减，气促转平，痰少难咳，胃口略开，夜尿及尿床次减，大便转调，苔微腻。继予健脾，化痰，益肾缩尿。

陈皮 5 克，橘络 5 克，制半夏 9 克，茯神 9 克，生甘草 3 克，苦杏仁 6 克（后下），竹茹 9 克，乌药 9 克，益智仁 10 克，生谷芽 15 克，神曲 15 克。7 剂。

2006 年 12 月 2 日三诊：咳嗽向和，胃纳转佳，但时而尿床，再拟肺脾肾同治。

陈皮 5 克，橘络 5 克，制半夏 9 克，茯神 9 克，生甘草 3 克，煅龙骨 30 克（先煎），煅牡蛎 30 克（先煎），紫菀 6 克，桑螵蛸 10 克，菟丝子 10 克。14 剂。

2006 年 12 月 16 日四诊：咳嗽已平，夜尿 1 次，无尿床，唯纳谷不多，苔微薄腻。续肺脾同治，调养善后。

陈皮 5 克，橘络 5 克，制半夏 9 克，太子参 9 克，南沙参 9 克，生白术 6 克，茯神 9 克，山药 15 克，白扁豆 15 克，生谷芽 15 克，神曲 15 克，生甘草 3 克。14 剂。

按语：患儿属脾虚痰湿不清，肺肾两虚，久咳不愈，夜尿时遗，投金水六君煎加减，肺、脾、肾三经同治，因纳少便干，去熟地黄、当归滋腻碍脾之弊，改用生地黄滋肾润肠，加菟丝子、桑螵蛸及缩泉丸以固下止遗，使咳、痰、夜尿诸症悉减。后期咳平，夜尿 1 次，无尿床，唯独纳谷不多，苔尚微腻，终以参苓白术散加味，旨在培土生金，得获康复强体，预防复发。

病案 8

周某，3 岁，男。

2007 年 3 月 19 日初诊：咳嗽痰多半月余。患儿纳谷不馨，便下溏泄，夜寐欠安，盗汗，舌淡红，苔薄润，指纹淡红达风关。诊断：咳嗽，泄泻。证属脾肺两虚，痰湿不化下泄。治拟益气扶脾杜痰。星附六君子汤加减。

制胆南星 6 克，白附子 6 克，党参 6 克，炒白术 9 克，茯苓 9 克，生甘草 3 克，陈皮 5 克，橘络 5 克，姜半夏 9 克，炮姜 3 克，煨诃子 6 克。5 剂。

2007年3月24日二诊：药后咳痰略减，纳增便溏，盗汗，舌淡，苔薄白。原法治之。上方去炮姜；加麻黄根9克。5剂。

2007年3月29日三诊：药后咳痰均和，纳谷增多，大便成形，汗出减少。继用六君子汤以巩固。

党参6克，炒白术9克，茯苓9克，生甘草3克，陈皮5克，橘络5克，姜半夏9克，麻黄根6克。7剂。

按语："脾为生痰之源，肺为储痰之器。"患儿素体阳虚，脾失健运，水谷不化精微，反凝成痰上壅于肺，则咳嗽痰多难祛；脾土虚寒则便下溏薄。治当益气健脾蠲痰，温中止泻。方用星附六君子汤祛除顽痰，以杜绝生痰之源，痰蠲气道自通则咳停；合理中汤中党参、炒白术、炮姜温中扶脾；加煨诃子收敛止泻；麻黄根敛汗。王霞芳教授强调，临证时需注意必须内无积滞方可用收涩之品。

病案9

朱某，男，8个月。

2010年7月12日初诊：反复咳嗽5个月。患儿出生2个月时，曾患支气管肺炎住院治疗。近5个月咳嗽不断，喉中痰鸣，咳剧时气促，纳呆，大便每日5～6次，质糊，色深黄，小便短少，舌淡红，苔薄白腻，指纹稍红紫，见于风关。诊断：咳嗽，泄泻。证属中阳不振，痰湿内停。治宜温阳化饮，健脾利湿，止咳化痰。苓桂术甘汤加减。

茯苓10克，桂枝3克，炒白术10克，党参10克，姜半夏10克，陈皮6克，桔梗3克，紫菀6克，炙百部10克，浙贝母10克，生甘草3克。7剂。

2010年7月19日二诊：咳和喘平，胃纳稍增，昨日大便散泄1次，色黄质糊，夜间惊哭，盗汗较多，舌红，苔薄白。患儿夜惊汗多，证属病后阴阳失调，以桂枝加龙骨牡蛎汤镇惊安神、通阳止汗。

桂枝3克，煅龙骨30克，煅牡蛎30克，党参10克，姜黄连3克，茯神10克，柏子仁10克，大枣5枚，生姜3片，生甘草3克。7剂。

2010年7月26日三诊：病中受凉又咳3天，夜间阵咳，喉中痰鸣，偶有气喘，大便稀薄，日1～2次，胃纳尚可，夜寐转安，盗汗减少。患儿体虚，咳喘病情反复，再以苓桂术甘汤温中化饮。

茯苓10克，桂枝3克，炒白术10克，生甘草3克，炙甘草3克，姜半夏10克，陈皮6克，橘络6克，党参10克，射干6克，前胡10克，炙百部10克。14剂。

药后诸症痊愈。随访半年未复发。

按语：患儿新生后2个月即患肺炎，继之持续咳嗽5个月，咳剧痰鸣气促，大便泄泻日5～6次，乃先天脾阳不振、痰饮犯肺之咳喘。脾胃虚弱，清阳不升，运化失司，故大便稀溏；脾虚生化无源，土不生金，肺脾气虚，正气不足，故病情反复发作。用苓桂术甘汤温化痰饮、健脾利湿，六君子汤益气健脾、燥湿扶元，紫菀、炙百部、浙贝母、桔梗祛痰止咳，得获初效。二诊，选桂枝加龙骨牡蛎汤镇惊安神、通阳止汗。诸药合用，温阳健脾以化痰饮，淡渗利湿以平咳喘，阳气振，痰饮得化，诸症自除，标本兼顾，切合病机，故收良效。

病案 10

张某，男，2岁半。

2004年1月7日初诊：咳嗽反复3个月。家长自行予服止咳糖浆后咳减。现痰多难咳，流涕稍减，盗汗淋多，夜寐磨牙，易哭闹，右颊内肿痛，大便稀薄，每日3次，乳蛾红肿，舌淡红，苔薄白，指纹淡红过风关。诊断：咳嗽，泄泻。证属内有水饮上犯脾肺。拟温化痰饮。五苓散加味。

茯苓10克，桂枝3克，炒白术10克，猪苓10克，泽泻10克，姜半夏10克，陈皮6克，橘络6克，桔梗5克，苏梗9克，辛夷6克，炙百部9克，紫菀6克，麻黄根10克。5剂。

2004年1月12日二诊：药后偶咳痰多，涕少，盗汗淋多，蛾肿不痛，夜眠转安，纳谷不多，大便成形转调。症减痰浊未清，再拟桂枝汤合温胆汤加味扶正祛邪。

桂枝3克，炒白芍6克，炒白术10克，姜半夏10克，橘红6克，橘络6克，茯神12克，炒枳壳9克，姜竹茹9克，麻黄根10克。7剂。

2004年1月19日三诊：偶有咳嗽，痰少，鼻炎减轻，纳可便调，夜寐欠安，盗汗减，舌淡红，苔中薄白。痰饮渐化，再以六君子汤加味培补本元，兼清余邪。

制半夏9克，陈皮6克，太子参9克，炒白术10克，茯苓9克，辛夷6克，苏梗9克，炒酸枣仁10克，糯稻根15克，麻黄根10克，生甘草3克。7剂。

按语：该幼儿咳嗽，痰多，久咳不愈，舌淡苔白，指纹淡红，大便稀薄，日3次。王霞芳教授辨证为稚儿元阳本弱，痰饮内伏，感邪后水饮犯肺而咳痰不停，大便泄泻属肺脾同病，治痰饮当以温药和之，故选五苓散为主，加用宣肺化痰之品。5剂后，大便即转调成形，咳嗽大减，唯痰浊未清，仍有盗汗，改以桂枝汤合六君子汤加味治疗善后。

病案 11

华某，男，2 岁半。

1993 年 4 月 27 日初诊：干咳少痰气短 1 月余。虚汗淋多，胃口不开，苔薄中剥，睡时露睛，二便均调。观其面部山根及太阳穴均布青筋。诊断：咳嗽、厌食。证属久咳肺虚，气阴亏损。治拟益气养阴，健脾润肺。方用生脉散加味。

南沙参 9 克，北沙参 9 克，麦冬 9 克，五味子 6 克，石斛 9 克，白术 9 克，生鸡内金 9 克，生谷芽 15 克，神曲 9 克，地骨皮 9 克，麻黄根 15 克。7 剂。

1993 年 5 月 4 日二诊：药后咳和纳增，症情全面改善，药中病所，毋庸更张。上方加百合 9 克，7 剂。

此后，干咳不作，胃纳已馨，青筋均已转淡，苔润少剥，汗减，病症向愈。予服中成药生脉饮巩固之。

按语：患儿山根现青筋睡时露睛，属脾运失健，太阳穴乃肝经所过处，青为肝色，外露青筋乃木气太过之象，二处青筋显露是为土虚则木来乘之。症见干咳虚汗，苔薄中剥，纳少厌食，色症合参，从五行生克而论为脾虚木来侮土，肺金失养。故选生脉散补气润肺止咳敛汗，加百合、地骨皮增其清虚热润肺金之力；重用白术扶土抑木，鸡内金、神曲消导和中开胃，得奏功效。经曰"五脏六腑皆能令人咳"，此之谓也。

四、反复呼吸道感染

反复呼吸道感染是儿科临床常见病、多发病。反复呼吸道感染是指一年内上呼吸道感染或者下呼吸道感染频繁，超过了一定范围，在不同年龄阶段诊断标准不同。本病属于中医学"体虚反复感冒""久咳""自汗""盗汗"等范畴。《黄帝内经》曰："邪之所凑，其气必虚。"钱乙在《小儿药证直诀》中指出幼儿生理特点为五脏六腑，"成而未全"，"全而未壮"。王霞芳教授提示小儿呼吸道疾病之多发，关键不在邪多，而在正虚。《灵枢·百病始生》云："风雨寒热不得虚，邪不能独伤人。"本病常表现为肺、脾、肾三脏不足，关键在于脾胃功能失调。患儿体虚，反复感冒，发病次频，病程逐步延长，疗效较差，缠绵难愈，日久涉及多脏腑功能失调而兼发其他疾病，严重影响了患儿的健康及生长发育。

反复呼吸道感染与小儿自身的体质、防御功能、营养情况、喂养习惯、生活条件、社会环境等因素都有着密切的联系。《温病条辨·解儿难》云："脏腑薄，藩篱疏，易于传变。"小儿为稚阴稚阳之体，尤以肺、脾、肾的正气不足最为突出。这正是小儿易感外邪发病的生理基础。若小儿先天禀赋不足，如孕母体弱多病、早产等导致本元匮乏，肺脾之气失其温煦，营卫之气失其和谐，藩篱不固，腠疏则邪气易袭；若喂养不当，调护失宜，饥饱失常，饮食偏嗜而致营养缺乏，日久则脾胃虚弱，气血生化乏源，土不生金则形成肺脾两虚；或季节交替，气候变化波动较大，易汗出当风，邪气乘之而入侵；外邪侵袭后，由于正气虚弱，邪气不解，留伏于里则引发感冒发热咳嗽；又小儿脏腑娇嫩，若误用苦寒攻下，或反复甚至大量应用抗生素，则易损伤脾胃，出现消化道功能失调等病症，称之为感染后"脾虚综合征"；也有患病之后，滥用滋腻补益之品，患儿未能运化吸收，以致生痰化热，外邪引动内痰而咳嗽发热，反复发作；或大病久病之后，失于调理，肺脾气虚，土不生金，卫外不固，也易反复感冒。

本病临证多见营卫不和证及肺脾肾虚证。营卫不和证多见自汗盗汗，汗出肢冷，反复感冒，畏寒怕风，未发热，或发热不高伴有低热，神情疲倦，食欲不振或厌食，面㿠白少华，舌淡红苔薄白，脉浮缓；或见于病后正气未复，肺脾受损，营卫失和，易感外邪反复感冒之患儿，多为表虚者。对此证患儿，王霞芳教授以调和营卫、扶助脾胃正气为治，以桂枝汤为首选之方。肺脾肾虚证患儿常为先天禀赋不足，平素体质薄弱，纳少食而无味，面色萎黄少华，多汗乏力，经常感冒流涕，反复咳嗽不愈；或素有疳证、厌食，并痰咳迁延，舌苔薄白，证属肺气虚弱，脾虚运化失司，久病及肾。王霞芳教授提示应以调理肺、脾、肾三脏为要，拟益气固卫、健脾补肺、补肾培元。王霞芳教授常选异功散、六君子汤、星附六君汤益气健脾，杜绝生痰之源；选玉屏风散、生脉散、补中益气汤、圣愈汤等益气固卫，疏通气血，内外调治，增强御病功能；邪化症和后，当选六味地黄丸、右归饮、左归饮之类补肾培元，气血双调，扶正御邪，从源头上防治反复感冒。

根据中医"天人相应""缓则治其本"原理，秋冬季节易反复呼吸道感染，夏季则少发，故夏季用中药外敷，"冬病夏治"可改善体质，提高小儿抗病能力。冬季，王霞芳教授根据患儿体质、病情演变、阴阳寒热盛衰等个体特征配制膏方以益气固卫，培土生金，扶脾补肾，调其脏腑功能，补其气血津液，平衡阴阳，提高患儿御邪能力。正气来复，邪不再犯，乃已病能治，未病可防，治未病之旨矣。

病案 1

曾某，男，4岁。

2015年11月20日初诊：经常感冒咳嗽2年（每年6次以上）。应用抗生素、顺尔宁及药物雾化等，1周后能缓解。近日，鼻微塞，面苍白，额淡黄，鼻旁、目下青暗，乳蛾肿大，动则汗出，盗汗，纳佳，两便通调，舌红，苔薄白。听诊：两肺（-）。辨属肺卫两虚，腠理疏松。治拟调和营卫，益气固表，预防复感。桂枝汤加味。

桂枝3克，炒白芍6克，甘草3克，生姜3片，大枣5枚，陈皮6克，制半夏10克，太子参10克，南沙参10克，桔梗10克，炒牛蒡子10克，辛夷10克。7剂。

医嘱：衣被不宜太厚，减少汗出；减少奶粉，忌海鲜等。

2015年11月27日二诊：药后鼻通，蛾肿略减，盗汗亦减，入睡晚，午睡时长，两目少神，纳可便调，舌红，苔化薄润。上方尚合，仍宗前义。上方去太子参，加蝉蜕6克。14剂。

2015年12月11日三诊：前天起，又阵咳无痰，乳蛾红肿，纳便均调，盗汗递减，舌红，苔薄白，脉细滑。复感新邪，肺气失宣，宣肺止咳汤加减。

荆芥6克，苏梗10克，桔梗6克，甘草3克，炒牛蒡子10克，桑叶10克，陈皮6克，制半夏10克，甜杏仁10克，前胡10克，炙百部10克。14剂。

按语：患儿动则汗出，盗汗，乃因营卫不和而腠理疏松，易汗出感邪而感冒。王霞芳教授常用桂枝汤加味调和营卫，脾肺同治，改善患儿体质，御邪防病。因患儿就诊时兼见乳蛾肿大、鼻微塞等症，为表邪未清，故加用桔梗、炒牛蒡子利咽消肿，辛夷祛风通窍；观患儿面苍白，额淡黄，鼻旁、目下青暗，考虑患儿系脾虚，痰阻肺络，故加用太子参、南沙参、制半夏、陈皮，益气健脾，理气化痰。7剂后症情明显改善，仍宗前义。三诊时，新感风邪袭肺而致咳嗽，改予王霞芳教授自拟方"宣肺止咳汤"加减，疏邪宣肺，邪化则咳止。

病案2

杨某，男，7岁。

2007年4月6日初诊：反复发热1周。午后及夜间体温38℃左右，咽痛，头晕乏力，动则汗出，盗汗，纳可，口臭，大便偏干。患儿每年感冒7～8次。咽红，乳蛾肿大，舌红，苔薄腻微黄，脉细小数。血常规正常。诊断：感冒，乳蛾。辨属营卫不和，内热未清。治宜调和营卫，兼清里热。桂枝汤加味。

桂枝3克，炒白芍6克，甘草3克，生姜3片，大枣5枚，桔梗6克，炒牛蒡子 9 克，青蒿 9 克，黄芩 6 克，杏仁 9 克，连翘 9 克，炒莱菔子 10 克。7 剂。

2007 年 4 月 13 日二诊：低热转平，盗汗淋多，大便仍干，咽红，蛾肿减轻，舌红，苔薄白，脉细。药中病所，守方加减。

桂枝 3 克，白芍 6 克，甘草 3 克，生姜 3 片，大枣 5 枚，太子参 9 克，南沙参 10 克，麻黄根 10 克，浮小麦 15 克。7 剂。

按语：患儿素有内热，口臭，便干，多汗，为营阴受损，营弱卫强，选用桂枝汤调和营卫，青蒿、黄芩清里热，桔梗、炒牛蒡子利咽消蛾，连翘、炒莱菔子清肠通便，再加太子参、南沙参益气固表、扶正达邪。诸药合用使营卫得以调和，低热自平。王霞芳教授对《伤寒论》中桂枝汤进行化裁，组成适用于小儿的桂枝汤，用于治疗风寒表虚证，表现为发热不高，体温在 38℃左右，微恶风，有汗出，脉浮缓，再据伴随的鼻塞、流涕、咳嗽等症状随症加减；或用于治疗外感后体虚盗汗，反复呼吸道感染，厌食干呕，面色无华，属于营卫不和、阴阳失调者。因现代患儿多内热之体，故方中桂枝减量，旨在减轻桂枝辛温发散之性，倍芍药可以增加益阴敛营、和胃之功，并抑制桂枝的辛温之性。

病案 3

吴某，女，5 岁。

2009 年 10 月 16 日初诊：咳嗽 2 周。患儿自 3 岁进入幼儿园起，易感外邪，见咳嗽、发热等，每月发病，反复已 2 年余，属过敏体质。今新感风邪，咳嗽偶作，有痰难咳，目痒鼻痒，挖之鼻衄，胃纳可，二便调，盗汗阵出，舌红苔薄润，脉细滑。诊断：咳嗽（风热犯肺），反复呼吸道感染。辨证素体营卫失和，卫外不固，新感风邪，邪从热化而咳。治拟调和营卫，清热化痰，宣肺开窍。桂枝汤加味。

桂枝 3 克，炒白芍 9 克，炙甘草 3 克，生姜 6 克，大枣 6 克，桑叶 10 克，焦山栀子 10 克，蝉蜕 6 克，炒苍耳子 9 克，桔梗 5 克，南沙参 10 克。8 剂。

2009 年 10 月 23 日二诊：午睡时偶咳痰少，嚏少，衄止，鼻痒亦减，胃纳可，二便调，盗汗减，舌红，苔薄润，脉小滑。药后病情递改，再拟上方加减。

桂枝 3 克，炒白芍 9 克，炙甘草 3 克，生姜 6 克，大枣 6 克，桑叶 10 克，焦山栀子 10 克，蝉蜕 6 克，炒牛蒡子 9 克，桔梗 6 克，南沙参 10 克。7 剂。

2009 年 10 月 30 日三诊：咳嗽向和，偶有单声咳，鼻痒涕少喜挖鼻，纳增便调，盗汗少，舌红，苔润，脉小滑。生脉散加味。

太子参 10 克，南沙参 10 克，麦冬 9 克，五味子 3 克，蝉蜕 6 克，炒苍耳子

9 克，桑叶 10 克，白茅根 30 克，甜杏仁 9 克，川贝母 5 克，浙贝母 9 克，甘草 3 克。7 剂。

2009 年 11 月 6 日四诊：鼻痒，上颚痒，打嚏，夜间偶咳，纳增胃开，便调，盗汗和，眠欠安，舌红，苔薄润根剥，脉细。守方巩固之，上方去浙贝母；加石菖蒲 10 克，茯神 12 克。7 剂。

按语：患儿汗多，反复感冒，乃因营卫不和，腠理疏松，易汗感邪。王霞芳教授继承董老经验，认为桂枝汤能调和营卫，调和脏腑功能，调和阴阳使患儿营卫协调，正气充沛，抵抗力增强，可御邪抗病，促进生长发育，为体质改善剂、强壮剂。首诊、二诊时，患儿新感风邪，邪从热化，鼻衄时作，桂枝辛温，按理不宜使用，但王霞芳教授辨证认为，有是证而用是药，大胆应用，灵活化裁，配伍甘寒凉性的桑叶、山栀子清肺热，兼制桂枝之温，桔梗、牛蒡子清热利咽，蝉蜕、苍耳子祛风宣通鼻窍，南沙参清化痰热，益气养阴扶正。诸药合用，使患儿咳和衄止。营卫调和后，再予生脉散益气养阴、扶正固表敛汗，巩固后效。

病案 4

华某，男，7 岁。

2005 年 2 月 24 日初诊：反复感冒、夜尿多 2 年，咳嗽 1 周。患儿近 2 年经常感冒咳嗽，小便短数，夜尿每夜 2 次，时有遗尿，目下青暗，睡眠欠安，纳少盗汗。刻下咳嗽，经治咳减有痰，鼻衄时作，舌苔薄白，脉细滑尺沉。诊断：反复呼吸道感染，遗尿。证属肺虚脾弱，肾失固摄。先宜泻肺健脾化痰，滋肾缩尿。

桑白皮 9 克，焦山栀子 9 克，杏仁 9 克，川贝母 5 克，浙贝母 9 克，南沙参 10 克，生谷芽 15 克，覆盆子 10 克，桑螵蛸 10 克，菟丝子 9 克，白莲须 6 克，缩泉丸 9 克（包煎）。7 剂。

2005 年 3 月 1 日二诊：药后痰化咳平，夜尿偶作，纳谷稍增，夜寐转安，盗汗亦减，大便尚调，尚有鼻衄，舌红苔净。再拟泻肺滋肾。

桑白皮 9 克，焦山栀子 9 克，太子参 9 克，生地黄 12 克，山茱萸 6 克，菟丝子 9 克，炒藕节 10 克，竹叶 6 克，龙齿 30 克，桑螵蛸 10 克，缩泉丸 9 克（包煎）。14 剂。

2005 年 3 月 15 日三诊：小便短数，夜遗已和，鼻衄止，纳可便调，盗汗好转，唯睡眠欠安，目下青暗，舌苔薄净。脾肾两虚，阴不敛阳。治拟调和阴阳，补脾滋肾缩尿。

桂枝 3 克，炒白芍 6 克，龙齿 30 克（先煎），牡蛎 30 克（先煎），炙甘草 3 克，太子参 9 克，生地黄 10 克，山茱萸 6 克，覆盆子 10 克，桑螵蛸 10 克，白莲须 6 克，缩泉丸 9 克（包煎）。14 剂。

14 剂后，诸恙向愈。

按语：患儿反复感冒兼有尿频、遗尿、纳少，属于肺、脾、肾三脏之气不固所致。肺为水之上源，主敷布津液，脾主运化水湿，肺脾气虚则水道制约无权，所谓"上虚不能制下"。外邪袭肺，气虚无力祛邪，久而化热，先拟泻肺热、化痰止咳治标，兼以益气健脾、补肾缩尿、清上滋下。王霞芳教授曰："治水者必须治气，治肾者必须治肺。"二诊，用补益之法，补肺气、健脾运、固肾元，相辅相成，标本兼顾而咳停遗止。三诊，以桂枝加龙骨牡蛎汤加味协调阴阳，滋阴潜阳，津液得以固涩，气化有权，则膀胱开合有度。

病案 5

龙某，女，4 岁。

2016 年 7 月 1 日初诊：反复感冒，发热、咳嗽 1 年余。患儿 1 岁时，腹泻 2 周，继之食欲不振，形体日瘦，易感外邪而发热、咳嗽，每月发病。刻下纳少厌食，流涕，形体羸瘦，营养不良，轻度贫血，面色㿠白，山根及目下睑青暗，大便尚调，偶或稀薄，舌红，苔根薄白腻，脉濡细软。辨属厌食已久，气血不足，脾虚及肺。先拟益气补肺，健脾养胃。异功散加味。

1. 针刺四缝穴，2 指有液。

2. 党参 6 克，炒白术 9 克，茯苓 9 克，甘草 3 克，辛夷 6 克，白芷 6 克，黄芩 9 克，砂仁 3 克，陈皮 5 克，制半夏 9 克，神曲 9 克，荷叶 6 克。8 剂。

医嘱：宜食温、软、有营养食物；忌冷饮、奶糖、零食、海鲜、油炸食品。

2016 年 7 月 8 日二诊：纳谷仍少，大便时散，无腹痛，口炎碎痛，形瘦，舌红，苔根白腻化薄，脉濡细。仍宗前义。

1. 针刺四缝穴，2 指有液。

2. 党参 6 克，炒白术 9 克，茯苓 9 克，甘草 3 克，白芷 6 克，陈皮 5 克，制半夏 9 克，神曲 6 克，荷叶 6 克，姜黄连 3 克，煨木香 3 克，生山楂 9 克。6 剂。

2016 年 7 月 15 日三诊：药后鼻通向愈，大便成形，日 1 次，纳谷增加，早餐少进，入睡难，盗汗多，舌红，苔根薄白微腻，脉濡。症情全面改善，方药中的，久病尚需调扶巩固。

1. 针刺四缝穴已无液。

2. 上方去党参、白芷、制半夏；加太子参9克，龙齿30克（先煎），炒谷芽9克。14剂。

按语：患儿因腹泻伤及脾胃，出现食欲不振、厌食；脾虚不能运化水谷，后天精血乏源，致形体羸瘦，营养不良，贫血（轻度），面苍白，山根及目下睑青暗；肺脾两虚气血亏耗，导致反复感冒，或发热、咳嗽，鼻炎严重，每月发病已年余。本例系脾病及肺，母病及子，致肺脾同病。治拟六君子汤加味益气补肺、健脾化痰；加辛夷、白芷通鼻窍；配神曲、荷叶升清运脾。诸药合用，调理脾肺，标本同治。药后中气上升，肺窍已通，脾运尚弱，加木香健脾，山楂、谷芽理气消食养胃；出现口炎碎痛、入睡难，加黄连、龙齿泻心宁神。全程配合针刺四缝穴，能清热除烦、通畅百脉、调和脏腑，达纳增胃开之佳效。

病案6

周某，男，4岁8个月。

2015年1月30日初诊：反复发热咳嗽近2年，加重1天。生后半岁起，患儿即有多嚏流涕，患过敏性鼻炎4年，支气管肺炎2次。过敏原检测：螨虫、霉菌、鸡蛋过敏。正在用畅迪进行螨虫脱敏，长期服用顺尔宁。昨起发热（体温38℃以上），服柴桂颗粒后今天热退。现咳嗽涕多，纳少挑食，厌肉、鱼、蔬菜，大便偏干（须服王氏保赤丸方解），睡眠不宁，盗汗阵出，踢被，面色淡黄，山根青筋深，目下青暗，太阳穴青筋明显，咽红，形瘦，舌边红，苔薄白，脉细小滑。诊断：感冒，反复呼吸道感染，过敏性鼻炎。辨属脾运本弱，肺卫失固，汗出感邪。先拟宣肺解表，化痰止咳，健脾醒胃。

1. 针刺四缝穴，1指有液。

2. 董氏开胃散外敷2周。

3. 荆芥3克，苏梗9克，薄荷3克（后下），桔梗6克，炒牛蒡子9克，甘草3克，甜杏仁9克，陈皮6克，茯神9克，连翘9克，莱菔子9克，辛夷9克。7剂。

2015年2月5日二诊：药后3天，嚏涕大减，偶咳有痰，皮肤瘙痒，纳谷略增，面转清润，目下、太阳穴青筋减淡，舌红，苔化薄白润，脉沉小滑。患儿为过敏体质，易感外邪，引发嚏涕咳嗽，上方获效，再拟益气祛风、健脾化痰。六君子汤加减巩固之。

1. 针刺四缝穴，已无液。

2.南沙参9克，白术9克，茯苓9克，陈皮6克，制半夏9克，荆芥3克，防风3克，蝉蜕6克，辛夷9克，川芎9克，牡丹皮9克，丹参9克，金银花9克，炒莱菔子9克。7剂。

医嘱：平时衣被不可过厚，及时加减，注意颈部保暖；饮食宜清淡，温软易消化，荤素搭配。

按语：患儿自幼起病，肺卫失固，汗出腠理疏松则易感外邪，后天脾运未健，纳少挑食，生湿酿痰，又是过敏体质，故反复感冒咳嗽嚏涕，常发鼻炎、肺炎。初诊时，患儿新感外邪，宜先宣肺解表、化痰止咳治标，兼以针挑四缝穴及外敷开胃散健脾消食开胃，表里同治而获效。患儿本为脾肺同病，反复感冒，继之当以六君子汤加味健脾化痰。患儿过敏体质，皮肤瘙痒，王霞芳教授常配祛风通窍之品，用荆芥、蝉蜕、川芎、牡丹皮、丹参、金银花等清热凉血、活血止痒药，获得良效。

附 膏方

病案 1

于某，女，7岁。

2009年11月6日初诊：素体肺虚，易感外邪，多嚏涕，时时咳嗽3年。脾运失司，食欲不振，胃失和降，多食则呕吐，大便时散，面色少华，形体偏矮，盗汗淋多，舌淡红，苔薄腻，脉细濡。证属肺脾两虚，久病及肾，生长缓慢。姑拟益气补肺固卫，健脾培土生金，补肾壮骨助长。

党参150克，焦白术150克，生黄芪150克，炙甘草50克，茯苓150克，姜半夏100克，广陈皮90克，姜竹茹100克，防风60克，桂枝50克，炒白芍120克，川芎60克，炮姜50克，补骨脂100克，焦山楂100克，焦神曲100克，炒谷芽150克，炒扁豆150克，炒山药150克，煅龙骨300克，煅牡蛎300克，杜仲120克，桑寄生150克，怀牛膝100克，狗脊100克，砂仁50克（后下），熟地黄100克，菟丝子100克，山茱萸90克，藿香100克，木香60克，姜黄连30克，生晒参100克，阿胶100克，莲子肉500克，枸杞子120克，蜂蜜400克，大枣70克，冰糖250克。煎熬收膏，如滴水状，每日早晚开水冲服一汤匙。

2010年11月8日二诊：经2009年中药及指压手法治疗后，患儿食欲渐增，胃和不呕吐，大便成形，唯形体尚偏矮，晨嚏涕少，舌淡红，苔根薄腻，脉濡细。胃气虽和，脾运尚弱，中土不振，仓廪亏虚，肾元失于滋养而生长缓慢。再拟益气健脾固卫，滋肾补髓，壮骨助长。

党参 150 克，焦白术 150 克，黄芪 200 克，茯苓 150 克，桂枝 30 克，炒白芍 100 克，川芎 60 克，炮姜 50 克，炒扁豆 150 克，熟地黄 100 克，砂仁 60 克（后下），炒山药 150 克，炒苍耳子 90 克，辛夷 100 克，杜仲 150 克，狗脊 100 克，炒补骨脂 100 克，山茱萸 90 克，细辛 30 克，藿香 100 克，紫河车 60 克，煨木香 60 克，葛根 100 克，怀牛膝 100 克，菟丝子 100 克，佛手 60 克，陈皮 90 克，姜竹茹 90 克，枸杞子 100 克，生晒参 100 克，炙甘草 50 克，阿胶 100 克，核桃肉 300 克，莲子肉 300 克，冰糖 300 克，大枣 200 克，蜂蜜 400 克。

按语：患儿肺脾两虚，生化乏源，气血不足，卫外失固，故反复感冒、咳嗽，迁延难愈。肺虚为主者，屡受外邪，咳喘不愈；脾虚为主者，面黄少华，肌肉不实，厌食便溏。王霞芳教授提示本病表现在肺卫，而病本却在于脾胃，无论何种原因，其共同的病理变化，都是由于脾胃运化功能失常，脾胃受损，气液耗伤，渐至五脏皆虚，气血不充，全身虚弱羸瘦，质薄腠疏而反复感冒、咳嗽或发热。因此，临床上对某些呼吸系统的疾患，或痰咳久延不愈，包括反复呼吸道感染、哮喘、迁延性肺炎等病症，辨属肺脾同病、痰浊内生者，予以益气健脾、培土生金法治疗，调脾养胃，以助受纳运化，使后天生化渐充，兼以滋阴养肺、扶元固肾，可获佳效。全方气血双补，可达益气健脾醒胃、滋肾壮骨助长之功。

病案 2

赵某，男，5 岁。

1995 年 12 月 18 日初诊：反复感冒，咳嗽痰多 2 年余。经治，症情向和，抵抗力增强，纳佳便调，盗汗减少，舌淡红，苔薄，脉细带滑。病情虽已改善，然久病反复，一时难以根治。时值冬令，家长要求配制膏方调理患儿体质，预防来春感冒。患儿反复感冒，咳嗽，痰多，或发热，为肺脾气虚，卫外失固，内痰未清，幸其胃气尚和，能食便调。姑拟益气扶脾化痰，补肺清金固卫，祛除病因预防复发。

桑叶 90 克，苦杏仁 100 克，生黄芪 150 克，太子参 150 克，白术 150 克，生甘草 30 克，炒白芍 100 克，姜半夏 100 克，桔梗 50 克，牛蒡子 100 克，陈皮 50 克，橘络 50 克，大生地黄 100 克，北沙参 100 克，大麦冬 90 克，五味子 30 克，山药 100 克，牡丹皮 90 克，莲子肉 120 克，炙苏子 120 克，炒莱菔子 100 克，连翘 90 克，川贝母 60 克，姜竹茹 60 克，冬瓜子 150 克，阿胶 60 克，紫河车 30 克，胡桃肉 120 克，冰糖 500 克，蜂蜜 300 克。

1996 年 11 月 24 日二诊：1995 年冬服膏方后，患儿偶有感冒咳嗽，皮肤干痒，经治症情全面好转，要求调理。刻下动则汗出淋多，时有鼻衄，乳蛾肿大，痰多阻络则咳，舌红，苔薄腻，脉细小滑。辨属痰热内壅，肺脾同病，肾虚为本。再拟泻肺化痰，滋肾培本。

桑白皮 90 克，荆芥 60 克，炒赤芍 100 克，生甘草 50 克，焦山栀子 100 克，炙苏子 120 克，苦杏仁 100 克，葶苈子 60 克，姜半夏 100 克，炒黄芩 60 克，炙麻黄 30 克，麻黄根 90 克，蝉蜕 60 克，陈皮 50 克，橘络 50 克，炒牛蒡子 90 克，桔梗 30 克，川贝母 60 克，浙贝母 90 克，苦参 90 克，北沙参 120 克，太子参 150 克，生黄芪 100 克，生地黄 120 克，当归 90 克，茯苓 100 克，款冬花 100 克，紫菀 60 克，补骨脂 100 克，白鲜皮 120 克，五味子 30 克，远志 60 克，莲子肉 150 克，紫河车 30 克，冬虫夏草 10 克，胡桃肉 120 克，阿胶 60 克，冰糖 500 克，蜂蜜 300 克。

1997 年 12 月 21 日三诊：1996 年服膏方后，今年感冒发病次数减少，症轻易平，纳佳体胖，盗汗尚多，面色潮红，痰多不化，舌红苔薄，两脉细滑。痰热未清，阻于肺络，则阵咳气促。再拟清肺化痰，滋肾纳气。

桑叶 100 克，苦杏仁 100 克，生黄芪 200 克，太子参 200 克，白术 150 克，生甘草 50 克，炒白芍 100 克，姜半夏 100 克，北沙参 100 克，桔梗 50 克，麻黄根 100 克，炒牛蒡子 100 克，陈皮 50 克，橘络 50 克，生地黄 120 克，浙贝母 60 克，天冬 100 克，五味子 50 克，牡丹皮 90 克，山药 100 克，茯苓 100 克，防风 60 克，补骨脂 100 克，炙苏子 120 克，炒莱菔子 100 克，连翘 100 克，姜竹茹 90 克，冬瓜子 150 克，糯稻根 100 克，紫河车 50 克，阿胶 100 克，冰糖 500 克，蜂蜜 300 克，胡桃肉 150 克。

按语：本例患儿质薄易感，体胖痰多，肺脾两虚，痰浊内壅，肺失宣肃，感邪则咳嗽痰上气促。小儿的生理特点为肺脏娇嫩，脾常不足。肺气不足，卫外之阳不能充实腠理，故常易为外邪所侵而导致咳嗽、流涕；脾虚不能为胃行其津液，则积湿蒸痰，上贮于肺，故患儿经常咳嗽痰多，反复难愈。因此，复感儿缓解期应以调扶肺脾、益气固卫、培土生金、杜绝生痰之源为要，常需滋补肾元以巩固之。

病案 3

倪某，男，15 岁。

2006 年 11 月 19 日初诊：患儿质薄易感，经常感冒、发热、咳嗽多年。有胃炎史，脾运失司，纳少，恶心，泛酸，经中药治疗后饮食略有增加，唯大便偏干，面色萎黄，形瘦，舌苔薄腻，脉细而软。辨属脾虚运化失司，胃失和降，肺气不足，卫外失固，易感外邪反复感冒、咳嗽，为肺脾同病。先拟扶脾助运，化痰和胃，益气固卫，防治反复感冒。

党参150克，南沙参150克，炒白术100克，姜黄连30克，吴茱萸30克，炒白芍100克，姜半夏100克，茯神150克，苦杏仁100克，炙苏子120克，辛夷100克，生黄芪150克，柴胡60克，炒黄芩100克，白芷90克，砂仁30克（后下），白豆蔻30克（后下），石菖蒲100克，川芎90克，当归100克，生地黄100克，天冬100克，麦冬100克，陈皮60克，橘络60克，炒鸡内金100克，防风60克，山药150克，枸杞子100克，桔梗50克，炒牛蒡子100克，炒莱菔子100克，连翘100克，生谷芽150克，菟丝子100克，生首乌150克，益智仁100克，太子参150克，生姜片50克，莲子肉250克，紫河车50克，阿胶100克，大枣200克，冰糖500克，蜂蜜200克。

2007年12月1日二诊：2006年膏方调治之后体质增强，咳嗽偶发，但口炎碎痛，食欲欠佳，形体偏瘦，二便尚调，舌苔薄腻，脉细而软。再拟益气健脾醒胃，化痰通窍滋肾。

党参200克，南沙参150克，北沙参150克，白术150克，黄芪300克，茯苓150克，姜半夏100克，苦杏仁100克，姜黄连50克，吴茱萸30克，炒白芍100克，当归100克，生地黄100克，熟地黄100克，麦冬100克，砂仁30克（后下），白豆蔻30克（后下），川芎100克，陈皮50克，橘络50克，炒鸡内金100克，山药150克，枸杞子100克，竹叶100克，桔梗50克，甘草50克，炒莱菔子100克，连翘100克，菟丝子100克，生首乌150克，益智仁150克，牡丹皮100克，丹参100克，石菖蒲100克，核桃肉500克，莲子肉300克，五味子50克，生晒参150克，鹿角胶50克，紫河车50克，龟甲胶100克，大枣150克，冰糖500克，蜂蜜300克。

2008年11月22日三诊：经上两年中药膏方调治后，咳嗽未发，食欲欠佳，形体偏瘦，咽痛蛾肿，口舌碎痛时作，二便尚调，苔薄白腻，脉细少滑。再拟清心泻火，健脾化痰，滋肾纳气。

党参150克，南沙参150克，北沙参150克，炒白术150克，茯苓150克，黄芪200克，姜炒鸡内金60克，制半夏100克，苦杏仁100克，桔梗50克，炒牛蒡子100克，炒白芍100克，当归100克，生地黄100克，熟地黄100克，砂仁50

克（后下），白豆蔻 50 克（后下），天冬 100 克，麦冬 100 克，炒鸡内金 100 克，山药 150 克，枸杞子 100 克，竹叶 100 克，甘草 50 克，菟丝子 100 克，生首乌 100 克，益智仁 100 克，牡丹皮 100 克，丹参 100 克，陈皮 50 克，橘络 50 克，五味子 50 克，生谷芽 150 克，生麦芽 150 克，炒莱菔子 100 克，西洋参 100 克，紫河车 50 克，龟甲胶 100 克，鹿角胶 50 克，核桃肉 500 克，黑芝麻 200 克，莲子肉 250 克，生晒参 100 克，野山参粉 3 克，冰糖 500 克，蜂蜜 250 克。

按语：本例患儿有胃炎史，纳少、恶心、泛酸，又质薄易感，反复感冒、咳嗽、咽痛，面色萎黄，形体消瘦，证属肺胃同病。肺为水之上源，若肺气虚衰则治节无权，精微失于输布，凝聚为痰；脾胃乃水谷之海，脾虚则运化失司，酿湿成痰，阻于气道而经常感冒咳嗽；胃失和降气机逆上，则恶心泛酸均作。六君子汤加黄芪益气化痰，补肺固卫；小柴胡汤加左金丸和解表里，和胃降逆。调治获效后，以其形体羸瘦，体质薄弱，加入生晒参、野山参粉、紫河车、龟甲胶、鹿角胶等大补元气，阴阳兼补，培先天肾元，以健身强体，预防病发。

病案 4

叶某，男，15 岁。

2005 年 11 月 5 日初诊：患过敏性鼻炎、咽炎、支气管炎，反复发病 6 年。经中药调治后，症情稳定，偶尔咳嗽，服药即和，纳可，大便尚调，偶有散泄，生长尚可，尿检偶有少量红细胞、白细胞。辨属肺气不足，脾运失健，清阳不升。姑拟益气活血通窍、健脾化痰滋肾。

太子参 150 克，炒白术 150 克，黄芪 200 克，甘草 50 克，桂枝 30 克，姜半夏 100 克，茯苓 150 克，辛夷 100 克，炒苍耳子 100 克，桔梗 50 克，桑叶 100 克，杏仁 60 克，炙苏子 120 克，蝉蜕 90 克，防风 60 克，黄芩 100 克，浙贝母 100 克，白芷 90 克，川芎 100 克，生地黄 100 克，熟地黄 100 克，赤芍 100 克，白芍 100 克，当归 100 克，陈皮 100 克，橘络 100 克，南沙参 150 克，柴胡 50 克，苍术 100 克，益智仁 100 克，补骨脂 100 克，牡丹皮 100 克，丹参 100 克，薏苡仁 300 克，白茅根 300 克，泽泻 150 克，焦山栀子 100 克，龟甲胶 50 克，阿胶 50 克，生晒参 100 克，紫河车 50 克，核桃肉 300 克，莲子肉 500 克，山药 150 克，冰糖 500 克，饴糖 250 克。

2006 年 12 月 10 日二诊：经 2007 年服膏方调治后，胃纳尚可，抵抗力增强，生长发育良好，初见成效。唯嗜食冷饮，大便易散。脾肾阳气亏乏，再拟肺脾肾同调。

党参 150 克，焦白术 150 克，黄芪 150 克，甘草 50 克，姜半夏 100 克，茯苓 150 克，辛夷 100 克，炒苍耳子 100 克，桔梗 50 克，桑叶 100 克，杏仁 60 克，焦山栀子 100 克，桂枝 30 克，蝉蜕 90 克，防风 60 克，川芎 100 克，炒白芍 100 克，苍术 100 克，陈皮 60 克，橘络 60 克，柴胡 60 克，黄芩 100 克，南沙参 150 克，当归 100 克，熟地黄 150 克，牡丹皮 100 克，丹参 100 克，益智仁 100 克，补骨脂 100 克，泽泻 150 克，山药 150 克，阿胶 50 克，紫河车 50 克，枸杞子 150 克，龟甲胶 50 克，饴糖 300 克，核桃肉 300 克，莲子 500 克，冰糖 500 克，生晒参 200 克，野山参粉 4 克。

2007 年 12 月 1 日三诊：服膏方调理 2 年，正气渐振，体质改善，御病力增强，纳便均调，生长良好。唯鼻塞涕阻、咽梗、痰黏反复不和。再拟益气活血通窍，清肺化痰，温肾扶元。

太子参 200 克，焦白术 150 克，黄芪 300 克，甘草 30 克，桑叶 100 克，甜杏仁 100 克，桔梗 50 克，辛夷 100 克，炒苍耳子 100 克，蝉蜕 100 克，川芎 90 克，牡丹皮 100 克，丹参 100 克，当归 100 克，生地黄 150 克，熟地黄 60 克，川贝母 50 克，浙贝母 100 克，白芷 100 克，黄芩 100 克，细辛 40 克，姜半夏 100 克，陈皮 50 克，橘络 50 克，菟丝子 100 克，益智仁 100 克，补骨脂 100 克，麦冬 100 克，五味子 30 克，茯苓 150 克，山药 150 克，赤芍 150 克，白芍 150 克，桂枝 30 克，防风 100 克，焦山栀子 100 克，薏苡仁 250 克，生姜 100 克，紫河车 50 克，龟甲胶 100 克，鹿角胶 100 克，西洋参 100 克，核桃肉 300 克，莲子肉 300 克，大枣 250 克，饴糖 200 克，冰糖 500 克，生晒参 200 克，野山参粉 4 克。

按语：患儿鼻炎、支气管炎多年，反复不愈，乃因过敏体质易感风邪，痰浊内聚，清阳不升，清窍不通，日久血络瘀阻而反复发病。中医辨证为肺、脾、肾三经同病，为虚实夹杂之证，病位在肺经，与脾密切相关。尿检可见少量红细胞、白细胞，为肾虚血瘀之象。故在清热化痰通窍的同时，益气升清固表，增强抵抗力；于活血化瘀的同时，健脾补肾摄血。方取六君子汤、玉屏风散、桂枝汤调和营卫，益气健脾，化痰止咳；加苍耳子、辛夷、蝉蜕、桔梗升清祛风通窍；生晒参、西洋参大补元气，配龟甲胶、鹿角胶、阿胶、紫河车、核桃肉、莲子峻补肾元，兼以填精，气血阴阳同调，补而不腻。经膏方调理 3 年后，患儿正气充沛，体质改善，生长发育良好，有谓"正气存内，邪不可干"，抵抗御邪力大为增强，支气管炎、鼻炎均向愈，不再复发。

五、哮喘

哮喘是小儿时期常见的肺系疾病，临床反复发作，发作时喘促气急，喉间哮鸣，呼吸困难，张口抬肩，摇身撷肚，甚则夜难平卧。王霞芳教授根据小儿的生理、病理特点和多年的临床实践积累，将哮喘分成发作期、缓解期、稳定期三期，以宣肺通络平喘法、培土生金杜痰法、益气补肾纳气法分期治疗，运用中医中药辨证求因、推理论治，按四季、周期分治，形成了内服外敷、膏方调理等一整套治防结合治疗哮喘的经验。

（一）外邪袭肺，痰浊阻络，引发咳喘

王霞芳教授认为导致哮喘的诸多病因中，风邪袭肺为标，痰浊阻络为本。《素问·生气通天论》曰："风者，百病之始也。"四时皆有风动，六淫外邪袭人，常自口鼻藩篱而入。肺主气，司呼吸，开窍于鼻，外合皮毛，司腠理开合。若肺气充沛，则清阳之气上达口鼻、皮肤腠理，开合正常，外邪不易侵入；当人体正气不足时，腠理疏松，风邪乘虚而入引动伏痰，肺气壅闭，宣降失常，呼吸不相接续，则引发咳而喘。小儿五脏六腑成而未壮，脾常不足，运化失司则易生内痰；肺常虚，肺气失充则腠理疏松易感风邪。因此，哮喘乃儿科多发病。王霞芳教授根据多年临床诊治经验，于哮喘急性发作期，创用宣肺祛风通络、化痰止咳平喘法，并自拟验方"宣肺通络平喘汤"。

（二）探求病因，科学养护，预防为要

第一，婴幼儿稚阴稚阳，脾常不足，肺常弱。其脾运本弱，消化功能差，现代家长又往往不重视母乳喂养，长期、过量地以奶粉为主，不及时添加辅食，转换成以五谷果蔬为主的主食，精细喂养，营养过度，日久损伤脾胃，乳食停滞不化，乳积生痰，形成"伏痰"，此为咳喘内因。第二，因现代家庭经济水平提高，饮食结构改变，父母及祖父母抚养儿童多宠爱，常以鱼、肉、油炸食品为主，以及巧克力、蛋糕、甜食、饮料等高热量、高糖食品，尽量满足孩子嗜好，久久损伤脾胃，酿痰化热，痰火蕴结，阻塞气道，肺气上逆而喘。第三，现代幼儿嗜食冰冷饮料、冰激凌等，可使寒饮入口，直伤脾胃，循经上行袭肺；又常汗出，在空调下受凉，引发咳喘。诚如《素问·咳论》所云："其寒饮食入胃，从肺脉上至于肺则肺寒，肺寒则外内合邪因而客之，则为肺咳。"所以，当今儿童哮喘患病率不断上升。

家长应改变患儿上述不良饮食及生活习惯，同时避免接触尘螨、花粉、花生、牛奶等过敏原，以及异气异味，也应避免情绪过分激动、活动过度。王霞芳教授强调治病必先探明病因病机，然而推理论治，立法选方，用药施治，才能切中病机，明病因、除病源，才能达到预防发病、根除疾患的目的。

（三）三期四季周期辨治，可冀祛除病根

1. 发作期 发作期以哮鸣咳痰、气喘吸难、甚则难以平卧为主要特征。小儿常由外感引动伏痰，肺气壅闭，宣降失常，或郁而化热，发为哮喘。王霞芳教授自拟验方"宣肺通络平喘汤"由炙麻黄、杏仁、甘草、炙苏子、半夏、黄芩、辛夷、蝉蜕、紫菀、炙百部、僵蚕、地龙组成。炙麻黄、杏仁、甘草辛温透邪，宣肺止咳；辛夷、蝉蜕疏风散邪，宣肺通窍，以祛外风为主；地龙、僵蚕清热息风，通络平喘，以息内风为主；苏子、半夏、紫菀、炙百部化痰降逆，止咳平喘，宣降并施，疏利肺气；黄芩兼清肺热。诸药相伍，集宣肺、祛风、化痰、通络诸功于一身。

西医学认为，小儿哮喘与感染和过敏等因素有关，发作时气管处于高敏痉挛状态，常规应用抗炎、解痉、脱敏等对症疗法。药理研究发现：辛夷、蝉蜕具有良好的抗炎、抗过敏作用，并可抑制抗体产生，降低机体免疫反应；地龙、僵蚕具有类似肾上腺皮质激素样作用，可抗炎、解痉、舒张气道，对咳喘有较好疗效；百部能促进气管分泌，稀释痰液，有祛痰作用，还能抑制呼吸中枢，起到镇咳作用。如上研究结果从理论上印证了王霞芳教授选用祛风通络解痉之品，配伍宣肺化痰止咳方药，组成验方"宣肺通络平喘汤"治疗过敏性咳嗽或哮喘的机理。

其他证型，如表寒内饮，痰饮阻肺，四肢不温之寒性哮喘，宜用小青龙汤加减；咳喘哮鸣，痰稠色黄，兼有发热、咽红等证，属痰热壅肺之哮喘，治宜大青龙汤或麻杏石甘汤加味。

2. 缓解期 缓解期虽哮喘见平，但常因痰浊未尽，或素体脾虚，痰湿内滞，土不生金而见咳嗽，反复迁延，治当杜其生痰之源，应用培土生金法，以星附六君子汤加减健脾化痰。若素体热盛，痰热壅阻气道，气机不利，咳而呕吐痰液，苔腻微黄，脉滑带弦，以理气化痰清胆和胃之温胆汤加味。若咳声重浊，痰多色白，胸闷脘痞，体倦畏寒，纳呆或便溏，舌淡红，苔白腻，脉濡带滑，王霞芳教授指出此类小儿大多嗜食肥甘、冷饮之品，同时阳气柔弱，不耐霜冻，水饮易聚而难化，导致痰饮内停，肺失宣肃，当以苓桂术甘汤合二陈汤或三子养亲汤加减温化痰饮。

3. 稳定期 哮喘稳定期，应治其本，巩固疗效，预防复发，旨在"治未病"。宜脾肺肾同治，益气扶土生金，补肾纳气，拟六君子汤加参蛤散、肾气丸加减，调理培本。虚痰之本源于肾，肾气虚则闭藏失职，饮泛为痰，动则气促咳喘，方用金水六君煎加味，肺脾肾三经同调，可使脾旺纳增，气血充盈，肾元复盛，抵抗力增强，预防复发。

哮喘秋冬季易发，夏季缓解。根据"天人相应"原理，夏季三伏天，哮喘病情缓解，营卫通达，便于药物吸收，中药穴位敷贴、穴位注射等法可起到"缓则治其本"的作用，以减少哮喘发作次数或减轻发作时的症状，达到"不治已病治未病"的目的。由于哮喘在冬季多发，所以采用冬病夏治的方法预防为主。王霞芳教授于夏季以自制制剂"咳喘散"选择相应穴位敷贴，冬令针对不同体质和症情轻重各异的患儿配制个体特定膏方，脾肺肾三脏同调，滋补培本，增强体质，提高免疫力，使"正气存内，邪不可干"。患儿及家长若能按医嘱，分四季、三期，周期治疗，大多能使哮喘儿童祛除病根，不再复发。

王霞芳教授崇尚朱丹溪治疗哮喘"未发以扶正气为要，已发以攻邪为主"的理论，认为哮喘患儿在稳定期间，尚存在脏腑虚弱，气血不足，阴阳失衡之本虚，虽属肺系疾病，从中医预防的观点出发，于宣肺化痰、止咳平喘后，尚应扶脾益肾，培土生金，补其气血、津液不足，平衡阴阳，调整脏腑功能，祛除患儿体内"宿痰伏饮"，提高御邪能力，减轻和预防哮喘复发，逐步达到根治的目的。

冬令膏方是调整人体免疫力和防治哮喘的好方法。中医认为"冬主收藏"。冬季是滋补的良好季节，是人体吸收营养、贮存精华、增进健康的最佳时间。针对每个患儿的不同体质，并综合既往病史和身体现状，王霞芳教授经过详细辨证，立方遣药，制成膏方，徐徐进补服用，以补虚扶羸、增强体质、祛邪防病以达到根除哮喘的目的。

病案 1

贾某，女，8岁。

2008年7月12日初诊：夜间阵咳气促半个月。患儿哮喘反复7年，每年秋冬发病。近半个月因空调贪凉，夜间咳呛阵作，痰多难咳，气促吸难，目痒，鼻痒多嚏，纳少形瘦，便干，盗汗，舌尖红，苔白腻，脉细滑。听诊两肺呼吸音低，呼气延长。诊断：哮喘。辨属痰饮内伏，复感外寒，肺失宣肃。急宜宣肺化痰，通络平喘。宣肺通络平喘汤加减。

炙麻黄6克，杏仁9克，炙苏子12克，姜半夏10克，黄芩6克，款冬花10克，紫菀6克，炙百部9克，僵蚕12克，辛夷9克，蝉蜕9克，桔梗5克，炒牛蒡子10克，炒莱菔子10克，炒鸡内金10克。7剂。

2008年7月19日二诊：夜间阵咳而喘，须服美普清方缓解。纳谷不多，大便转调，苔薄白腻，脉滑。里有寒饮未消，再拟温化。上方去莱菔子、炒鸡内金、黄芩；加射干6克，细辛3克。4剂。

2008年7月23日三诊：上方颇合，服药2剂，夜静不咳，偶有打嚏，或目痒，纳增胃开便调，舌苔薄白，脉细小滑。咳喘转平，家长要求进行哮喘穴位敷贴治疗1个月。

后随访，哮喘入秋未发。

按语：患儿哮喘秋冬发作数年，宿根内伏，今时值夏令，但因空调受冷，风痰郁肺引发咳喘。王霞芳教授予验方宣肺通络平喘汤，宣肺化痰，祛风通络平喘。复诊时，咳喘如前，苔仍白腻，再细辨此乃寒饮伏肺，即加射干、细辛增强祛寒化饮之力，服药2剂，喘咳均平。

夏令"三伏"，气温最高，阳气旺盛，经络通畅，症情缓解之时，正是扶正培本、温养阳气、祛除寒饮的有利时机。故喘平后，采用"冬病夏治"中药穴位敷贴，增强抗病御邪之功，颇合天人相应之旨，防患于未然。

病案2

陈某，女，3岁半。

2009年3月6日初诊：夜间咳喘阵作3天。自幼有反复感冒咳痰史。近日受凉后，夜间阵咳喘息，伴鼻塞，喷嚏，涕多，咽痛，乳蛾红肿，纳减，便干，盗汗，舌尖红，苔薄白腻，脉细滑。两肺闻及散在哮鸣音。诊断：哮喘。辨属痰热蕴伏，气机不畅，又感外邪，肺失宣肃。先拟宣肺化痰，通络平喘。宣肺通络平喘汤加减。

炙麻黄6克，杏仁9克，甘草3克，炙苏子10克，姜半夏10克，辛夷6克，蝉蜕6克，黄芩6克，紫菀6克，百部10克，款冬花10克，僵蚕10克，地龙12克，桔梗6克，炒牛蒡子10克，麻黄根10克。4剂。

服上方后，喘平咳和，诸恙均和。

按语：患儿质薄，脾肺本虚，素有反复感冒咳剧而喘史，膈有胶固之痰内伏，外又有非时之感，寒邪束表，阳郁于内，乳蛾肿痛，舌红苔白，痰热上壅气逆故作咳喘。治当宣肺化痰，通络平喘。宣肺通络平喘汤加桔梗、牛蒡子利咽消蛾，灵活加减，咳喘速平。

病案3

李某，男，5岁。

2003 年 8 月 16 日初诊：咳喘伴低热 3 天。患儿有哮喘史 5 年。秋凉风邪外袭，诱发喷嚏咳嗽，夜咳伴喘，低热无汗，精神尚可，舌红，苔薄腻，脉细滑。两肺闻及散在哮鸣音。诊断：哮喘。辨属痰饮内伏，外感风寒，肺气不利，宣降失职。治拟宣肺解表，化痰平喘。

炙麻黄 6 克，苦杏仁 9 克，炙甘草 3 克，炙苏子 9 克，姜半夏 9 克，陈皮 6 克，橘络 6 克，黄芩 6 克，辛夷 9 克，紫菀 9 克，炙百部 9 克，款冬花 9 克，僵蚕 10 克。5 剂。

2003 年 8 月 21 日二诊：药后喘平，晨起仍咳，咳痰白稠，昨起大便散泄，如蛋花样，日 3 次，纳减，舌苔薄白，脉小滑。再拟温化痰饮。苓桂术甘汤加味。

茯苓 9 克，桂枝 3 克，炒白术 6 克，炙苏子 10 克，陈皮 6 克，橘络 6 克，姜半夏 9 克，黄芩 6 克，紫菀 9 克，炙百部 9 克，麻黄根 10 克，炙甘草 3 克。5 剂。

2003 年 8 月 26 日三诊：药后痰浊大化，偶咳，大便成形，鼻痒嚏多，纳谷不多，舌胖红，苔薄白润，脉小滑。再拟益气健脾杜痰，培土生金。

茯苓 9 克，桂枝 3 克，炒白术 6 克，炙甘草 3 克，姜半夏 9 克，党参 9 克，白附子 9 克，制胆南星 5 克，辛夷 6 克，蝉蜕 6 克。5 剂。

2003 年 9 月 3 日四诊：咳已向愈，唯鼻目尚痒，盗汗多，纳谷增多，二便调。脉舌同前。方药收效，仍宗前义。

太子参 9 克，炒白术 6 克，茯苓 9 克，陈皮 6 克，姜半夏 9 克，桂枝 3 克，白芍 6 克，制胆南星 5 克，辛夷 6 克，蝉蜕 6 克，生甘草 3 克。7 剂。

按语：患儿感邪后低热无汗，表证未解，素有痰饮内伏，加之肺气不利，宣降失职，咳喘反复，以宣肺解表、化痰平喘治之。药后喘虽平，但出现泄泻，改投苓桂术甘汤，通阳化气，引痰饮自小便而去，又可利小便实大便。三诊时，咳已大减，但患儿有哮喘史 5 年，宿痰内伏，故选星附六君子汤合桂枝芍药甘草汤加减以杜生痰之源、培土生金。

小儿稚阴稚阳，形气未充，脏腑娇嫩，肺脾本虚。咳喘反复，或源于肺气本虚，或因为脾胃薄弱，无以生化，最终导致肺脾俱虚，咳喘迁延。王霞芳教授认为，治疗哮喘不可仅从肺论治，脾为肺之母，子病及母，故健脾益气为善后培本之佳法。哮喘缓解期，应注重益气健脾，以培土生金为要，主张应用六君子汤及苓桂术甘汤等方。

病案 4

薛某，男，4 岁。

2007 年 11 月 23 日初诊：患儿哮喘史 2 年，咳嗽 3 周。入深秋则感冒，午夜阵咳有痰，难以咳出，盗汗，鼻塞涕阻，咽红充血，面色苍白，山根、目下睑青筋显现，胃纳尚可，两便尚调，舌红苔薄白，脉小滑。两肺闻及少量哮鸣音。诊断：哮喘。辨属外感风寒，内蕴痰热，肺失宣肃。治拟清热化痰止咳，宣肺平喘通络。宣肺通络平喘汤加减。

炙麻黄 3 克，杏仁 9 克，甘草 3 克，炙苏子 10 克，半夏 10 克，黄芩 6 克，辛夷 10 克，蝉蜕 6 克，款冬花 10 克，紫菀 6 克，炙百部 10 克，僵蚕 10 克，地龙 6 克，麻黄根 10 克。7 剂。

2007 年 11 月 30 日二诊：3 剂药后，咳喘已和，夜静不咳，白昼偶咳，有痰难咳，鼻塞涕阻，纳可便调，舌苔白腻。再拟化痰止咳通窍。以二陈汤加味。

陈皮 6 克，橘络 6 克，姜半夏 10 克，茯苓 9 克，甘草 3 克，桔梗 5 克，杏仁 6 克，射干 10 克，炙百部 10 克，辛夷 10 克，蝉蜕 6 克，太子参 10 克，南沙参 10 克。7 剂。

2007 年 12 月 7 日三诊：药后痰减，偶有单咳，盗汗，口有异味，胃纳尚佳，大便臭秽，舌淡红，苔薄润。再拟健脾化痰，培土生金。

陈皮 6 克，橘络 6 克，姜半夏 10 克，太子参 10 克，南沙参 10 克，白术 6 克，茯苓 9 克，甘草 3 克，炒莱菔子 9 克，连翘 9 克，全瓜蒌 9 克，厚朴 6 克，制胆南星 6 克。7 剂。

按语：患儿素有痰饮内伏，复感外邪，肺失宣肃引发咳喘，先以宣肺通络平喘汤加味宣肺化痰，止咳平喘。3 剂后，哮喘即平，但喉痰未尽，仍有咳嗽痰多等症，改以二陈汤加味燥湿化痰，理气和中，以使湿去脾健，痰不再生。张景岳曰："善治痰者，惟能使之不生，方是补天之手。"此之谓也。哮喘迁延不愈，致使脾虚肺弱，所以健脾者亦即补肺，促其化源，肺金自安，其痰自消。故三诊，方用六君子汤健脾安中，补脾益肺，痰浊渐次得化，其药症相附，无不有效。

病案 5

何某，女，4 岁半。

2009 年 11 月 19 日初诊：咳喘发作 3 天。原有哮喘史 1 年。3 天前，因食螃蟹引发哮喘，阵咳痰阻气喘，鼻流清涕，纳减便调，盗汗少，舌红苔白腻。听诊：两肺闻及痰鸣音。辨属寒饮射肺，痰浊阻络，肺失宣降而喘。治拟辛温宣肺，化饮平喘。麻黄汤合二陈汤加减。

炙麻黄 3 克，桂枝 3 克，杏仁 6 克，炒白芍 6 克，甘草 3 克，炙苏子 12 克，僵蚕 10 克，姜半夏 9 克，陈皮 6 克，橘络 6 克，茯苓 10 克，瓜蒌仁 10 克，紫菀 6 克，炙百部 9 克，麻黄根 10 克。7 剂。

2009 年 11 月 26 日二诊：7 剂药后喘和，偶咳，晨涕不多，纳少，大便偏干，盗汗少，咽红。听诊：两肺（－）。证属寒饮渐化，营卫不和，肺脾失调。以桂枝汤加味。

1. 董氏开胃散外敷 1 周。

2. 桂枝 3 克，炒白芍 6 克，甘草 3 克，生姜 6 克，大枣 5 枚，杏仁 6 克，瓜蒌仁 10 克，炒枳壳 9 克，炒莱菔子 10 克，连翘 10 克，生谷芽 15 克，生麦芽 15 克，砂仁 3 克（后下）。7 剂。

按语：患儿素体表虚，营卫不和则盗汗，易感外邪。近日嗜食海鲜，寒饮内伏，复感外邪，致风寒袭肺，引动痰饮而见咳喘，急应宣肺化痰平喘。选麻黄汤合二陈汤辛温发表，宣肺化痰定喘；加炙苏子，降气化宿痰；僵蚕祛风通络，抗过敏；紫菀、炙百部润肺止咳；用麻黄根旨在监制麻黄，防其发汗太过。咳止喘平后，再予桂枝汤加味调和营卫，补肺健脾化痰善后。

病案 6

沈某，女，4 岁。

2003 年 10 月 24 日初诊：咳喘 1 周。患儿素来厌食挑食，近年体质渐差，经常感冒咳嗽，逐月发病，诱发哮喘。1 周前，咳喘又发，打嚏流涕，眠可便调，盗汗多。观其面黄形瘦，山根青筋，轻度鸡胸，舌质红，苔薄滑，脉细小滑，右关弱。听诊：两肺呼吸音略粗，闻及哮鸣音。西医诊断：哮喘。中医诊断：咳喘。辨属禀弱易感，痰热内蕴，外邪犯肺，宣肃失司。拟宣肺化痰，止咳平喘。定喘汤加减。

炙麻黄 6 克，杏仁 6 克，甘草 3 克，辛夷 9 克，黄芩 6 克，炙苏子 12 克，姜半夏 9 克，僵蚕 10 克，广地龙 12 克，款冬花 10 克，紫菀 6 克，炙百部 6 克，麻黄根 10 克。5 剂。

2003 年 10 月 27 日二诊：药后咳已大减，偶有微喘，盗汗颇多，面色淡黄，形瘦，纳少痰多，苔薄微剥。上方初效，仍宗前义。

炙麻黄3克，杏仁6克，甘草3克，炙苏子10克，姜半夏9克，陈皮6克，橘络6克，僵蚕10克，广地龙12克，款冬花10克，炙百部6克，麻黄根10克。5剂。

2003年11月5日三诊：药后咳愈喘和，盗汗减，纳稍增，面唇淡白少华，精神不振，舌淡红，苔薄净，脉小滑。原有贫血史，治从其本，益气健脾，扶正御邪。六君子汤合生脉散加养血之品。

太子参6克，南沙参10克，姜半夏9克，陈皮5克，橘络5克，茯苓12克，炒白芍9克，五味子5克，麦冬9克，僵蚕10克，款冬花10克，麻黄根10克。7剂。

继守上方加减，益气健脾，养血苏胃，调治3个月，哮喘未作，汗减纳增体健，诸症向愈。

按语：患儿素体脾虚胃弱，气血生化乏源，久则肺脾同病，肺失宣肃，脾失健运，水湿停聚，凝而为痰，阻于气道，外邪引动，痰随气升则咳喘。治当急则治标，宣肺平喘，宜定喘汤加减。缓则治本，益气健脾杜痰，宜六君子汤加养血苏胃之品，胃纳得馨，气血精微充盈，正气存内则邪不可干，营行脉中，卫守于外则咳喘停发。

病案7

许某，女，5岁。

2007年12月14日初诊：发热，咳喘5天。外院诊断为哮喘急性发病，已用抗生素及平喘药静滴治疗3天。刻下体温38℃，咳嗽阵作，痰多气喘，喉有水鸡声，夜间尤甚，难以平卧，乳蛾肿痛，口渴引饮，大便干结，动则汗出，盗汗淋多，舌红赤，苔薄白，脉滑数。证属痰热内壅，外邪袭肺。治以宣肺清热，化痰通络平喘。方拟麻杏石甘汤加味。

炙麻黄5克，杏仁6克，甘草3克，生石膏30克（先煎），炙苏子10克，葶苈子10克，僵蚕10克，半夏10克，炙紫菀6克，炙百部10克，广地龙6克，全瓜蒌10克，炒莱菔子10克。6剂。

2007年12月21日二诊：服上方发热即退，哮喘亦平，偶有微咳，喉有痰声，乳蛾肿减，胃纳欠佳，大便偏干，间日1次，盗汗较多，舌偏红，苔薄白，脉浮滑。再拟益气健脾，化痰利咽，防喘复发。六君子汤合桔梗汤加味。

陈皮6克，橘络6克，姜半夏10克，太子参10克，茯苓10克，白术10克，甘草3克，桔梗5克，炒牛蒡子10克，甜杏仁6克，瓜蒌仁10克，炒枳实6克，炒枳壳 6 克。6 剂。

服后诸症均和。

按语：本证属风邪袭肺，痰热内壅而致咳喘。初诊方用麻杏石甘汤加味，宣肺泻热，下痰止咳平喘。药后热退喘平，微咳有痰，纳少便干，再以六君子汤培土生金，健脾化痰，以杜生痰之源，合桔梗汤利咽消蛾。又肺与大肠相表里，六腑以降为顺，以通为用，王霞芳教授按"以泻代清"的思路，临床常用下痰通腑法治疗上焦痰热内壅之咳喘，药用杏仁、瓜蒌仁、牛蒡子、炒枳实、莱菔子等通腑泻热，以达泻痰平喘之目的。

病案 8

沈某，男，6 岁。

2018 年 4 月 13 日初诊：反复咳嗽 7 个月。2017 年 9 月，患儿因游泳后发哮喘，每月发作 1 次，2008 年 3 月起引发哮喘，喷嚏、流涕、咳嗽持续，痰色淡黄，经西药雾化和口服美普清、肺咳颗粒，后症状初得缓解。患儿素体易过敏，皮肤瘙痒，鼻痒，好动，入睡晚，胃纳欠佳，口秽，动辄汗出淋多，二便自调。形体瘦高，肋骨外翻，鸡胸，舌红，苔根微黄腻，脉细数小滑。诊断：喘证，疳症。辨属阴虚夹痰湿。

1. 针刺四缝穴，2 指有液少量。

2. 董氏开胃贴穴位外敷 2 周。

3. 制半夏 9 克，陈皮 6 克，茯苓 9 克，甘草 3 克，南沙参 9 克，北沙参 10 克，杏仁 6 克，辛夷 6 克，蝉蜕 3 克，僵蚕 9 克，黄芩 6 克，麻黄根 9 克，炙苏子 9 克，百部 9 克。14 剂。

2018 年 4 月 27 日二诊：药后苔前化净，根薄黄微腻，纳谷略增。脉濡细。上周因气候突变，又咳 2 天，续服上药，咳渐转好，口渴喜饮，好动，睡可梦魇。

1. 针刺四缝穴，1 指有液少量。

2. 董氏开胃贴穴位外敷 2 周。

3. 南沙参 9 克，北沙参 10 克，竹叶 9 克，龙齿 15 克（先煎），麦冬 9 克，甘草 3 克，炙苏子 9 克，杏仁 6 克，薏苡仁 20 克，辛夷 9 克，蝉蜕 5 克，僵蚕 9 克，麻黄根 9 克。14 剂。

2018 年 5 月 11 日三诊：纳谷已馨，知饥索食，渴饮亦减，便调，唯跑步则咳并有气喘。2 周内，发咳喘 3 次，经雾化治疗，咳喘转平，时有嚏涕，汗出递减，夜寐转安，舌苔薄腻，根微黄，脉细而小滑。胃纳虽增，但脾湿未清，面转清润，山根青筋渐隐，显露胃强脾弱之象。再拟益气润肺，健运化痰止咳。

1. 针刺四缝，无液。

2. 董氏开胃贴穴位外敷 2 周。

3. 南沙参 9 克，太子参 9 克，苍术 9 克，生白术 9 克，陈皮 6 克，半夏 9 克，茯苓 9 克，炙苏子 9 克，葶苈子 9 克，辛夷 12 克，车前子 15 克，甘草 3 克。14 剂。

按语：患儿自幼鼻痒，皮肤瘙痒，乃过敏体质，易感风邪，又喂养失当，奶粉喂养过久则伤脾，日久痰浊内生，郁而化热，壅塞气道，合苔脉辨证为肺热阴虚夹痰，若受外邪则肺气郁闭，反复咳喘。患儿脾胃失和，"胃不和则卧不安"，故见挑食口秽，夜卧不安。初诊，予二陈汤健脾化痰；南、北沙参滋阴润肺化痰；蝉蜕、僵蚕、麻黄根宣肺祛风，平喘敛汗；黄芩、炙苏子、百部泻肺热，降气化痰。咳喘虽为肺病，其本却为脾伤生痰，故服药的同时，须挑刺四缝穴，外用董氏开胃贴敷脐激发胃气，调节脾胃运化功能，使水谷之气化为精微，此治病求本也。药后患儿黄苔渐化，纳谷日增，咳喘转平，脾运渐复，痰浊清化，肺得宣肃。续以原方加减调治 1 个月，患儿诸症皆平，可谓效如桴鼓。

附 膏方

病案 1

韩某，女，8 岁。

2007 年 11 月 23 日初诊：素有哮疾 6 年，发时喘促哮鸣，咳则痰阻喘甚，不能平卧，鼻塞流涕，纳谷不馨，大便偏干，舌红，苔白微剥，脉细小滑。证属肺脾气虚，痰浊内阻，宣肃失司，久病及肾。治宜宣肺通络，化痰平喘，益气健脾，兼顾补肾。

太子参 150 克，生白术 100 克，白茯苓 100 克，南沙参 100 克，北沙参 100 克，黄芪 150 克，辛夷 100 克，白芷 100 克，黄芩 90 克，苍耳子 100 克，细辛 30 克，姜半夏 100 克，陈皮 50 克，橘络 50 克，僵蚕 100 克，川贝母 30 克，浙贝母 100 克，炙苏子 100 克，川芎 60 克，全当归 100 克，牡丹皮 100 克，丹参 100 克，生甘草 30 克，苦杏仁 100 克，蝉蜕 60 克，葶苈子 100 克，炙麻黄 50 克，广地龙 120 克，炒鸡内金 100 克，白扁豆 150 克，生谷芽 150 克，白芍 100 克，生地黄 150 克，菟丝子 100 克，五味子 30 克，瓜蒌仁 100 克，款冬花 100 克，天冬 100

克，麦冬 100 克，莲子 300 克，核桃肉 400 克，黑芝麻 250 克，蛤蚧 2 对，蜂蜜 250 克。

上药浸一宿，武火煎取 2 次，沉淀沥清，文火收膏时，加入清阿胶（陈酒烊化）100 克，白冰糖 500 克，最后冲入参汤（生晒参 90 克），熬至滴水成珠为度，真空包装，冷藏保存。每服 1 小包，温开水调服，清晨空腹时最宜。

按语：本例患儿哮喘已有 6 年，病久肺脾肾三经俱虚，内有痰浊阻络，外有非时之气侵袭，经常因感冒而发咳喘，其病机为本虚标实。《证治汇补·哮病》曰："哮即痰喘之久而常发者，因内有壅塞之气，外有非时之感，膈有胶固之痰，三者相合，闭拒气道，搏击有声，发为哮病。"本例膏方有王霞芳教授自拟方通络平喘汤，取其宣肺化痰、止咳平喘之功，治其标；哮喘病因主要在于痰饮内伏，触遇诱因而发，病本在肺脾肾三脏，故方中有玉屏风散、苍耳散，益气祛风，固表通窍；六君子汤补气健脾化痰，在此基础上，加黄芪、当归，治脾胃气虚之本，脾气健旺则运化复常，资生气血，津液运行正常，痰饮自化；炒鸡内金、白扁豆、谷芽，健胃醒脾；病久肾气亏虚，不能蒸化水液为津液，聚液成饮，上泛为喘，以生地黄、菟丝子滋肾阴，补肾阳；蛤蚧配人参、五味子，温补肺肾，纳气平喘。诸药组方合用，肺脾肾三脏同调，标本兼治，可预防哮喘复发，达到"治未病"之目的。

病案 2

李某，女，10 岁。

2007 年 12 月 7 日初诊：哮喘，反复呼吸道感染史 4 年。素喜饮冷贪凉，动则汗出，经常感冒、咳嗽或喘，多嚏流涕，纳便尚调，舌红，苔根薄白腻，脉细滑。证属肺脾气虚，卫外失司，上热下虚。姑拟肺脾肾三经同调。

太子参 150 克，南沙参 100 克，北沙参 100 克，白术 150 克，茯苓 150 克，桑叶 100 克，甜杏仁 100 克，黄芪 150 克，赤芍 150 克，蝉蜕 100 克，苏梗 100 克，辛夷 100 克，姜半夏 100 克，石菖蒲 100 克，桔梗 50 克，川贝母 30 克，浙贝母 100 克，陈皮 50 克，橘络 50 克，柴胡 60 克，黄芩 60 克，川芎 60 克，当归 100 克，生地黄 60 克，熟地黄 60 克，紫菀 60 克，炙百部 100 克，僵蚕 100 克，款冬花 100 克，甘草 30 克，麻黄根 150 克，炒牛蒡子 100 克，菟丝子 100 克，细辛 30 克，五味子 50 克，核桃肉 500 克，莲子 300 克，大枣 200 克，生晒参 100 克，野山参粉 2 克，冰糖 500 克，蜂蜜 200 克。

常规煎熬收膏，每日清晨开水调服 1 汤匙，空腹服。

2008年12月12日二诊：哮喘经治，渐趋稳定，过敏性鼻炎未愈，仍喜饮冷贪凉，感冒，多嚏流涕，纳佳便调，舌苔薄腻，两脉细滑。再拟益气祛风通窍，润肺滋肾纳气。

黄芪150克，白术150克，茯苓150克，太子参150克，南沙参100克，桔梗50克，甘草30克，北沙参100克，蝉蜕100克，辛夷100克，苍耳子100克，川贝母30克，浙贝母100克，苏梗100克，杏仁100克，陈皮50克，橘络50克，制半夏100克，赤芍50克，白芍100克，川芎60克，当归100克，熟地黄50克，生地黄100克，僵蚕100克，柴胡50克，黄芩100克，款冬花100克，防风60克，细辛30克，五味子50克，天冬100克，麦冬100克，紫菀60克，菟丝子100克，炙百部60克，石菖蒲100克，麻黄根100克，蛤蚧2对，脐带5条，阿胶100克，生晒参100克，野山参粉4克，核桃肉500克，莲子300克，冰糖500克，蜂蜜200克。

常规煎熬收膏，每日清晨开水调服1汤匙，空腹服。

2009年12月11日三诊：膏方调治2年，抵抗力增强，咳喘未作，过敏性鼻炎虽有改善，尚未痊愈。患儿癸水已行，面瘰频发，汗多纳佳，形体偏矮，舌红，苔薄黄腻，两脉细滑。证属清窍失宣，里热不清。姑拟调理肺肾，益气通窍壮骨。

南沙参100克，北沙参100克，太子参150克，甘草30克，白术150克，茯苓150克，辛夷100克，黄芪150克，苍耳子100克，蝉蜕100克，川芎100克，防风60克，牡丹皮120克，丹参120克，当归100克，生地黄100克，僵蚕100克，制半夏100克，藿香100克，陈皮50克，橘络50克，熟地黄60克，赤芍90克，白芍90克，柴胡50克，黄芩100克，杜仲100克，桑寄生150克，石菖蒲100克，天冬120克，补骨脂100克，五味子50克，金银花150克，苦参100克，狗脊100克，续断100克，炙百部100克，款冬花100克，广地龙100克，蛤蚧2对，脐带5条，阿胶100克，冰糖500克，蜂蜜200克，生晒参100克，野山参粉4克。

常规煎熬收膏，每日清晨开水调服1汤匙，空腹服。

按语：患儿有哮喘、反复呼吸道感染史多年，过敏体质，肺脾肾三脏同病，以肺气不足为主，里有痰热内伏，每因外感而诱发咳喘。朱丹溪曰："未发以扶正气为要，已发以攻邪为主。"在哮喘缓解期宜补脾益肾，培土生金，调其脏腑功能，补其气血津液，以图去除夙根。选宣肺化痰定喘，祛风通窍为祛邪之法，兼以清咽消蛾。以玉屏风散、六君子汤、麦门冬汤，益气润肺健脾；僵蚕、蝉蜕、金银花、黄芩、牛蒡子等清热利咽，祛风通络；川贝母、浙贝母、紫菀、款冬花等化痰防咳；

杜仲、桑寄生、补骨脂、狗脊、紫河车、阿胶、蛤蚧、胡桃肉等温补元阳以填精，补肾纳气助生长；谷芽、炒神曲、炒扁豆、砂仁等健脾开胃，既培土生金，又可避免滋腻之品碍胃。

病案 3

王某，男，12 岁。

1995 年 12 月 7 日初诊：患哮喘史 7 年。自幼食欲不振，纳谷少，面色萎黄，形体羸瘦矮小，肢软乏力，跑步则气促，舌苔薄白，脉细沉弱。证属肺脾肾三经同病。肺气本亏，反复感邪引发咳喘；脾运失司，生化乏源，气血失充；病久及肾，导致生长发育迟缓。治拟益气润肺，化痰健脾，滋肾养血，壮骨助长。

黄芪 150 克，南沙参 100 克，北沙参 100 克，杏仁 100 克，浙贝母 60 克，炙苏子 120 克，姜半夏 100 克，甘草 50 克，苍耳子 100 克，白术 100 克，炒白芍 100 克，砂仁 30 克，茯苓 100 克，鸡内金 90 克，生谷芽 200 克，白豆蔻 30 克，山药 150 克，白扁豆 120 克，当归 100 克，生姜 30 克，款冬花 100 克，杜仲 100 克，怀牛膝 100 克，生地黄 60 克，熟地黄 60 克，桑寄生 150 克，枸杞子 100 克，益智仁 90 克，莲子 150 克，阿胶 90 克，紫河车 50 克，脐带 5 条，胡桃肉 150 克，生晒参 150 克，冬虫夏草 10 克，大枣 100 克，冰糖 500 克，蜂蜜 300 克。

诸药水浸 1 天，煎熬收膏。

1996 年 11 月 22 日二诊：经治近年哮喘症情渐趋缓解，平素多嚏，不咳，纳少，形瘦骨立，夜寐欠安，面黄，目下青暗，舌红，苔薄，脉沉细滑。辨属肺、脾、肾三经同病。治拟益气健脾助运，润肺化痰，滋肾助长。

黄芪 150 克，南沙参 120 克，辛夷 90 克，苍耳子 90 克，炒白术 150 克，茯苓 120 克，炙苏子 120 克，姜半夏 100 克，苏梗 90 克，苦杏仁 100 克，川贝母 60 克，炙麻黄 50 克，桑白皮 90 克，射干 60 克，炒枳壳 90 克，姜竹茹 90 克，陈皮 60 克，橘络 60 克，砂仁 50 克，白豆蔻 50 克，白扁豆 100 克，佛手 60 克，炒谷芽 100 克，炒麦芽 100 克，炒神曲 150 克，熟地黄 90 克，补骨脂 100 克，山药 120 克，五味子 30 克，酸枣仁 100 克，仙鹤草 150 克，远志 60 克，天冬 90 克，龙齿 300 克，炒白芍 90 克，紫河车 50 克，大枣 150 克，胡桃肉 150 克，生晒参 100 克，脐带 4 条，阿胶 60 克，冰糖 500 克，蜂蜜 300 克。

诸药，水浸 1 天，煎熬收膏。

1997 年 12 月 5 日三诊：哮喘经治，稳定未发 2 年。胃纳仍少，面色萎黄，形瘦矮小，骨龄未符年龄，厌食，病久生长发育迟缓，两便均调，舌红，苔薄白，脉细沉弱。肾元本虚，脾胃纳运失司，气血精微亏虚，难敷生长发育需求。再拟健脾苏胃，补益气血，滋肾壮骨助长。

黄芪150克，北沙参100克，南沙参100克，陈皮90克，炒白芍100克，炙苏子120克，甘草50克，砂仁30克，白扁豆100克，炙鸡内金90克，炒谷芽150克，白豆蔻30克，淫羊藿100克，生地黄100克，益智仁100克，杜仲100克，桑寄生150克，当归100克，制首乌100克，熟地黄50克，山茱萸60克，枸杞子100克，款冬花100克，生姜50克，生山楂150克，炒酸枣仁90克，怀牛膝90克，阿胶90克，大枣100克，脐带5条，生晒参100克，紫河车50克，冰糖500克，蜂蜜300克。

诸药，水浸1天，煎熬收膏。

按语：患儿哮喘多年，病根已深，殊难速效。患儿食欲不振，厌食已久，形体羸瘦矮小，属生长发育迟缓。肾藏精，主生长发育，故在小儿哮喘稳定期，应于益肺健脾苏胃基础上，调理治本，峻补肾元，助长发育。选六君子汤加味，补气固卫，健脾润肺，巩固疗效，以防哮喘复发；加滋肾补髓壮骨之品，如生地黄、熟地黄、枸杞子、杜仲、淫羊藿、益智仁、怀牛膝、制首乌、紫河车、冬虫夏草等补益肝肾，填精充髓，壮骨助长。

病案4

李某，女，10岁。

2007年12月12日初诊：哮喘史4年。过敏体质，扁桃体感染反复发作。饮冷贪凉则感冒咳嗽、多嚏流涕，纳便尚调，动则汗出，舌红，苔根薄白腻，脉细滑。证属肺脾两虚，卫外失司，上热下虚。姑拟肺脾肾三经同调。

太子参150克，南沙参100克，北沙参100克，白术150克，茯苓15克，桑叶100克，甜杏仁100克，黄芪150克，赤芍150克，橘叶100克，橘核100克，蝉蜕100克，苏梗100克，辛夷100克，姜半夏100克，石菖蒲100克，桔梗50克，川贝母30克，浙贝母100克，陈皮50克，橘络50克，柴胡60克，黄芩60克，川芎60克，当归100克，生地黄60克，熟地黄60克，紫菀60克，炙百部100克，僵蚕100克，款冬花100克，甘草30克，麻黄根150克，炒牛蒡子100克，菟丝子100克，细辛30克，五味子50克，核桃肉500克，莲子300克，大枣200克，生晒参100克，野山参粉2克，冰糖500克，蜂蜜200克，收膏。

2008 年 12 月 2 日二诊：哮喘经治渐趋稳定，过敏性鼻炎，饮冷贪凉则感冒、多嚏、流涕，纳佳便调，舌苔薄腻，两脉细滑。再拟益气祛风通窍，润肺滋肾纳气。

黄芪 150 克，白术 150 克，茯苓 150 克，太子参 150 克，南沙参 100 克，北沙参 100 克，蝉蜕 100 克，辛夷 100 克，苍耳子 100 克，苏梗 100 克，甜杏仁 100 克，制半夏 100 克，甘草 30 克，桔梗 50 克，川贝母 30 克，浙贝母 100 克，陈皮 50 克，橘络 50 克，赤芍 50 克，白芍 100 克，当归 100 克，川芎 60 克，生地黄 100 克，熟地黄 50 克，僵蚕 100 克，柴胡 50 克，黄芩 100 克，款冬花 100 克，麻黄根 100 克，菟丝子 100 克，天冬 100 克，麦冬 100 克，五味子 50 克，细辛 30 克，防风 60 克，紫菀 60 克，炙百部 60 克，石菖蒲 100 克，蛤蚧 2 对，脐带 5 条，生晒参 100 克，野山参粉 4 克，阿胶 100 克，核桃肉 500 克，莲子 300 克，冰糖 500 克，蜂蜜 200 克。

2009 年 12 月 16 日三诊：调治以来，抵抗力增强，咳喘未作，过敏性鼻炎改善，但尚未痊愈，癸水已行，面疮频发，汗多纳佳，形体不高，舌红，苔薄黄腻，两脉细滑。姑拟调理脾肾，益气通窍壮骨。

南沙参 100 克，北沙参 100 克，太子参 150 克，白术 150 克，茯苓 150 克，辛夷 100 克，苍耳子 100 克，蝉蜕 100 克，甘草 30 克，川芎 100 克，防风 60 克，黄芪 150 克，牡丹皮 120 克，丹参 120 克，当归 100 克，生地黄 100 克，熟地黄 60 克，僵蚕 100 克，制半夏 100 克，橘络 50 克，陈皮 50 克，赤芍 90 克，白芍 90 克，藿香 100 克，石菖蒲 100 克，黄芩 100 克，杜仲 100 克，桑寄生 150 克，柴胡 50 克，天冬 120 克，补骨脂 100 克，五味子 50 克，金银花 150 克，苦参 100 克，狗脊 100 克，续断 100 克，炙百部 100 克，款冬花 100 克，广地龙 100 克，蛤蚧 2 对，脐带 8 条，阿胶 100 克，冰糖 500 克，生晒参 100 克，野山参粉 4 克，蜂蜜 200 克。

按语：患儿有哮喘史多年，又有扁桃体炎，属过敏体质，脾肺肾三脏俱虚，以肺气不足为主，里有宿痰内伏，每因外感而诱发。该病有反复发作、难以根治的特点。正如朱丹溪所说："未发以扶正气为要，已发以攻邪为主。"因此，在哮喘缓解期，宜补脾益肾，培土生金，调其脏腑功能，补其气血津液，以图除去夙根。本例患儿脾肺肾同调，补泻并用，宣肺定喘、祛风通窍为祛邪之法，兼以清咽消蛾。方以玉屏风散、六君子汤、麦门冬汤益气补肺；僵蚕、蝉蜕、金银花、黄芩、牛蒡子等清热祛风通络；川贝母、浙贝母、紫菀、款冬花等化痰止咳；桑寄生、补骨脂、狗脊、脐带、阿胶、蛤蚧、胡桃肉等补肾纳气，温补元阳，兼以填精；加入谷芽、炒神曲、炒扁豆、砂仁等健脾开胃，既培土生金，又避免滋腻之品碍胃。全方标本兼顾，经过 3 年膏方调治，抵抗力增强，扁桃体炎、哮喘停发，过敏体质亦有改善。

病案 5

倪某，女，12 岁。

2005 年 12 月 14 日初诊：哮喘史 8 年。易感咳嗽，经治疗抵抗力增强，咳喘稳定，半年未发，唯过敏性鼻炎时作，舌苔薄白，脉细少滑。证属肺气不足，过敏体质。治拟益气升清，健脾化痰，扶正御邪。

太子参 150 克，南沙参 150 克，炒白术 150 克，生黄芪 150 克，辛夷 90 克，苍耳子 100 克，白芷 90 克，炒黄芩 90 克，蝉蜕 90 克，生甘草 50 克，桔梗 50 克，川芎 60 克，炙麻黄 60 克，苦杏仁 90 克，牛蒡子 100 克，姜半夏 100 克，炙苏子 120 克，僵蚕 100 克，广地龙 120 克，款冬花 100 克，川贝母 50 克，浙贝母 100 克，炒枳实 90 克，瓜蒌仁 100 克，莱菔子 100 克，连翘 100 克，陈皮 50 克，橘络 50 克，生地黄 100 克，西洋参 80 克，蛤蚧 2 对，紫河车 50 克，核桃肉 500 克，黑芝麻 300 克，冰糖 500 克，蜂蜜 250 克，阿胶 100 克。

2007 年 11 月 30 日二诊：经夏季穴位敷贴及冬令中药调补，抵抗力增强，纳佳便调，唯鼻炎尚发，食蟹后曾引发哮喘 1 次，舌红苔薄，脉细小滑。过敏体质，肾元本亏。再拟益气活血通窍，健脾化痰补肾。

太子参 150 克，南沙参 150 克，北沙参 150 克，炒白术 150 克，黄芪 150 克，川芎 100 克，当归 100 克，辛夷 100 克，苍耳子 100 克，白芷 100 克，黄芩 100 克，炙麻黄 60 克，苦杏仁 100 克，川贝母 100 克，浙贝母 100 克，炙苏子 100 克，生甘草 50 克，僵蚕 100 克，姜半夏 100 克，陈皮 60 克，橘络 60 克，炒枳实 100 克，生地黄 100 克，款冬花 100 克，莱菔子 100 克，连翘 100 克，杜仲 100 克，生姜 20 片，紫河车 50 克，蛤蚧 2 对，西洋参 100 克，核桃肉 500 克，黑芝麻 300 克，冰糖 500 克，蜂蜜 300 克，阿胶 100 克。

2008 年 11 月 20 日三诊：经敷贴及中药调治，抵抗力增强，嚏涕多，喉有细笛音少许，自能缓解，未喘，纳少，大便偏干，三日一行，形瘦，手凉有汗，舌红苔薄，脉细带弦。再拟益气活血通窍，健脾化痰滋肾。

太子参 200 克，南沙参 150 克，北沙参 150 克，炒白术 100 克，生黄芪 200 克，当归 100 克，川芎 100 克，辛夷 100 克，生地黄 150 克，苍耳子 100 克，石菖蒲 100 克，炒黄芩 100 克，生甘草 50 克，炙麻黄 50 克，苦杏仁 100 克，川贝母 50 克，浙贝母 100 克，姜半夏 100 克，陈皮 60 克，橘络 60 克，炒枳实 100 克，广木香 60 克，瓜蒌仁 150 克，射干 60 克，生首乌 150 克，款冬花 100 克，僵蚕 100 克，蝉蜕 60 克，蛤蚧 2 对，西洋参 100 克，枸杞子 100 克，生姜 50 克，脐带 5 条，核桃肉 500 克，黑芝麻 300 克，阿胶 100 克，冰糖 500 克，蜂蜜 200 克。

按语：本例患儿素有哮喘史，症情稳定，唯鼻炎尚发，过敏体质，质薄易感，证属肺脾两虚。肺气不足，使气之升降逆乱，触动肺中伏痰，痰升气阻而发病；各种过敏因素，影响肺之治节、通调、输布、宣肃功能。因此，在健脾化痰药中加入益气升清之黄芪、太子参、沙参，配当归、川芎活血，参以辛夷、苍耳子、蝉蜕、白芷祛风通窍以治鼻炎，加强防御。

第二节 脾系疾病

本节载录王霞芳教授治疗小儿脾系疾病的病案，包括厌食、脘腹痛、便秘、呕吐、泄泻及口疮。

一、厌食

小儿厌食是指较长时期食欲不振，见食不贪，甚而厌恶进食、拒食，为小儿消化道的常见病症。各年龄儿童均可发病，以 1 ～ 6 岁小儿更为多见。此病常发生于其他疾病过程中或病后，一般属脾胃轻症，但夏季暑湿当令之时，症状加重。初期患儿并无其他明显不适，预后良好。但若病程拖延日久，长期进食不足，导致营养吸收障碍，不足以供应幼儿生长发育之需求，终致小儿营养不良（疳证）、贫血、佝偻病等疾病，甚则引起生长发育迟缓；同时，因气血生化乏源，患儿抗病力下降，易感外邪，反复感染或罹患其他疾病，又会加重厌食症状，互为因果，影响小儿正常生长发育。近年来，本病发病率明显上升，尤其是城市儿童的发病率剧增，严重影响了儿童的健康成长。

根据现今临床病变特点，王霞芳教授指出引起小儿厌食的常见病因如下：①喂养不当，饮食失节。②禀赋不足，病后失调。③脾阳失展，营卫不调。④胃阴不足，脾阴耗伤。⑤环境变化，情志不畅。⑥感染诸虫，虫积伤脾。王霞芳教授针对病因提出了六型分治的辨证论治法则，通过临床验证，筛选组成六组主方，具体可分三期治疗，各期消补各有所重。病初伤食里滞为因，多见实证，治宜理气消食导滞为主；病程久长则多见虚证，治当益气健脾或养胃生津为要；若虚实兼见，则先去其实，后补其虚。王霞芳教授的三期分治原则，融汇了中医整体观的思想，以及

"同病异治、异病同治""治病求本""小儿尤重脾胃"的论点，反映了王霞芳教授"辨证为纲，明理识病，推理论治""病变、证变，则治法方药亦随之而变"的辨证施治学术思想。

我国经济高速发展，物质丰富，加之家长宠溺，儿童的饮食结构发生了改变。王霞芳教授认为小儿厌食症的病因大多为肥甘厚腻、乳品饮料、零食喂养过度，脾胃难以运化，故湿食里滞证已成为主要证型。但因中药药味太苦，厌食儿拒绝服苦药，依从性差难以收效。王霞芳教授思考数度，研究改革剂型，从导师董廷瑶教授的有效治疳方中筛选精简药物，创制"董氏开胃散"外敷剂，后又改制成"董氏开胃贴"功专于消食化滞、健脾开胃，主治湿食里滞型小儿厌食症，改变给药途径，可避免口服胡黄连等苦药，患儿乐于接受，取得佳效，家长闻名，近悦远来。

同时，王霞芳教授还继承了董廷瑶教授的刺四缝疗法。本法可清热、除烦、通畅百脉，调和脏腑。《针灸大成》就记载刺四缝可治"疳证"。《奇效良方·针灸门》云：四缝穴"在手四指内中节"，主治疳积、小儿消化不良。长期临床实践证明，刺四缝确是一种行之有效的辅助疗法。本法用三棱针刺入穴位 1.5 ~ 3mm，刺出稠质黏液，三四日刺 1 次，一般刺 3 ~ 6 次，至黏液渐少，到无液仅血而止。同时，王霞芳教授经多年的观察发现，针刺四缝具有诊断意义，即疳重者全是黏液，疳轻者或经治后则见黏液夹血，未成疳者或治愈以后刺时只有出血。故刺四缝不仅可判断疳症之重轻，亦可了解其治效和预后。王霞芳教授在治疗时还提出了饮食宜忌，她认为于治疗期清淡饮食，显然是有利于胃肠消化功能恢复的。

王霞芳教授组建的小儿厌食专科发扬了董氏儿科流派特色，被上海市卫生健康委员会确定为上海市小儿厌食特色专科。

病案 1

李某，男，10 个月。

2012 年 4 月 13 日初诊：不欲进食近 2 个月。患儿出生后，母乳喂养 4 个月，生长发育良好，改用奶粉喂养后，初厌奶粉，继之厌食、拒食。近 2 个月来，患儿体重不增，面黄少华，口气臭秽，入睡困难，睡时露睛，寝汗淋多，二便尚调，舌略红，苔腻微黄罩灰，指纹色紫及风关。西医诊断：厌食，营养不良。中医诊断：厌食。辨属饮食失调，伤脾积食。治拟消导健运。

1. 针刺四缝穴，未见黏液。

2. 董氏开胃散 1 周。

3.苍术9克，厚朴9克，茯苓9克，炒莱菔子9克，谷芽9克。7剂。加水煎汤喂服。

医嘱：暂停奶粉，用米粥、面糊喂养。

2012年4月20日二诊：近1周来，胃开纳增，面色转润，症情全面向愈，舌淡红，苔薄润，指纹色淡紫及风关。仍用外治法，董氏开胃散外敷2周。

按语：胃主受纳，为水谷之海，其气主降；脾主运化，为生化之源，其气主升。患儿厌食，病因由母乳改喂奶粉，不合其脾胃之性，受纳运化失职，升降失常，乳食停聚于中不化；另脾损无力运化水湿，水湿与乳食互结，阻于脘腹，致患儿厌食、拒食。王霞芳教授予苍术、厚朴、茯苓燥湿运脾，行气开胃；莱菔子、谷芽消食养胃。张景岳尝评小儿，"其脏气清灵，随拨随应，但能确得其本而撮取之，则一药而愈"。王霞芳教授对症下药，药仅5味，7剂即使患儿胃开纳增，效如桴鼓，家长感谢万分。另外，王霞芳教授嘱家长注重饮食调护，暂停乳品，改喂米面糊，以免宿乳未消，又添新弊。小儿往往难进苦药，乳婴儿尤甚，王霞芳教授改变给药途径，改制成散剂，予董氏开胃散外敷神阙穴，药味自脐孔窜入，借助腧穴的渗透，通过经络作用，使药性直达病所，调整脾胃运化功能，简便易行，家长配合度高，疗效确切。

病案2

朱某，男，4岁。

2012年6月29日初诊：食欲不振3年。患儿厌食已久，平日嗜饮料、零食，厌食五谷，口气臭秽，形体瘦小，面色萎黄，山根青筋纵横，上睑及太阳穴均可见青筋，入睡难眠不安，有寝汗，大便日行，气味酸臭，舌边红，苔根薄黄腻，脉细弦。平素易感咳嗽、咽炎或发热，每月发病。西医诊断：神经性厌食，反复呼吸道感染。中医诊断：厌食（湿食里滞证）。辨属湿食里滞，脾失健运而厌食。拟运脾燥湿消滞，外治法治之。

1.针刺四缝穴，2指有黄色黏液。

2.董氏开胃贴外敷神阙穴，2周。

2012年7月13日二诊：患儿已肯进食谷物2天，每餐1两，面色淡黄，青筋色减，坐立不安，寝汗已减，入睡难眠不安，大便尚调，舌边红，苔化薄白，根微腻，脉沉细。上法尚合，续治。

1.针刺四缝穴，4指有黄色黏液。

2. 董氏开胃贴外敷神阙穴，2周。

2012年7月27日三诊：纳谷渐增，面色淡黄，山根目周青筋明显，大便正常，寝汗减少，夜间啮牙流涎，入睡改善，夜眠不宁，舌淡红，苔前化，根薄白，脉细软。

1. 针刺四缝穴，2指有少许黏液。

2. 董氏开胃贴外敷神阙穴，2周。

2012年8月10日四诊：胃口已开，知饥索食，夜眠转安，寐时流涎，寝汗大减，面色淡白，青筋细蓝，舌质淡红，苔化薄润，根薄白，脉濡细。病情向愈，桂枝加龙骨牡蛎汤加味调扶巩固之。

桂枝3克，炒白芍9克，生龙骨30克（先煎），生牡蛎30克（先煎），太子参9克，生白术9克，谷芽9克，砂仁3克，生山楂9克，生姜6克，大枣6克，炙甘草3克。14剂。

按语：小儿"脏腑娇嫩，脾常不足"，脾胃消化功能本弱，易为乳食、寒热所伤，同时由于家长缺乏科学育儿的知识，恣其所好，任其贪吃冷饮零食，久而湿食里滞呆胃，纳运失司，使之厌食拒食。王霞芳教授先拟运脾燥湿、消滞，用针刺四缝穴配合董氏开胃贴外敷。"四缝穴"为经外奇穴，是手三阴经所过之处。点刺四缝穴可清热除烦，通畅百脉，调和脏腑。王霞芳教授每用针刺四缝治疗厌食、疳证等疾病，皆获理想疗效。董氏开胃贴源于董氏消疳甲方。方中以胡黄连为君，清热燥湿化滞；青皮、陈皮、枳壳、木香为臣，调气消滞，健脾；莱菔子、谷芽、麦芽、神曲为使，消食助运开胃，功专于消食行滞，健脾开胃。但此方药味极苦，小儿难以接受口服，王霞芳教授依据《理瀹骈文》"外治之药亦即内治之药，所异者法耳"之论，将其筛选改制成散剂外敷。经过多年临床验证，本法治疗湿食里滞型厌食疗效显著，今结合现代制药技术，改制成巴布贴敷脐，疗效确凿，使用便捷，患儿依从性提高，疗效确切。俟二、三诊时，患儿胃纳渐开，前法奏效，再守前义。四诊时，患儿胃口已开，知饥索食，诸症向愈，但尚有寝汗，改予桂枝加龙骨牡蛎汤加味调和营卫，燮理阴阳，既能健脾开胃，又能敛汗固卫，恰合厌食兼反复呼吸道感染患儿病机，增强体质，预防感冒。

病案3

刘某，女，1岁10个月。

2012年4月20日初诊：食欲不振，大便秘结20个月。患儿自出生后即采用人工喂养，初生 3 个月内饮奶量多，后量渐减，大便秘结，三四日一行，须用开塞露方解，大便干粗坚行，时有肛裂出血，服用益生菌无效。拒食米面蔬菜，喜饮奶粉，日进 500mL 以上，口气臭秽，夜眠不安，寝汗淋多，舌红，苔薄微腻，指纹紫红过风关。肠道钡剂造影：乙状结肠冗长，肠道钡剂通过延迟。西医诊断：神经性厌食，便秘。中医诊断：厌食，便秘。辨证乃因乳食不节，积滞于内化热，纳运失司，腑气不通。治拟消积导滞，清热通腑。

1. 针刺四缝，1 指有黄色黏液。

2. 董氏开胃散外敷 1 周。

3. 小承气汤加味：生大黄 3 克，炒枳实 6 克，厚朴 9 克，瓜蒌仁 9 克，苦杏仁 9 克，桃仁 3 克，炒莱菔子 9 克，连翘 9 克，大腹皮 9 克。7 剂。

医嘱：减少奶粉总量，并稀释之，1 日 2 次，饮用；增米面、菜泥、肉蛋等为主食喂养，1 日 3 次。

2012 年 4 月 27 日二诊：上法内外合治初效，纳谷渐增，口臭递减，大便日行，质软正常，盗汗减半，夜眠欠安，舌红，苔微黄腻而紧，指纹紫红过风关。仍守前义。

1. 董氏开胃散外敷 2 周。

2. 小承气汤加味：生大黄 3 克，炒枳实 6 克，厚朴 9 克，瓜蒌仁 9 克，苦杏仁 9 克，桃仁 3 克，炒莱菔子 9 克，连翘 9 克，大腹皮 9 克，炒鸡内金 9 克，生麦芽 9 克。12 剂。

2012 年 5 月 8 日三诊：纳谷略增，口臭已除，能每日解便，质软成堆，无腹痛，舌红，苔化薄，根尚腻，指纹紫红过风关。再拟上法进治。

1. 董氏开胃散外敷 1 周。

2. 小承气汤加味：生大黄 3 克，炒枳实 6 克，炒枳壳 6 克，厚朴 9 克，全瓜蒌 9 克，苦杏仁 9 克，桃仁 3 克，炒莱菔子 9 克，槟榔 9 克，生山楂 6 克，谷芽 9 克。8 剂。

2012 年 5 月 18 日四诊：纳谷增一倍，口臭全无，大便已调，每日一行，夜眠转安，微有寝汗，舌尖红，苔薄白润，指纹淡红达风关。病已向愈，再拟巩固。

1. 董氏开胃散外敷 2 周。

2. 小承气汤加味：生大黄 3 克，炒枳实 6 克，炒枳壳 6 克，厚朴 9 克，全瓜蒌 9 克，桃仁 3 克，炒莱菔子 9 克，谷芽 9 克，槟榔 9 克，生山楂 6 克，生甘草 3 克。8 剂。

按语:《证治准绳》述:"小儿宿食不消者,胃纳水谷而脾化之,儿幼不知撙节,胃之所纳,脾气不足以胜之,故不消也。"患儿因父母养护失宜,喂奶过多失节,致乳食积聚不化,酿湿生热,久而损伤脾胃,纳运失司,故致苔腻口臭、厌食拒食、大便秘结。王霞芳教授灵活运用经方小承气汤加味治疗。方中大黄泻热通便;厚朴行气散满;枳实下气除痞;配伍杏仁、瓜蒌仁、桃仁质润多脂,润肠通便;莱菔子、连翘取保和丸意,消积清热;大腹皮、槟榔下气通腑;谷芽、麦芽、炒鸡内金、生山楂消食化积,健胃助运。诸药合用,消积清热导滞,下气润肠通腑,乃宗六腑以通为用之旨,便秘得通,胃腑自和而纳增。以承气汤加味治疗小儿厌食兼便秘症,古方今用,一举两得。

病案 4

李某,男,1 岁半。

2004 年 7 月 12 日初诊:嗜奶、拒饭 1 年。患儿自断母乳后,每日喂进口奶粉 800 ～ 1000mL,两个鸡蛋,另加果汁,拒吃米面及蔬菜,按脘腹胀满,大便秘结,三五日一行,常用开塞露才通。烦躁易怒,夜寐易醒,面红口臭。近半年体重未增,身高不长,舌红苔黄腻,指纹紫红未达风关。证属湿食里滞,食伤脾胃。尚在初期,以消为主。治拟消积化滞,醒脾开胃。

1. 针刺四缝穴,6 指有黄色黏液。

2. 董氏开胃散外敷 1 周。

医嘱:暂停奶粉,进食粥面食品及蔬菜。

2004 年 7 月 19 日二诊:纳食显增,每顿半两粮食,大便变软,2 天 1 次,夜寐转安,舌红,苔白薄腻,指纹紫红未达风关。上法诊治颇合,再宗原法。

1. 针刺四缝穴,3 指有白色黏液。

2. 董氏开胃散外敷 1 周。

2004 年 7 月 26 日三诊:患儿胃纳甚佳,每顿进粮食一两,便调日行,面色转润,口气已清,舌红苔薄腻,脉细小。积食已消,胃口既开,治从中期。宜健脾益气,助运开胃。拟异功散加味。

1. 针刺四缝穴,未见黏液。

2. 太子参 9 克,白术 10 克,茯苓 12 克,甘草 3 克,陈皮 5 克,砂仁 3 克,白豆蔻 3 克,枳壳 6 克,生谷芽 15 克,生麦芽 15 克,山药 15 克,焦山楂 10 克。7 剂。

再嘱:以米面喂养为主,渐加适量鲜奶、蛋、鱼肉。

3个月后随访，患儿纳佳口清，腹软便调，面润活泼，舌红苔薄，测体重增加0.75kg，身高增加2cm。

按语：小儿元气未充，稚阴稚阳，脾常不足。家长片面强调营养，超量喂以高蛋白、高能量饮食，厚味乳食并进，超越幼儿脾胃运化之能，积滞于中，损伤脾胃。正应《黄帝内经》所言："饮食自倍，肠胃乃伤。"李东垣亦指出："脾胃既伤，百病乃生。"脾胃为后天之本，气血生化之源，饮食喂养不当伤中，脾失健运，胃失受纳，故厌食拒食，水谷精微无以化生，四肢百脉无以充养。积滞久则化热，脾虚水湿不运，湿热互结，则见脘腹胀满、便秘口臭、烦躁难宁。董氏开胃散消食导滞，健脾开胃，正中契机，故奏效快捷。积滞渐消，胃口见开，治疗进入中期，当消补兼用，健脾助运开胃；胃纳已开，食量显增，治疗进入后期，当益气健脾、补肾促长。王霞芳教授指出：三期分治中尤需注意，无论补或消，皆须处处顾护胃气，做到"消不伐胃，补不呆胃，消补皆以运以化为要"。

病案 5

龚某，男，6岁。

2012年5月4日初诊：不欲进食3年余。婴儿期，家长喂饮患儿奶粉量多，未予节制。添加辅食时，又常喂高能量、高热量的厚味食品，期望滋补强身，逐渐出现厌恶进食，强迫进食则欲吐。原有鼻炎史，鼻炎症情反复。西医诊断为厌食，鼻炎。予益生菌、健胃消食片、抗过敏药等治疗，疗效欠佳，食欲不振。刻诊：患儿纳少厌食，时咬甲，面黄少华，山根青筋显现，盗汗淋多，动则汗出，晨嚏流涕，夜卧张口呼吸，大便二三日一行，干结难行，或肛裂出血，形瘦矮小，生长迟缓，舌尖红，苔薄润中裂，脉细，关弦小数。辨属喂养不当，湿食里滞，脾失健运而不思食。先拟消食化滞，健脾渗湿兼通窍。先予外治法，结合内服保和丸合四苓散加减。

1. 针刺四缝穴，4指有黄白色黏液。

2. 董氏开胃散外敷2周。

3. 连翘9克，炒莱菔子9克，炒枳实6克，茯苓9克，猪苓9克，槟榔9克，使君子9克，桔梗3克，辛夷9克，苍耳子9克，蝉蜕6克，石菖蒲6克，金银花9克。14剂。

2012年5月18日二诊：纳谷渐增，面色转润，神振活泼，山根青筋减淡，鼻腔已通，晨起鼻微塞，嚏少，盗汗淋多，大便一二日一行，干粗难行，舌尖红，苔润中裂，脉细小数。保和丸合四君子汤加减，消补兼施。

1. 针刺四缝穴，2 指有黄白色黏液。

2. 董氏开胃散外敷 2 周。

3. 太子参 9 克，白术 9 克，茯苓 9 克，炒莱菔子 9 克，连翘 9 克，炒枳实 6 克，槟榔 9 克，桔梗 3 克，辛夷 9 克，石菖蒲 6 克，金银花 9 克，天花粉 9 克。14 剂。

2012 年 6 月 1 日三诊：纳谷渐增，大便亦调，盗汗阵出，鼻痒涕清，舌红，苔化薄润，中裂，脉濡细。异功散加减。

1. 针刺四缝穴，已无液。

2. 董氏开胃散外敷 2 周。

3. 太子参 9 克，白术 9 克，茯苓 9 克，陈皮 6 克，炒莱菔子 9 克，连翘 9 克，炒枳壳 6 克，大腹皮 9 克，藿香 6 克，辛夷 9 克，石菖蒲 6 克，金银花 9 克。14 剂。

2012 年 6 月 15 日四诊：胃开，纳谷明显增加，鼻塞已通，大便转调，舌边尖红，苔薄中裂，脉细和。病已向愈，唯寝汗尚多。改予生脉散加味调理巩固之。

太子参 9 克，北沙参 9 克，麦冬 6 克，五味子 3 克，大白芍 9 克，生龙骨 30 克，生牡蛎 30 克，炒枳实 6 克，枳壳 6 克，连翘 9 克，炒莱菔子 9 克，谷芽 9 克。14 剂。

按语：家长喂养患儿奶粉过多，继之肥甘厚味杂进以期滋补助长，却不知"饮食自倍，肠胃乃伤"，损伤脾胃，致纳运失司，水谷难以运化，酿湿化热，清气不升，腑气不通。辨证属实，初期以消为主。予枳实、槟榔、莱菔子、连翘消食化滞，清热通腑，取保和丸意；茯苓、猪苓取四苓散意，健脾利湿苏胃；加辛夷、菖蒲、苍耳子兼治鼻炎，遂能取效。中期宜消补兼施。二诊、三诊时，患儿胃纳渐增，然里滞未清，证属虚中夹实，加四君子汤以益气扶脾助运，使食滞渐去，胃气振奋。俟四诊，患儿纳增明显，胃开病愈，寝汗尚多。病至末期，应益气健脾养胃，改予生脉散加味巩固后效。

病案 6

王某，男，4 岁。

2005 年 8 月 17 日初诊：纳呆厌食 2 年余。患儿自幼体弱，易感外邪，屡患气管炎、肺炎。近 2 年来，胃纳不馨，不知饥饿，每餐强喂仅小半两，面黄形瘦，体重不增，山根青筋，目下青暗，大便时或软烂，动则汗出，夜寐盗汗，舌淡红，边有齿痕，苔白薄腻，脉细小。辨属肺气本虚，体弱多病，脾运失司，胃难纳食。先拟益气化湿，健脾助运。拟异功散合三仁汤加减。

1. 针刺四缝穴，3 指见白色清液。

2. 董氏开胃散外敷 1 周。

3. 太子参 9 克，苍术 6 克，焦白术 10 克，茯苓 12 克，甘草 5 克，陈皮 5 克，砂仁 3 克，白豆蔻 3 克，薏苡仁 20 克，生山楂 10 克，生麦芽 15 克，木香 6 克，炒扁豆 15 克，生谷芽 15 克。7 剂。

2005 年 8 月 24 日二诊：纳食稍增，尚不知饥，汗出仍多，大便转调日行，舌淡红，苔化薄，脉细软。上法颇合，毋庸更张。

1. 针刺四缝穴，3 指有白色清液少量。

2. 董氏开胃散外敷 1 周。

3. 太子参 9 克，焦白术 10 克，茯苓 12 克，甘草 5 克，陈皮 5 克，砂仁 3 克，白豆蔻 3 克，炒扁豆 15 克，生山楂 10 克，鸡内金 10 克，生麦芽 15 克，生谷芽 15 克，糯稻根 15 克。7 剂。

2005 年 8 月 31 日三诊：患儿知饥索食，汗出亦减，诸症向和，舌红苔薄，脉细软。病渐向愈乃治其本，拟肺脾同调。六君子汤加玉屏风散加味。

1. 针刺四缝穴，未见清液。

2. 太子参 9 克，白术 10 克，茯苓 12 克，甘草 5 克，陈皮 5 克，黄芪 10 克，防风 6 克，砂仁 3 克，白豆蔻 3 克，白芍 9 克，山药 15 克，莲子 10 克，糯稻根 15 克。7 剂。

按语：该儿肺虚卫弱质薄，反复感冒，曾屡患支气管炎、肺炎，常用西药治疗，肺病及脾，运化失司，日久厌食，不思食，形体消瘦，面黄，山根青筋显露，大便欠实，舌淡红边有齿痕，苔白腻，脉细软，一派脾虚痰湿内阻之象。首诊选异功散益气健脾助运，加三仁化湿运脾醒胃，初见成效。三诊时，患儿已知饥索食，汗出亦减，症情向愈，改投六君子汤益气健脾，合玉屏风散补肺固卫，肺脾同调，预防反复感冒。

病案 7

姜某，男，6 岁。

2012 年 4 月 20 日初诊：厌恶进食 1 年余。不愿纳谷，喜饮奶粉，日 2 次，有过敏性鼻炎史。汗多湿衣，易感咳嗽，两便调，夜寐欠安，口渴多饮，咽红疱疹，乳蛾肿大如卵，舌红，苔花剥，脉细。证属胃阴不足，故不饥不纳。治拟养阴生津，助运醒胃。予养胃汤合甘桔汤加减。

北沙参 10 克，石斛 10 克，乌梅 3 克，天花粉 10 克，青皮 10 克，牛蒡子 10 克，桔梗 6 克，甘草 3 克，生山楂 10 克，谷芽 10 克。7 剂。

2012 年 4 月 27 日二诊：患儿仍不知饥饿，厌食，夜眠欠安，多梦语，盗汗淋漓，舌质偏红，苔薄，中裂，脉偏细软。再拟前方加减，益气养胃。

太子参 10 克，北沙参 9 克，石斛 10 克，竹叶 10 克，龙齿 15 克，生麦芽 10 克，牛蒡子 10 克，桔梗 6 克，甘草 3 克。7 剂。

2012 年 5 月 4 日三诊：胃纳已增，进食尚慢，大便调，寝汗少，苔薄净，脉沉细濡。厌食症情向愈，再拟调理。

北沙参 10 克，石斛 10 克，乌梅 3 克，天花粉 10 克，白扁豆 10 克，莲子 10 克，谷芽 10 克，生麦芽 10 克，山楂 10 克。14 剂。

按语：胃阴不足型厌食儿多见于素体阴虚；或温热病之后余邪未尽，耗伤阴液；或嗜食甜食、烧烤、煎炸食物伤阴。该儿长期嗜食奶粉等高热量食品，拒五谷果蔬，导致里热盛，耗伤阴液，胃津匮乏，舌红苔花剥，而不知饥不思食。胃为阳土，喜润而恶燥，故治以叶氏养胃汤合甘桔汤加减生津助运开胃。方中北沙参、石斛、天花粉、乌梅、山楂酸甘化阴，益气养胃；青皮疏肝理气助运；谷芽养胃；又患儿阴虚里热，乳蛾肿大，故合甘桔汤，清热利咽消蛾。二诊后，纳增胃开，苔已薄布，胃津渐复，病已向愈，加莲子、白扁豆甘平补脾醒胃，调理善后。

病案 8

周某，女，2 岁。

2012 年 6 月 15 日初诊：纳少、厌食、夜啼半年余。平时脾气急躁，经常哭闹，睡时流涎易醒，大便日 2～3 次，成形量多，两侧太阳穴青筋色深而长，舌红苔薄白，指纹淡紫过风关。辨属肝气横逆犯胃。治拟疏肝解郁，健脾醒胃。方用王氏舒肝养胃汤加减。

柴胡 6 克，赤芍 10 克，枳壳 10 克，炙甘草 3 克，太子参 10 克，桂枝 3 克，茯神 10 克，佛手 6 克，绿萼梅 6 克。7 剂。

2012 年 6 月 22 日二诊：夜寐稍安，偶有夜啼，寝汗，纳谷稍增，大便偏烂，日 2～3 次，量多，舌红苔净。再拟健脾和胃宁神。

太子参 10 克，桂枝 3 克，焦白术 10 克，茯神 10 克，茯苓 10 克，竹叶 10 克，龙齿 15 克（先煎），焦山楂 10 克，焦神曲 10 克，炒谷芽 10 克，夜交藤 10 克，远志 10 克。7 剂。

2012年7月6日三诊：纳谷显增，口渴多饮，夜眠欠安，嗜好甜食，口气秽浊，大便稀薄，每日1次。桂枝汤加减。

桂枝3克，焦白术10克，焦白芍10克，茯神10克，陈皮6克，姜半夏6克，党参10克，炒白扁豆10克，葛根10克，炒谷芽10克，焦山楂10克，焦神曲10克，炙甘草3克。7剂。

经上方调理2个月，患儿胃和纳增，面色转润，诸症缓解，性情转愉，病愈。

按语：本例患儿先天脾气虚，肝有余。肝失条达，木胜横逆克脾犯胃，故脾气急躁，夜啼哭闹，太阳穴青筋色深而长，舌红苔薄，指纹淡紫过风关，日久厌食。辨证为气机郁滞，横逆克胃。王氏舒肝养胃汤由四逆散合桂枝汤加减组成。四逆散出自《伤寒论》，由柴胡、芍药、枳实、甘草四味药组成。方柴胡配芍药，刚柔相济、疏肝养血、透达郁阳，甘草配枳实、芍药行气柔肝、和中缓急，共奏疏肝理脾、透达郁阳、条达气机之效；佛手芳香理气悦胃；绿萼梅入肝经，长于疏肝和胃，调畅气机；太子参益气扶脾开胃；茯神健脾安神。诸药合用，疏肝解郁，温中通阳，健脾醒胃。症情改善后，再以桂枝汤合六君子汤加竹叶、龙齿肝脾同调、清心宁神调理善后。

病案9

王某，女，4岁。

2007年3月23日初诊：厌食3年。患儿1岁后经常感冒，时有发热咳嗽，饮食渐减，形体消瘦，夜有寝汗；入幼儿园后，每天进粮食总量少于2两。有反复感冒史，平均每月感冒1次，大便尚调，夜寐欠安。近2年，体重未增，曾去外院就诊，具体用药不详，症情无明显改善。刻诊：目前进食量少（每日2两），面黄少华，形体偏瘦，腹满便艰，舌苔薄滑，脉浮细缓。治拟调和营卫，运脾化痰通腑。桂枝汤加味。

1. 针刺四缝穴，3指有液。

2. 桂枝3克，白芍6克，炙甘草3克，生姜3片，大枣5枚，陈皮6克，半夏9克，杏仁6克，瓜蒌仁9克，炒莱菔子9克，连翘9克。7剂。

医嘱：饮食宜清淡、易消化，控制进餐时间，不能强喂；注意冷暖，避免感冒。

2007年3月30日二诊：药后咳瘥，纳增，大便畅行，唯寝汗仍多。上方加减续服1周。

桂枝 3 克，白芍 6 克，炙甘草 3 克，生姜 3 片，大枣 5 枚，陈皮 6 克，半夏 9克，杏仁 6 克，炒莱菔子 9 克，糯稻根 15 克，浮小麦 15 克。7 剂。

2007 年 4 月 6 日三诊：上方调治 1 周，胃开纳馨，继以六君子汤合桂枝汤调扶而安。

按语：临床常见厌食患儿，素体腠疏，汗出淋多，反复感冒，迁延不愈。脾胃主一身之营卫，营卫主一身之气血。小儿营卫不和，常能影响脾胃气机升降，而致胃纳不振。本病消既不宜，补又不合，治当调和营卫、促醒胃气，使之思食。选桂枝汤加味治疗小儿厌食，又称倒治法。桂枝汤药仅五味，味甘辛酸，均可作调味之用，甘草合桂、姜辛甘以化阳，甘草合芍、枣又能酸甘化阴，阴阳并调，自能苏醒胃气。本方更能使患儿营卫协调，正气充沛，抗力增强，生长发育良好，故又可称此剂为体质改善剂、强壮剂。

病案 10

欧阳某，男，9 岁。

2012 年 7 月 13 日初诊：不欲进食 8 年余。患儿出生后即患新生儿黄疸，当时诊为母乳性黄疸，遂停母乳，改予奶粉喂养，随即出现厌奶、拒奶，其后长期纳谷不馨，食少拒食，有反复呼吸道感染史。近感风邪，时作嚏涕微咳，咽红，面色萎黄，唇色淡，山根青筋，大便干，间日一行，舌尖红，苔薄白微腻，脉细濡小。西医诊断：厌食，反复呼吸道感染。中医诊断：厌食（脾胃气虚证）。辨属素体脾胃气虚，痰湿内生，厌食已久，新感风邪，痰热阻于气道。先拟清肺疏化痰热，醒脾化湿消食。

1. 针刺四缝穴，2 指有白色清稀黏液。

2. 藿香 6 克，苏梗 9 克，浙贝母 9 克，苦杏仁 9 克，南沙参 9 克，砂仁 3 克，连翘 9 克，炒莱菔子 9 克，炒枳实 6 克，生甘草 3 克。14 剂。

2012 年 7 月 27 日二诊：知饥索食，食爽知味，咳已向和，大便两日一行，干粗难行，面色淡黄少华，唇淡，山根青筋，舌边红，苔薄白根微腻，脉沉细软。上法尚合，仍宗前义。

1. 针刺四缝穴，2 指有白色清稀黏液。

2. 藿香 6 克，炒白术 9 克，茯苓 9 克，广木香 6 克，砂仁 3 克，炒枳壳 6 克，炒枳实 6 克，炒莱菔子 9 克，连翘 9 克，赤芍 6 克，桃仁 3 克，川芎 6 克。14 剂。

2012 年 8 月 17 日三诊：药后胃口大开，知饥索食，面黄转清润，唇转淡红，大便转调，舌红苔薄润，脉沉弦滑。异功散加减。

1. 针刺四缝穴，1 指有少许黏液。

2. 太子参 9 克，白术 9 克，茯苓 9 克，陈皮 6 克，炒枳壳 6 克，炒枳实 6 克，当归 9 克，赤芍 6 克，桃仁 3 克，川芎 6 克，生甘草 3 克。14 剂。

按语：患儿先天不足，初生患疾，脾胃两虚。《诸病源候论》有"脾者，脏也，胃者，腑也……胃受谷而脾磨之，二气平调，则谷化而能食"，"脾胃二气俱虚弱，故不能饮食也"，说明脾胃气虚则纳运无权而不思食。李东垣曰"百病皆由脾胃衰而生也"，脾失健运，水谷不能化生精微，酿为痰浊，上贮于肺，故曰"脾为生痰之源，肺为贮痰之器"，由此导致患儿厌食，易感外邪，而致反复呼吸道感染。初诊，患儿新感风邪，邪热羁留，痰热互结，阻于气道，王霞芳教授先拟清肺化痰、化湿醒脾。方中藿香芳香醒脾，兼能解表化湿，苏梗外能解表散寒，内能行气宽中化痰止咳，相合为君；杏仁、浙贝母、南沙参清肺化痰；砂仁芳香开胃，配枳实、莱菔子、连翘消滞通腑。二三诊时，患儿痰湿已化，咳已向愈，纳增胃口大开，但厌食已久，气血生化乏源，面黄唇淡，改予异功散益气健脾醒胃，加养血和血之当归、赤芍、川芎、桃仁气血双调，扶元以助生长发育。王霞芳教授一贯强调厌食儿不可壅补，患儿运化力原弱，过补则呆胃，宜补运兼施，故予白术、茯苓伍藿香、砂仁、莱菔子、木香等药芳香理气、运脾醒胃而获效。

病案 11

吕某，男，9 岁。

2009 年 10 月 23 日初诊：食欲不振 3 年余。患儿近 3 年来无明显诱因出现纳谷不馨，不思进食，形体瘦小，发育迟缓，手心烦热，鼻衄时发，鼻痒打嚏，夜眠欠安，寝汗淋多，大便偏干，日一行，舌红苔净，脉细。西医诊断：厌食。中医诊断：厌食（胃阴不足证）。治拟滋阴养胃，甘平补脾。

1. 针刺四缝，5 指有少许黄色黏液。

2. 董氏开胃散外敷 2 周。

3. 北沙参 10 克，石斛 10 克，乌梅 5 克，山楂 10 克，桑叶 10 克，苍耳子 9 克，焦山栀子 10 克，白茅根 30 克，太子参 10 克，五味子 3 克。14 剂。

2009 年 11 月 13 日二诊：纳谷渐增，鼻痒减轻，嚏涕减少，盗汗淋多，大便转调，舌红，苔薄润有津，脉细。

1. 针刺四缝穴，4 指有少许黄色黏液。

2. 董氏开胃散外敷 2 周。

3. 北沙参 10 克，石斛 10 克，乌梅 5 克，山楂 10 克，白茅根 30 克，太子参 10 克，五味子 3 克，炒鸡内金 10 克，谷芽 15 克，浮小麦 15 克，大枣 5 枚。14 剂。

2009 年 11 月 27 日三诊：纳增胃开，知饥索食，便调日行，盗汗减少，舌红，苔薄白润，脉细。

1. 针刺四缝，1 指及少许黄色黏液。

2. 董氏开胃散外敷 2 周。

3. 北沙参 10 克，石斛 10 克，太子参 10 克，五味子 3 克，白茅根 30 克，乌梅 5 克，生山楂 10 克，浮小麦 15 克，炒鸡内金 10 克，谷芽 15 克，大枣 5 枚。14 剂。

按语：叶桂尝言："胃阴不足者……不饥不纳。"若小儿素体阴亏，或热病后伤津，或偏嗜香炒烤炙食品，蕴热烁津伤阴，阴津亏耗则胃失濡润，不饥不纳而不思饮食，针刺四缝穴常无液或少液。此例患儿素体胃阴虚耗，不觉饥饿，受纳失职。王霞芳教授治予沙参、石斛养胃育阴，伍乌梅、五味子酸甘化阴，山楂、谷芽、炒鸡内金等消食开胃；病久脾气虚馁，辅以太子参、大枣健脾益气。诸药合用，滋阴养胃，甘平补脾，促使患儿知饥纳谷。治疗胃阴不足之厌食儿，王霞芳教授强调宜清补而不可腻补，宜养胃而不可碍脾，更不宜温燥之药，以免再劫胃津。患儿鼻衄时作，加桑叶清肺润燥，焦山栀子、白茅根清三焦火、凉血止血，伍苍耳子共奏宣通鼻窍止衄之效。如此三诊，患儿胃开纳增，知饥索食，鼻通衄止，疗效显著。

二、脘腹痛

脘腹痛是以胃及腹部经常发生疼痛为主证的病症，临床上常常分为胃痛和腹痛。王霞芳教授认为本病的病因病机为寒邪凝滞，饮食伤胃，肝气犯胃；或脾阳不足，胃失温养，内寒作痛，发为脘腹痛；或胃燥太过，肝阴不足，失于濡养，不荣则痛。王霞芳教授善用经方治疗本病，常辨证选用桂枝汤、小建中汤、理中汤、橘皮竹茹汤、四逆散、半夏泻心汤、藿朴三仁汤等。以九香虫、柴胡、川楝子、延胡索、炒枳壳、青皮、佛手、香橼调畅气机，疏肝理气，止痛；吴茱萸、黄连相伍辛开苦降，寒热并用，和胃消痞；连翘、莱菔子、瓜蒌仁通腑消胀。

病案 1

徐某，女，5 岁。

2003 年 7 月 14 日初诊：胃脘剧痛 1 天。患儿昨晚嗜食冷饮后，胃痛发作剧烈，今晨拒食，食入恶心，口舌碎痛，盗汗淋多，两便调，舌淡红，苔根白厚腻，脉弦细。病因饮冷伤中致脘痛剧作。治拟温中理气止痛。桂枝汤加味。

桂枝 3 克，炒白芍 6 克，甘草 3 克，茯苓 12 克，砂仁 3 克，白豆蔻 3 克，炒九香虫 10 克，糯稻根 15 克，苍术 9 克，黄连 3 克，竹叶 10 克。7 剂。

医嘱：忌冰饮、煎炸烧烤等食品；改食米粥、麦片养胃。

2003 年 7 月 21 日二诊：药后偶有胃痛，纳增胃开，盗汗淋多，夜睡梦呓，口炎已平，苔化微白腻，脉细濡。守方加减。

桂枝 3 克，炒白芍 6 克，甘草 3 克，生龙齿 30 克（先煎），生牡蛎 30 克（先煎），茯苓 12 克，砂仁 3 克，白豆蔻 3 克，炒九香虫 10 克，青皮 5 克，陈皮 5 克。7 剂。

药后胃和纳增，睡眠转安，脘痛已停，症愈。

按语：患儿脾常不足又贪嗜冷饮，寒湿袭中，而现胃脘剧痛，纳减，盗汗，舌淡红，苔白厚腻，脉弦细，辨属寒饮伤中，阴阳失调，脾胃气机不利。急选桂枝汤调和脾胃阴阳，加砂仁、白豆蔻、炒九香虫温中理气，和胃止痛；兼见口疮碎痛，症情寒热夹杂，治拟兼顾，加苍术、黄连、竹叶燥湿清心泻火。诸药合用，寒热协调而即获效。

病案 2

钱某，女，8 岁。

2003 年 11 月 14 日初诊：胃痛 2 个月。近 2 个月，患儿经常胃痛、厌食，伴发呕吐、腹泻 2 次，经用西药治疗，病情反复不愈。平时大便偏干，面黄形瘦，盗汗多，手足清凉，脘腹按之尚软，舌红赤，苔薄微腻，脉细小弦。胃肠钡餐检查（GI）结果：胃窦炎伴十二指肠球炎。诊断：慢性胃炎，胃脘痛。辨属脾胃虚寒，寒凝气滞，肝气失调导致胃痛。拟温中健脾，疏肝理气止痛。方选桂枝汤合四逆散、左金丸加减。

桂枝 3 克，炒白芍 9 克，甘草 3 克，柴胡 5 克，炒枳壳 6 克，太子参 9 克，炒白术 10 克，炒九香虫 10 克，佛手 6 克，吴茱萸 3 克，姜黄连 3 克，谷芽 15 克，麦芽 15 克。7 剂。

2003 年 11 月 21 日二诊：药后纳增，多食则胃痛，少食则饥，大便转调，舌红，苔薄白，脉细小弦。药获初效。守前方去柴胡，加饴糖 30 克。7 剂。

2003 年 11 月 28 日三诊：服上方 7 剂后，胃和不痛，尚有嗳气，纳增大半碗，便调，盗汗已和，手足清冷。再拟桂枝汤加减。

桂枝3克，炒白芍9克，甘草3克，生姜3片，大枣5枚，炒九香虫10克，佛手6克，太子参9克，茯神10克，谷芽15克。14剂。

后患儿知饥索食，手温胃和痛停。

按语：该儿患慢性胃炎，曾伴发呕吐、腹泻，据胃痛、厌食、盗汗多、手足凉、便干及脉舌等症，辨证为脾胃寒热不调，肝胃失和，寒凝气滞脘痛。故首诊选用桂枝汤调和脾胃，调和阴阳；合四逆散疏肝理气，调畅气机；加用吴茱萸、黄连（即左金丸）辛开苦降，寒热并用，清胃热开肝郁而止呕；九香虫、佛手理气止痛；太子参、炒白术、谷芽、麦芽益气健脾，扶正醒胃。诸药合用，达到温中健脾、疏肝理气止痛之功。

病案3

陈某，男，5岁。

2007年9月15日初诊：胃痛、呕吐清水反复2个月。夏月嗜冰饮冷，寒饮伤中引发脘痛、反胃，呕吐日数次，纳谷不多，面黄形瘦，大便偏干1～2天1次，眠可盗汗，动则汗出，舌淡红，苔薄腻，脉细弦。证属饮冷伤胃，中土虚寒，胃失和降作痛。治宜温中散寒止痛，和胃止呕。方选理中汤合橘皮竹茹汤化裁。

党参10克，干姜2克，白术10克，炙甘草3克，吴茱萸3克，川椒3克，姜半夏10克，陈皮6克，姜竹茹10克，炒枳壳9克。5剂。

医嘱：忌冰饮、油炸、烧煎食品；宜食温热、易消化食物；注意胸背保暖。

2007年9月20日二诊：药后胃痛、呕吐已和，纳谷不多，大便偏干，汗多，舌淡红，苔薄白润，脉细软。再拟温中益气，健脾和胃。香砂六君子汤加减。

党参10克，白术10克，茯苓12克，炙甘草3克，半夏10克，陈皮6克，砂仁3克，炒枳壳9克，鸡内金6克，谷芽15克，麦芽15克，糯稻根15克。7剂。

后患儿纳增便调，诸症均和。

按语：理中汤是治疗小儿脾胃虚寒诸症的主要方剂。方中党参温补中气，干姜温里散寒守中，辅以白术、炙甘草健脾燥湿扶中。四药合用，温运脾阳暖胃。姜半夏、陈皮、姜竹茹化饮降逆止呕；吴茱萸辛温，入肝胃经，加强温中止痛之效。服药5剂，患儿呕吐止，胃痛和。王霞芳教授认为，饮食生冷冰饮是引发小儿胃痛的主要病因。小儿脏腑薄弱，易被外邪侵犯，又不知节制或贪食生冷，寒饮伤中，故首当温阳散寒止痛。药后痛停呕止，症情向愈，再予香砂六君子汤温胃补土，扶正达邪，调理善后。

病案 4

王某，男，6岁。

2009年6月19日初诊：胃痛1个月。自幼纳佳，嗜食过多，性躁易怒。1个月前，食伤后胃脘胀痛，进食痛增，泛酸恶心，纳食骤减，大便日行，干结难解，夜眠欠安，舌质红，苔薄白腻，脉细弦。辨属食伤中土，肝气横逆犯胃。治拟疏肝理气，和胃止痛。予四逆散加味。

柴胡6克，炒白芍10克，炒枳壳6克，炒枳实6克，甘草3克，炒九香虫10克，茯神10克，炒莱菔子10克，连翘10克，炒鸡内金10克，谷芽15克，瓜蒌仁10克。7剂。

2009年6月26日二诊：服上方后，胃痛缓解，偶有泛酸，纳增胃开，大便转调，舌红，苔化薄白，脉细。守方加减。

柴胡6克，炒白芍10克，炒枳壳6克，炒枳实6克，甘草3克，炒九香虫10克，茯神10克，炒莱菔子10克，连翘10克，瓜蒌仁10克，海螵蛸10克，佛手6克。14剂。

随访胃痛未作。

按语：患儿饮食不节，脾胃受损，胃脘胀痛，纳减，泛酸，恶心，苔腻，脉细；又性躁易怒，气机不畅，肝失疏泄，横逆犯胃而致痛。故选用四逆散加减，疏肝理脾，调畅气机。方中柴胡疏肝理气，调和肝胃，有"火郁发之"之义；佐以枳实下气消滞；配连翘、莱菔子、瓜蒌仁既可消食化痰，又能通腑消胀；芍药、甘草柔肝理脾，缓急止痛；九香虫入肝经，理气止痛效佳。二诊时，患儿诸症好转，再加海螵蛸制胃酸，佛手理气醒胃，巩固治疗而痊愈。全方合用能使中焦气机通畅，升降有序，有助于患儿正气恢复，故能获佳效。

病案 5

瞿某，男，7岁。

2012年3月7日初诊：胃痛反复发作2个月余。患儿于2011年12月患急性胃肠炎后，近2个月来，胃脘部疼痛反复发作，解便后减轻，继之复胀痛，纳谷不多，面黄形瘦，性格内向，大便2日1次，偏干难行，舌红，苔薄白腻，脉弦。胃镜示：浅表性胃炎。诊断：胃炎，脘痛。辨证属病后脾胃受伐，肝郁气滞。先拟缓肝理脾，调气止痛。方用四逆散合四君子汤加减。

柴胡6克，炒白芍9克，炒枳壳6克，炒枳实6克，甘草3克，焦白术10克，太子参10克，木香6克，乌贼骨10克，佛手6克。7剂。

2012年3月14日二诊：患儿每晚胃痛稍缓，进冷食则痛剧，纳谷稍增，知饥，进食多则恶心欲呕，大便1～2天1次，偏干难行，舌红，苔薄腻。

桂枝3克，炒白芍10克，甘草3克，生姜3片，大枣5枚，党参10克，炒枳壳6克，川楝子10克，延胡索10克，炒枳实6克，佛手6克，饴糖30克（冲服）。14剂。

2012年3月28日三诊：药后胃痛明显好转，曾发高热，热退后又厌食，胃痛反复，大便稀溏，每日1次，舌红，苔根薄白。

桂枝3克，炒白芍10克，甘草3克，生姜3片，大枣5枚，党参10克，焦神曲10克，川楝子9克，延胡索9克，饴糖30克（冲服）。14剂。

2012年4月18日四诊：纳增胃开，脘痛止，面色转润，大便转调。

桂枝3克，炒白芍10克，甘草3克，生姜3片，大枣5枚，党参10克，炙鸡内金10克，炒谷芽15克，炒白术10克，饴糖30克（冲服）。14剂。

中药调理后，患儿胃痛未再复发，随访无不适。

按语：胃脘痛的发生与肝、脾密切有关。肝属木，主疏泄，喜条达，脾胃属土，肝旺则易克脾胃。若忧思恼怒，情志抑郁则伤肝，肝气郁结，横逆犯胃，致中焦气机不畅，常发为胃痛。本案病因为病后脾胃受伐，肝气郁滞，属肝脾不和之证。急则治其标，先以疏肝理气止痛为主。故初诊时，拟四逆散加佛手，疏肝理气止痛，合四君子汤益气扶脾。患儿病程较长，久病伤里，中焦虚寒，故待病情缓解后，改予小建中汤加党参，温中土，补脾胃之虚，合延胡索、川楝子疏肝利气，缓急止痛。诸药并用，肝胃同调，温中补虚，缓急止痛，抑木扶土，胃痛自愈。

病案6

王某，男，6岁。

2010年3月24日初诊：胃痛反复2个月。近2个月，患儿经常胃痛，喜按，曾伴发呕吐、腹泻2次。GI示：胃窦炎伴十二指肠球炎。经用西药治疗，症情仍反复不愈。平时大便时软，面黄形瘦，厌食，盗汗手凉，脘腹按之尚软，舌红赤，苔薄微腻，脉细小弦。辨证属脾胃虚寒，寒凝气滞。治以温中健脾，理气止痛。桂枝汤合四逆散加减治之。

桂枝 3 克，炒白芍 9 克，甘草 3 克，柴胡 5 克，炒枳壳 6 克，太子参 9 克，炒白术 10 克，炒九香虫 10 克，佛手 6 克，吴茱萸 3 克，姜黄连 3 克，谷芽 15 克，麦芽 15 克。7 剂。

医嘱：饮食有节，忌生冷饮料、煎炒食品。

2010 年 3 月 31 日二诊：药后纳增，多食胃痛，少食则饥，大便转调，舌红，苔薄白，脉细小弦。药症相符，治从前法。

桂枝 3 克，炒白芍 9 克，甘草 3 克，饴糖 30 克，炒枳壳 6 克，太子参 9 克，炒白术 10 克，炒九香虫 10 克，佛手 6 克，吴茱萸 3 克，姜黄连 3 克，谷芽 15 克，麦芽 15 克。7 剂。

2010 年 4 月 7 日三诊：服上方 7 剂后，纳增大半碗，胃和不痛，尚有嗳气，便下转调，手足清冷，盗汗和。

桂枝 3 克，炒白芍 9 克，甘草 3 克，炒九香虫 10 克，佛手 6 克，太子参 9 克，茯神 10 克，谷芽 15 克。14 剂。

后经中药调理 2 个月，胃脘痛未作，知饥索食，胃和，手温，症愈。

按语：王氏舒肝养胃汤由四逆散合桂枝汤加味组成。本例是慢性胃炎患儿，据胃痛、厌食、盗汗多、手凉、便干及脉舌等症，以及患儿性格内向、少言寡欢等表现，辨证为肝失条达，气机郁滞，导致脾胃失调发病。方以柴胡、炒枳壳、白芍、甘草疏理肝脾，调畅气机；加桂枝配芍药、甘草温中助运，调和脾胃；合金铃子散缓急止痛。诸药合用，起到温中健脾、理气止痛之效。

病案 7

施某，女，5 岁。

2009 年 7 月 1 日初诊：患儿进食不忌，胃脘隐痛常发 1 年余。现嗳气频作，时或呕吐，口渴引饮，动则汗出，大便干结，舌红少津，苔剥，脉弦细。证属肝胃阴虚，胃失濡养。治拟柔肝养阴，益胃生津。

北沙参 10 克，石斛 10 克，乌梅 6 克，青皮 6 克，谷芽 15 克，炒鸡内金 10 克，神曲 10 克，浮小麦 15 克，大枣 5 枚。7 剂。

2009 年 7 月 10 日二诊：胃脘痛减，常时嗳气，未吐，腹胀，大便难行。上方去浮小麦、大枣；加炒枳实 6 克，炒莱菔子 10 克。7 剂。

2009 年 7 月 17 日三诊：药后胃脘不痛，纳增胃开，大便转调。

北沙参 10 克，石斛 10 克，乌梅 6 克，谷芽 15 克，炒鸡内金 10 克，神曲 10

克，山药 10 克。14 剂。

药后痊愈。

按语：叶天士谓"胃为阳土，宜凉宜润；肝为刚脏，宜柔宜和"，"胃阴不足者，不饥不纳"。患儿胃痛，嗳气或呕吐，津少便艰，舌红少津苔剥，脉弦细，乃胃阴亏耗，肝木来乘之症，亟须滋阴养胃以柔肝止痛。处方中北沙参、乌梅、石斛、山药、谷芽养阴和胃，柔肝止痛；青皮、鸡内金、神曲疏肝利气，消食化滞。甘凉甘平、养阴生津之品以滋养阴津，使胃阴得充，胃气自降，脘痛嗳逆均愈。

病案 8

薛某，男，7 岁。

2005 年 12 月 23 日初诊：胃脘痛 1 周。上周日中午，患儿因过食量多且杂，出现胃痛剧烈、呕吐，诊断为急性胃炎，经治吐止。现恶心口臭，不思食，胃脘胀痛，食入更甚，大便稀软臭秽，舌苔厚腻，脉滑带弦。辨属饮食不节，损伤脾胃，运化失司，气机逆调。先宜消食健脾助运，和胃止痛。保和丸合六君子汤加减。

炒党参 9 克，焦白术 10 克，陈皮 5 克，半夏 10 克，茯苓 12 克，连翘 9 克，炒莱菔子 10 克，焦山楂 6 克，炒神曲 10 克，砂仁 3 克（后下），白豆蔻 3 克（后下），甘草 3 克。5 剂。

2005 年 12 月 28 日二诊：药后恶心已平，胃脘胀痛亦减，知饥思食，稍食即饱，大便成形，苔化薄白腻，脉小滑。药症相符。续以上方去砂仁、白豆蔻，再服 7 剂，以资巩固。

按语：患儿饮食不节，过食里滞，损伤脾胃，运化失司，气机逆调，胃失和降而致胃脘胀痛，食入更甚，苔腻，恶心。患儿病程较短，病因、症状也较单一，急选保和丸加味消食和中，然兼有不思食、大便稀软等脾虚之候，故王霞芳教授在方中加入炒党参、焦白术、茯苓、半夏等消补并进，迅即取得佳效。

病案 9

王某，男，9 岁。

2006 年 8 月 25 日初诊：低热 1 个月，胃痛 2 周。上月 21 日，患儿外感发热，体温 38.5℃，经治热降，继发低热起伏不清。刻下体温 37.5℃，咳嗽未止，胃痛灼热，嘈杂，心烦口苦，胁胀，渴喜饮冷，纳减转呆，大便秘结，3 日一解，夜眠欠安，舌红，苔薄黄腻，脉细数。听诊两肺呼吸音粗糙。胸片提示两肺纹理增粗。理化检验均正常。胃镜检查：胃窦炎，十二指肠球炎；HP（－）。辨属外邪传里，寒热相搏，气机升降失调，邪从热化，胃热炽盛。治宜清热泻火，和胃止痛。半夏泻心汤合左金丸加减。

黄连5克，黄芩9克，半夏10克，吴茱萸3克，川楝子9克，延胡索9克，太子参10克，枳实9克，瓜蒌仁9克，柴胡4.5克，九香虫10克，神曲6克，甘草3克。7剂。

2006年9月1日二诊：药后低热已平，胃痛明显减轻，纳食稍增，中脘灼热嘈杂好转，胁胀未作，大便转调，2日一解，夜眠欠安易醒，舌红，苔化薄黄，脉细小数。胃火已折，脾运尚弱，继以清胃助运。

黄连3克，半夏10克，吴茱萸3克，太子参10克，茯神10克，枳壳9克，木香6克，九香虫10克，白扁豆10克，神曲6克，谷芽15克，甘草3克。7剂。

2006年9月8日三诊：药后胃痛未作，灼热、嘈杂、胁胀均和，纳增便调，舌红苔，薄白微腻，脉细。诸症向愈，改以六君子汤合左金丸加减，健脾清胃并行，善后巩固。

按语：患儿外感后，邪热犯胃，导致胃气痞塞，气机阻滞，胃痛胁胀、灼热嘈杂皆为胃热炽盛之症，治宜清热泻火、和胃止痛。半夏泻心汤是王霞芳教授常用的《金匮要略》经方。本方寒热互用，苦辛并进，和胃降逆，消痞除满。方中人参、大枣、甘草以养中气，半夏、干姜之辛以降逆止呕，黄连、黄芩之苦以清热燥湿。王霞芳教授灵活加减，仅选芩、连、半夏，常用于治疗急慢性胃肠炎而见呕吐、腹泻、痞满、肠鸣、下痢者。左金丸是针对肝郁化火、胃失和降而见的嗳气吞酸、口苦胁痛等症而设。黄连苦寒，泻火降逆止呕，为主药；少佐吴茱萸辛温，以开肝郁止痛，下气降逆。药后低热、胃痛均愈。

病案 10

王某，男，12岁。

2003年8月8日初诊：脘胀腹痛，泛酸1年。患儿饮食不节，又嗜冷饮，损伤脾胃，食欲不振，食后脘胀，嗳气泛酸，经常脐周痛，痛则解便难行，便后痛和，面黄形瘦。近2个月经常感冒发热，打嚏流涕，不咳，苔厚腻微黄，脉细弦小数。GI检查：胃食管返流。诊断：慢性胃炎，胃食管返流。辨属饮食不节，久则克伐脾胃，湿食中阻致气机逆调。治拟芳化健脾，和胃降逆止痛。藿朴三仁汤合左金丸、旋覆代赭汤加减。

1. 针刺四缝穴，1 指有液。

2. 藿香 10 克，厚朴 6 克，杏仁 9 克，薏苡仁 20 克，砂仁 3 克（后下），白豆蔻 3 克（后下），姜黄连 3 克，吴茱萸 3 克，苍术 10 克，炒黄芩 9 克，炒枳壳 9 克，槟榔 10 克，木香 6 克，青皮 6 克，陈皮 3 克，旋覆花 10 克（包煎），代赭石 20 克（包煎）。7 剂。

2003 年 8 月 10 日二诊：药后舌苔大化，根尚薄腻，胃口已动，泛酸亦和，纳增，食入尚觉脘胀，脉细而弦，唯大便干结难行。上法颇合，仍宗前义。上方去枳壳、杏仁、薏苡仁；加炒枳实 9 克，炒莱菔子 10 克，连翘 10 克。10 剂。

2003 年 9 月 14 日三诊：胃脘已舒，无泛酸，纳谷正常，尚有嗳气，大便通畅转软，口渴引饮，夜尿 1 次，舌红有芒刺，苔化薄白润，脉细小弦。症情全面改善，再拟调理肝胃，四逆散加味。

柴胡 5 克，炒白术 10 克，炒白芍 10 克，炒枳壳 6 克，甘草 3 克，太子参 10 克，石斛 10 克，青皮 9 克，佛手 6 克，香橼皮 6 克，炒谷芽 15 克。14 剂。

按语：患儿食欲不振，经常脐周痛，痛则解便，便后痛和，苔厚腻，脉弦小数，证属湿食内滞、肝郁化火犯胃，先拟芳香化湿、清肝和胃止痛。方选藿朴三仁汤合左金丸、旋覆代赭汤加减。藿朴三仁汤芳香化湿，轻疏灵动，使湿邪得以透达，脾运从而恢复。《素问·至真要大论》曰："诸逆冲上，皆属于火。"左金丸辛开苦降，肝胃同治，使肝火清，胃气降，则脘胀、嗳气、泛酸诸症自和。旋覆花、代赭石降逆和胃，针对胃食管反流引起之胃炎；枳壳、木香、槟榔行气宽中，导滞消胀；患儿易感外邪时或发热，故加黄芩清肺热预防之。二诊时，诸症缓解，唯大便干结，以枳实易枳壳加强下气消积之力，合莱菔子、连翘取保和丸之意，消食化痰通腑。三诊时，湿食已化，尚有嗳气，口渴引饮，舌红有芒刺，苔化薄，证属病后气阴已耗、肝胃不和，治拟疏肝和胃、补气育阴。方用四逆散加味疏肝理气；太子参、石斛、炒白术、炒谷芽补气生津养胃；青皮、佛手、香橼疏肝理气和胃，终获诸症向愈。

三、便秘

小儿便秘是指小儿排便异常，数日一行，或大便干结难解，或便意频而排出困难的一种病症。王霞芳教授认为各种原因引起的阴液不足，津耗肠燥，"水少舟停"；或外感热邪传里；或多食肥甘厚腻食物，食滞化热，热结肠道；或情志抑郁，肝失条达，气机郁遏不畅等均可导致便秘。脾胃之纳化有赖于气机通调，气滞则升降之令不行，脏腑传导功能失常，糟粕内停不得下行，则大便秘结。治疗上，王霞芳教授多采用"以通为主""增液行舟"之法，且对"下"的时机、程度、缓急颇有讲究。

病案 1

黄某，女，18 岁。

2008 年 9 月 2 日初诊：不大便 3 天。素有便秘史，纳尚可，苔薄腻，脉细弦。患者月经于 8 月 10 日准期而行，量少色深无瘀，无腹痛。诊断：便秘，月经不调。先拟润肠通便。小承气汤加减。

枳实 10 克，厚朴 9 克，生大黄 5 克（后下），莱菔子 10 克，连翘 10 克，生首乌 12 克，麻子仁 10 克，杏仁 6 克，瓜蒌仁 10 克，桃仁 10 克，柴胡 6 克，当归 10 克。7 剂。

2008 年 10 月 3 日二诊：药后大便自调，停药后大便又秘，纳可，口干引饮，舌红，苔白润，脉细小弦。月经自 8 月 10 日至今未至。辨属肝失条达，血运不畅，冲任失调。治以疏肝理气，活血调经，兼以润肠通腑。改投四逆散合桃红四物汤加减。

柴胡 15 克，当归 15 克，赤芍 15 克，枳实 10 克，丹参 15 克，川芎 9 克，桃仁 10 克，红花 9 克，茺蔚子 15 克，杏仁 6 克，瓜蒌仁 10 克，火麻仁 15 克，生首乌 15 克，太子参 15 克。7 剂。

2008 年 10 月 12 日三诊：药后大便通调，纳可，舌红，苔根薄腻，脉细小弦。月经后期 2 个月仍未行。再拟前法加重，四逆散合桃红四物汤加减。

柴胡 10 克，枳壳 10 克，赤芍 12 克，当归 12 克，制香附 12 克，艾叶 9 克，丹参 15 克，桃仁 12 克，茺蔚子 15 克，泽兰 10 克，九孔子 12 克，瓜蒌仁 10 克，生首乌 15 克，广木香 6 克。7 剂。

2008 年 10 月 19 日四诊：药后月经来潮，有瘀，大便自调，诸恙均和，守方巩固之。

按语：患儿素有便秘、月经不调史，近来不大便 3 日，里热蕴结，虽未发热，然其证候似阳明腑实证，当泻火润肠通腑，予小承气汤加味治之。药后，患者大便自调，但停药后便秘反复，又月经量少，色深褐，口干引饮，辨属肝失条达、血行不畅、冲任失调，治以疏肝理气、活血调经、润肠通腑，改投四逆散合桃红四物汤加减。《医方考》曰："用枳实所以破结气而除里热，用柴胡所以升发真阳，甘草和其不调之气，芍药收其失位之阴。"全方配伍得当，使瘀血祛、新血生、化瘀生新以调冲任。复诊时，患者大便自调，月事以时而行，症情向愈。

病案 2

李某，男，3 岁。

2009 年 1 月 2 日初诊：便秘 1 年。患儿大便干结，2～3 天 1 次，质硬难行，或便秘。胃纳欠佳，鼻痒干燥，手足心热，夜眠易醒，盗汗淋多，舌红少津，苔少微剥，脉细。辨属阴津亏虚，无水行舟。治拟滋阴增液，泻热通便。

生地黄 10 克，玄参 10 克，天冬 6 克，炒枳实 6 克，炒枳壳 6 克，连翘 10 克，炒莱菔子 10 克，厚朴 6 克，生大黄 3 克（后下），生首乌 10 克。7 剂。

2009 年 1 月 23 日二诊：药后大便日行，色黄质软。但停药 1 周后，大便又秘结，腹部胀满，多矢气，纳食增加，盗汗递减，形神活跃，舌红，苔微剥。仍拟上法加减。

生地黄 10 克，玄参 10 克，天冬 10 克，炒枳实 6 克，炒枳壳 6 克，连翘 10 克，炒莱菔子 10 克，厚朴 6 克，生大黄 3 克（后下）。7 剂。

2009 年 1 月 30 日三诊：药后大便日行，色黄质软，腹胀亦减，纳佳，神活，舌红苔薄。方药收效，守法续治。

生地黄 10 克，玄参 10 克，天冬 10 克，炒枳实 6 克，炒枳壳 6 克，连翘 10 克，炒莱菔子 10 克，厚朴 6 克，生大黄 3 克，瓜蒌仁 10 克，生首乌 10 克。7 剂。

随访 2 个月，患儿大便通畅，未见反复。

按语：《伤寒论》云："太阳阳明者，脾约是也；正阳阳明者，胃家实是也；少阳阳明者，发汗利小便已，胃中燥烦实，大便难是也。"若肠中素有内热，或夹有宿食，外邪直入阳明，化燥成实，名为"胃家实"；若少阳证因误用汗、吐、下、利等法，徒伤津液，以致邪入阳明化燥成实，则"大便难"。增液承气汤出自《温病条辨》，为清·吴瑭所创，本用治阳明温病，津亏液竭，数日不大便者。本方由调胃承气汤去甘草加生地黄、玄参、麦冬组成，为增水行舟法的代表方。患儿便秘难解已 1 年，舌红少津，苔剥，脉细，乃阴津素亏，肠燥便难。王霞芳教授选用增液承气汤，旨在滋阴增液，泻热通便，增水行舟。枳实破气消积，连翘、莱菔子清热通便，生首乌养血润肠通便。王霞芳教授灵活运用古方，随症加减，治疗小儿便秘，疗效显著。

病案 3

龚某,女,3 岁。

2017 年 2 月 17 日初诊:大便秘结半年,鼻衄 8 个月。患儿近 8 个月来经常鼻衄量多;半年来大便干结或秘结,3～4 天须用开塞露方解 1 次,时或肛裂出血,纳佳,厌蔬菜,平素汗出淋多,盗汗多,面白颊红,山根青筋成条竖行,舌边红,苔薄润,指纹红紫。诊断:便秘,鼻衄。辨属肺热耗阴,肠燥,血热妄行。治宜清肺泻火,润肠通便止衄。泻白散合增液汤加味。

桑白皮 9 克,地骨皮 9 克,桑叶 9 克,苦杏仁 9 克,生地黄 9 克,玄参 9 克,麦冬 9 克,瓜蒌仁 9 克,白茅根 9 克,焦山栀子 9 克,竹叶 9 克,龙齿 15 克。7 剂。

医嘱:忌高热量、高能量、辛辣油炸食品及热带果蔬;饮食宜清淡,衣被宜宽薄。每天定时提醒患儿排便,以调整排便规律。

2017 年 2 月 24 日二诊:药后鼻衄基本控制,汗出大减,便秘如前,3 天前用开塞露 1 次,解便 2 次,第 2 次量多带血,近日又不解便,舌边尖深红,苔根薄白,指纹红微紫。继续清肺凉血,润肠通腑,佐以行气泻下。

桑白皮 9 克,桑叶 9 克,玄参 9 克,天冬 9 克,生地黄 9 克,知母 9 克,焦山栀子 9 克,白茅根 9 克,桃仁 9 克,炒枳实 9 克,炒枳壳 9 克,生大黄 1.5 克(后下)。7 剂。

2017 年 3 月 31 日三诊:药后鼻衄已停 3 周,大便仍秘,3～4 天用开塞露 1 次,解便干粗,肛裂出血,纳佳,舌苔前润,根薄黄腻厚。辨属食积于内,里热壅盛,腑气不畅。治拟行气消积,润肠通腑。

生地黄 9 克,玄参 9 克,天冬 9 克,枳实 9 克,枳壳 9 克,大腹皮 9 克,火麻仁 9 克,莱菔子 9 克,连翘 9 克,桃仁 9 克,瓜蒌仁 9 克,白茅根 9 克,青皮 6 克,生大黄 1.5 克(备用)。7 剂。

2017 年 4 月 14 日四诊:因患过敏性鼻炎,时或打嚏,涕夹血丝,急躁易怒,大便仍秘,加用生大黄后,次日解便 2 次,前调后稀,便前自诉腹痛,停用生大黄则又秘,苔根黄腻厚。继续清肺凉血,通腑泻热。

桑叶 9 克,桑白皮 9 克,焦山栀子 9 克,炒枳实 9 克,炒枳壳 9 克,槟榔 9 克,桃仁 9 克,火麻仁 9 克,莱菔子 9 克,连翘 9 克,生地黄 9 克,白茅根 9 克,甘草 6 克,生大黄 1.5 克(备用)。7 剂。

2017 年 4 月 21 日五诊:停用生大黄,大便又秘 3 天,患儿拒服中药汤剂,王霞芳教授改用成药丸剂口服。

王氏保赤丸，每次吞服1支，日2次。脾约麻仁丸，每次吞服半包，日2次。

2017年4月28日六诊：前3日单服王氏保赤丸每次半支，日3次，晚间大便3次，稀薄量多。继服3日则无效，再用开塞露解便1次，成形偏干，肛裂出血少；加服脾约麻仁丸，又不大便2天，舌尖红，苔薄净，根薄白腻，脉沉细。病久难以速愈，续以丸剂缓图之。

1. 王氏保赤丸、脾约麻仁丸口服，用法同前。

2. 董氏开胃贴外敷2周。

随访：患儿大便1～2天1次，成形，未见肛裂出血，纳佳，不挑食，面色转润，心情愉悦，病愈。

按语：肺为水之上源，开窍于鼻。上焦积热，耗伤肺阴，血热，上循清窍，灼伤鼻窍脉络，则鼻衄常现；肺与大肠相表里，热耗肺阴，津伤无以下润肠道，传导失司，则大便秘结。患儿饮食不节，拒食蔬菜，日久积热，灼伤阴津，导致肠燥，无水行舟而大便难行秘结。初期治以清肺泻火止衄、润肠通便，方选泻白散合增液汤加味，降肺火，止鼻衄，增液润肠，通大便。三诊时，肺热已清，大便仍秘，再辨属食积于内、里热壅盛、腑气不畅，治拟润肠通腑、下气消积。方以增液汤，加麻子仁、桃仁润肠通便；大腹皮、青皮下气通便；莱菔子、连翘清热消导通腑；加用生大黄泻下。生大黄初期疗效甚佳，但不日则大便稀薄，便前腹痛，停用又便秘如初，病情反复。王霞芳教授认为小儿"其用药也，稍呆则滞，稍重则伤，稍不对证则莫知其乡"，且该患儿病久便秘不愈，宜缓图之。"丸者，缓也。"故复诊时王霞芳教授果断改用丸剂王氏保赤丸及脾约麻仁丸口服缓治，以清上润下，滋阴通便，缓下而不伤正，半年顽固性便秘终获佳效。

病案4

童某，女，12岁。

2001年8月4日初诊：因便秘，服用纤维素及矿物油以后，大便不调，每日2～3次，便下成形；停服上药，则大便不畅。自觉脘腹胀痛，按之腹软，舌胖红，苔薄白，脉细小滑。辨属气机不利，脾运失司。先拟泻肝利气健脾。选痛泻要方合四逆散加味。

炒白术10克，炒白芍10克，炒防风9克，青皮5克，陈皮5克，炒枳壳9克，木香6克，柴胡6克，川楝子10克，炙甘草5克，炒神曲10克。5剂。

2001 年 8 月 11 日二诊：服药 2 天，大便通畅，脘腹已舒；继之脘腹又胀，大便畅通，每日 1～3 次，纳可，舌苔薄白，脉沉细。守方加味。

炒白术 10 克，炒白芍 10 克，炒防风 9 克，青皮 5 克，陈皮 5 克，炒枳壳 9 克，木香 6 克，柴胡 6 克，川楝子 10 克，炙甘草 5 克，炒神曲 10 克，延胡索 10 克，佛手 6 克，香橼皮 9 克。7 剂。

2001 年 8 月 18 日三诊：服上方 3 剂，大便成形、次减，腹部转舒。停药后脘腹又胀，大便日 2～3 次，入水则散，少腹气窜刺痛，有矢不畅，舌淡红，苔薄白润，关脉细弦。再拟益气健脾，疏肝和中。

炒党参 9 克，焦白术 12 克，炒白芍 10 克，青皮 6 克，陈皮 3 克，柴胡 5 克，炒枳壳 6 克，炙甘草 5 克，焦山楂 10 克，焦神曲 10 克，炒防风 6 克，煨木香 6 克，佛手 6 克，荷叶 15 克。4 剂。

按语：患儿便秘，服用纤维素及矿物油则大便失调，日 2～3 次，大便不畅，脘腹胀痛，舌胖红，苔薄白，脉细小滑，证属土虚木乘、肝脾不和，先拟泻肝利气和胃以治标，再拟益气健脾和中以治本。初诊时，选痛泻要方合四逆散疏肝健脾、宣畅气机以通便，加川楝子、青皮增强疏肝行气止痛之功，加炒神曲消食和中。二诊时，加延胡索、佛手、香橼皮以理气止痛。三诊时，服药 3 剂，诸症缓解，其后脘腹胀痛又作，且关脉细弦，乃泻肝行气治标后，虽诸症有所缓解，但因其本为脾胃虚弱，故有所反复，治拟益气疏肝、健脾和中以治本，故在痛泻要方合四逆散的基础上，加入党参以补中益气扶土，木香、荷叶升阳行气止痛，而愈。

病案 5

费某，女，12 岁。

1993 年 7 月 26 日初诊：1 个月内昏厥 2 次。患儿去年夏天曾头晕昏厥 1 次，全身冷汗，但神清自知，约 5 分钟左右缓和；今夏又发作 2 次，曾送上海市第一医院求治，建议住院检查，血糖 4.8mmol/L，心率 130 次 / 分，律齐，无明确诊断。刻下胸闷心悸，形瘦面黄，神疲乏力，纳少厌食，厌肉蛋，口有秽味，大便秘结，3～4 日 1 次，患儿性格内向，沉默寡言，郁郁不乐，体育运动欠佳，舌红苔腻，脉沉细涩。诊断：厥证，便秘。辨属肝郁气滞，气血失充，脾失健运，纳呆便秘。先拟疏肝理气，健脾通腑。

藿香 9 克，苍术 6 克，焦山栀子 9 克，川芎 6 克，制香附 10 克，炒神曲 10 克，当归 9 克，杏仁 9 克，薏苡仁 20 克，厚朴 6 克，生大黄 3 克（后下），炒枳实

6克。6剂。

医嘱：劝导患儿性格须开朗、乐观；进食食谱宜广。

1993年8月4日二诊：药后胸脘已舒，大便已通，纳谷略增，舌红，苔化薄根腻。再拟上法加减。

苍术9克，藿香9克，焦山栀子10克，制香附10克，赤芍10克，川芎6克，白豆蔻5克（后下），厚朴6克，炒枳实6克，生大黄3克（后下）。7剂。

1993年8月11日三诊：药后脘舒，头晕亦和，舌苔薄布，脉细小弦。气郁渐解。再拟益气养血，疏肝和中。

太子参9克，白术10克，茯苓9克，甘草3克，青皮6克，陈皮3克，当归9克，枸杞子9克，川芎6克，制香附9克，白豆蔻5克（后下）。7剂。

按语：患儿1个月内昏厥2次，去夏也曾有昏厥史，查无实病。今觉胸闷心悸，纳少，便秘，形瘦面黄，观其沉默寡言，郁郁不欢，苔腻，脉涩，证属肝郁气机阻滞，气血失之冲和，脾失健运，清不升，浊不降而致昏厥、便秘。先拟疏肝理气解郁，健脾通腑，予越鞠丸合小承气汤、藿朴三仁汤加减治之。《丹溪心法》曰："气血冲和，万病不生，一有怫郁，诸病生焉，故人身之病，多生于郁。"越鞠丸行气解郁，用于肝脾气机郁滞，气、血、痰、火、食、湿等相因成郁，尤适用于本案之气郁；小承气汤轻下热结以通腑；藿朴三仁汤芳香化湿，理气健脾开胃；加当归以补血活血润肠。二诊时，药后诸症缓解，换当归为赤芍以清热凉血活血。三诊时，气郁渐解，再拟益气养血，疏肝和中。改投异功散益气健脾；加青皮、香附疏肝理气解郁；白豆蔻芳香行气开胃；当归、川芎、枸杞子补血行气活血。诸药合用，气血调和，大便通调，以防厥发。

病案6

徐某，女，7岁。

2004年11月19日初诊：纳呆、便秘3年。平素胃纳不馨，便秘多年，4～5天一行，汗出齐颈，反复感冒，口燥喜饮，唇赤干裂，舌红，苔净，脉细小数。治拟滋阴养胃，润肠通腑。予增液汤加味。

生地黄12克，玄参9克，知母6克，麦冬9克，生首乌12克，天冬9克，天花粉9克，竹叶6克，石斛9克，甘草3克，茯神12克，谷芽15克。7剂。

2004年11月24日二诊：服药后，大便得行，尚干，须用力，纳增腹软，舌红苔薄，脉细。上方颇合，续进。

生地黄12克，玄参9克，知母6克，麦冬9克，生首乌12克，天冬9克，天花粉9克，竹叶6克，石斛9克，甘草3克，茯神12克，谷芽15克，炒枳实10克，火麻仁10克。7剂。

后复诊，患儿纳增便调，病愈，续方5剂巩固之。

按语：患儿素体胃阴亏虚，不饥不纳；津液不足，无以下注润肠，肠燥则便秘。异症同源，选增液汤加味以增水行舟，通幽滋阴醒胃。

病案7

祝某，女，2岁。

2015年11月13日初诊：不大便3天。素有习惯性便秘。本次外感发热服柴胡剂热退已净，药后曾呕吐2次，胃液夹痰涎，不咳，纳呆，不思饮食，咽红，舌红，苔薄黄腻，指纹紫红细达风关。诊断：便秘，呕吐。辨证属表邪虽解，痰热未净，气机升降失调，胃失和降，腑气不通，以致引发呕吐便秘。先拟清化痰热。温胆汤加味。

陈皮6克，姜半夏9克，茯苓9克，甘草3克，炒枳实6克，炒枳壳6克，姜竹茹9克，炒莱菔子10克，连翘10克，砂仁3克（后下），杏仁9克，瓜蒌仁9克，生山楂10克，生谷芽15克，生麦芽15克。7剂。

2015年11月22日二诊：药后苔化薄润，痰化吐止，食欲递增，大便2～3天1次，前干后调。里滞渐化，胃气转和，但腑气欠畅，仍宗前义。上方去砂仁、半夏、茯苓。7剂。王氏保赤丸，每天2次，每次30粒，温开水吞服。

2015年11月29日三诊：药后胃纳已馨，每天能自解大便，质可，盗汗也止，但入睡难，晨晚起，活动正常，神清活泼，但学习背诵慢，舌红苔净。辨证属气阴亏虚，生长缓慢，形体瘦长。再拟消补兼施，益气养胃，生津润肠。

太子参9克，石斛9克，麦冬9克，炒枳壳6克，炒枳实6克，大腹皮9克，柏子仁9克，甜杏仁9克，瓜蒌仁9克，炒莱菔子9克，连翘9克，生谷芽15克，生麦芽15克。15剂。

另配生大黄3包（后下），每包3克，备用。

药后便秘已愈。

按语：患儿平素有习惯性便秘病史，此次外感风热药后热退已净，但呕吐胃液夹痰涎，纳呆不思饮食，为表邪虽解，痰热未净，气机升降失调，胃失和降，腑气不通，引发呕吐、便秘。先拟清化痰热，以清里滞，温胆汤加味。《医方集解》云：

温胆汤"足少阳、阳明药也"。陈皮、半夏辛温，导痰止呕；枳实破滞通腑；茯苓渗湿；甘草和中；竹茹开胃土之郁，清肺金之燥，凉肺金，所以平肝木也；杏仁宣上焦肺气；砂仁畅中焦之脾气，气行则湿化。复诊时，患儿舌红苔化薄净，痰化吐止，胃纳已馨，但入睡难，晨晚起，辨属气阴亏虚，再拟益气养胃、生津润肠、消补兼施以善后。

四、泄泻

泄泻是以大便次数增多，粪质稀薄或如水样为特征的一种小儿常见病。王霞芳教授认为本病的病因病机主要为湿邪、寒邪、热邪或饮食侵袭克伐脾胃；或脾胃本虚，肝木乘脾导致脾胃运化失司，水谷不分，湿食混杂而下，而致泄泻。治疗上，王霞芳教授辨证求因，推理论治，灵活运用益气升清、健脾温中、助运养胃、清热、化湿、利水、疏肝扶土和泻等治则。

病案 1

陈某，男，5 岁。

2004 年 2 月 4 日初诊：腹泻 3 个月余。3 个月前，患儿赴宴食后，大便散泄色黄，日 2～3 次，无腹痛，小便欠利，粪检（-）。诊断：慢性腹泻。已服思密达、希刻劳未果。刻诊纳食减少，口臭，面黄形瘦，大便散泄，小便短少，舌红，苔白腻，脉濡细。中医辨证：伤食后，脾胃功能失调导致泄泻反复不愈。治宜益气健脾，温中利湿。理中汤合四苓散加味。

党参 6 克，焦白术 10 克，炮姜 3 克，炙甘草 3 克，猪苓 10 克，茯苓 10 克，泽泻 12 克，焦山楂 10 克，焦神曲 10 克，煨木香 6 克，葛根 10 克。5 剂。

2004 年 2 月 11 日二诊：药后纳增，大便转稠，日 1 次，色深褐，无腹痛，小便通利，苔化，根薄白。已获初效，前法续治。

党参 6 克，焦白术 10 克，炮姜 3 克，炙甘草 3 克，猪苓 10 克，茯苓 10 克，泽泻 12 克，焦山楂 10 克，焦神曲 10 克，煨木香 6 克，葛根 10 克，荷叶 15 克。7 剂。

2004 年 2 月 18 日三诊：泄泻已和，大便成形，日 1 次，胃口亦开，苔化薄净，脉细和。久泄脾胃气阴俱伤，再拟参苓白术散加味巩固之。

党参 6 克，炒白术 10 克，茯苓 9 克，炙甘草 3 克，白扁豆 10 克，砂仁 3 克（后下），薏苡仁 15 克，莲子 10 克（打碎），葛根 9 克，荷叶 15 克。7 剂。

按语：患儿伤食后泄泻已久，属慢性迁延性腹泻，病因数月前饮食不当导致。

辨证为饮食内伤，中阳受伐，脾运失司，湿胜则濡泄，治应健脾温中、利湿和泻，以理中汤合四苓散加味治之。王霞芳教授常将理中汤中之干姜换为炮姜，《医学入门》谓炮姜可"温脾胃，治里寒水泄"，可增强温阳收敛止泻的作用；四苓散渗湿健脾，利小便实大便；加葛根、荷叶升清生津和泻；煨木香、焦山楂、焦神曲等消食止泻。全方具有温中益气、利湿止泄作用。因病已3个月余，患儿脾胃俱虚，故予参苓白术散善后，用药多选甘平养胃、药食同源之品，深合幼儿稚阴稚阳之性而获效。

病案 2

梁某，女，5岁半。

2008年9月15日初诊：发热、腹泻3天。高热无汗，腹痛、腹泻阵作，日8～9次，粪色绿褐，量少，夹有黏冻。大便常规：红细胞少量，白细胞（25～30）个/HP。外院诊断为细菌性痢疾，已传报。现已静滴抗生素3天，正作粪便培养，请王霞芳教授会诊。刻下热势初降（体温38.5℃），患儿蜷卧沙发上，腹痛剧烈，转辗哭号，欲便不得，腹胀满，拒按，舌红赤，苔白腻，脉弦数。辨证属邪热夹湿下滞肠道，当属阳明。先拟清化湿热，坚肠和泻。葛根芩连汤加味。

葛根10克，姜黄连3克，黄芩9克，苍术9克，木香6克，炒白芍10克，甘草5克，马齿苋15克，白槿花6克，焦山楂10克。3剂。

2008年9月18日二诊：服上方2剂，热已退净，腹泻亦和，嘱其停药观察2天，以稀米粥养胃。腹无所苦，胃口已开，今日解便成形色黄，舌红，苔化，根薄白，两脉濡细。乃病后胃肠受伐，正气未复。再拟调理脾胃，益气厚肠。

藿香10克，太子参9克，焦白术10克，炒白芍9克，炙甘草3克，炒扁豆10克，姜黄连3克，炒枳壳6克，广木香6克，马齿苋10克，荷叶15克。7剂。

后随诊，药后纳可，大便色黄成形，每日1次，腹无所苦，病已愈。

按语：该儿患细菌性痢疾，发病急，热势高达40℃，腹痛，腹泻夹黏液脓血。中医辨证属暑天邪热夹湿传里、下滞肠道、里急后重之协热痢，当选《伤寒论》葛根芩连汤。本方苦寒泻热，专治肠胃热性下利，既透阳明之表，又泄阳明之里；马齿苋酸寒，清热解毒，凉血止痢，为治热毒血痢之要药；木槿花甘苦凉，清热利湿凉血，专治肠风泻血、赤白痢，尤以色白者为宜。辨证应用阳明经方葛根芩连汤治疗疫毒痢，药症相符，2剂即获热退泻止，药专力宏，疗效神速，转危为安。泻止再拟调理脾胃，益气厚肠而告愈。

病案3

束某，女，20个月。

2007年9月5日初诊：吐泻5天。8天前曾发热2天，体温39℃，经外院治疗热退。5天前突然呕吐频繁，饮水亦呕，夹吐痰涎，西药输液治疗后吐止；4天前，腹泻2次，色黄稀薄，哭诉腹痛，纳谷转呆，迄今3日未愈。现每日腹泻3～5次，质糊色黄，便前腹痛，泻后痛减，小便短黄，舌红赤，苔微黄腻，指纹紫红达风关。诊断：急性胃肠炎。辨证属外感发热，表邪里传阳明而吐泻。治拟解肌散邪，清泄里热。予葛根芩连汤加味。

葛根10克，黄芩5克，姜黄连3克，焦白术10克，茯苓10克，煨木香6克，焦山楂10克，焦神曲10克，荷叶10克。3剂。

2007年9月7日二诊：2剂药后即热降吐止，大便2天未解，口臭，腹胀，矢气臭秽，时呼腹痛，夜眠不安，皮肤瘙痒，舌红苔薄腻。药获初效。

藿香10克，太子参10克，焦白术10克，茯神10克，姜黄连3克，木香6克，炒枳壳6克，柏子仁10克，火麻仁10克，瓜蒌仁10克。7剂。

2周后随访，吐泻未作，纳可便调，病愈。

按语：病为太阳表邪未解，邪陷阳明，里热壅盛，气机升降失调而作吐泻。选用葛根芩连汤解肌散邪，清泄里热。葛根甘辛凉入阳明经，外解肌表之邪，内清阳明之热，升清生津止泻；黄连、黄芩苦寒燥湿，厚肠止利；木香行气止痛；幼儿稚嫩，脾虚腹泻故加白术、茯苓扶脾止泻；神曲、山楂消食止泻；荷叶清香升阳扶脾，配葛根对脾气虚陷泄泻者尤为适用。全方药证合拍，故2剂药后吐泻均和。复诊时，因病后胃肠功能失调，泻后转为大便秘结，改投四君子汤益气升清健脾，枳壳、木香调动气机止痛，合火麻仁、瓜蒌仁润肠通便。全方攻补兼施，随证变通，故能效如桴鼓。

病案4

宋某，男，15个月。

2003年11月5日初诊：腹泻4天。4天前感冒后，大便泄泻日8～9次，糊状或水样，经治用药便泄次减日2～3次，纳少腹软，口渴引饮，面黄形瘦，溲少，舌红，苔薄腻，指纹细淡红达风关。诊断：小儿腹泻。辨属外感后湿邪困脾下注泄泻。治拟表里双解，升清止泻。五苓散加味。

桂枝 3 克，焦白术 10 克，猪苓 12 克，茯苓 10 克，泽泻 10 克，炒党参 6 克，炒白芍 9 克，炙甘草 3 克，焦山楂 10 克，焦神曲 10 克，荷叶 15 克。7 剂。

2003 年 11 月 12 日二诊：药后小便通利频多，大便成形，纳佳腹软，苔化薄润。再拟益气健脾助运。参苓白术散调治。

党参 6 克，焦白术 10 克，炒白芍 9 克，炙甘草 3 克，焦山楂 10 克，焦神曲 10 克，炒扁豆 10 克，莲子 10 克（打碎），山药 12 克。7 剂。

后复诊，患儿纳增泻止病愈，家长要求调理，再予七味白术散巩固之。

按语：五苓散为《伤寒论》名方，"中风发热，六七日不解而烦，有表里证，渴欲饮水……五苓散主之"。本方具有通阳利水、表里双解之功。儿科临床上常见的胃肠型感冒和病毒性腹泻，往往呼吸道症状和消化道症状同时存在，既可见发热、咳涕，又有呕吐、腹泻，甚则水入即吐，尿量减少，脱水等症，对此类患儿辨证为太阳经腑同病，王霞芳教授采用经方五苓散加味治疗每每获效。

病案 5

王某，女，5 岁。

2005 年 11 月 15 日初诊：泄泻 3 天。每日腹泻 10 余次，多为稀水样便，无黏液及脓血，伴腹痛，腹软，微发热，恶寒，不欲进食，舌淡红，苔白厚腻，脉浮小数。诊断：腹泻。证属风寒外袭，湿困中土所致。治拟疏解利湿止泻。五苓散加味。

茯苓 9 克，猪苓 9 克，焦白术 9 克，泽泻 9 克，桂枝 5 克，车前子 15 克，苍术 6 克，陈皮 5 克，煨木香 6 克，焦山楂 10 克，焦神曲 10 克。3 剂。

2005 年 11 月 18 日二诊：药后腹泻次数明显减少，日 2～3 次，腹痛已减，苔化薄白，脉濡细。再拟守方加味，健脾补土，以资巩固。上方加党参 6 克，山药 15 克，白扁豆 9 克，鸡内金 6 克。7 剂。

按语：患儿因感受外邪，恶寒微发热，身困，外邪兼袭肠胃引起腹痛，大便水泄次多，小溲短少，病为外感表里证俱见矣。五苓散乃足太阳膀胱经之方，邪袭太阳表邪未解，传入膀胱之腑，故大便水泻而小便不利。方中二苓淡渗利水通膀胱；泽泻甘咸泄膀胱利水，使小便通利，邪热下泄；白术苦温健脾燥湿，益土制水；桂枝辛温解肌，温阳化气行水。五味合用使湿热之邪表里分解，从小便而出焉，湿去则泻自和，外感发热兼泄泻患儿，投之辄能表里双解，加车前子更能利小便而实大便，如泄泻而小便尚通者或仍有表证及水湿潴留者亦可适用，加煨木香、炮姜有温脾止泻的作用。

病案 6

张某，女，2 岁。

2008 年 12 月 10 日初诊：外感泄泻 5 天。5 天前感冒后，食之不慎，中脘作痛，哭吵不宁，大便散泄，日 3 次，臭秽酸腐，小便尚通，时作咳嗽，纳呆，舌淡红，苔白腻，指纹淡紫红达风关。辨证属外邪夹伤食，滞中阻运。治则化湿和中，消导止泻。平胃散加减。

苏叶 6 克，苍术 9 克，厚朴 5 克，茯苓 12 克，木香 6 克，炒山楂 10 克，陈皮 5 克，大腹皮 9 克，炒莱菔子 9 克，炒神曲 9 克。7 剂。

2008 年 12 月 17 日二诊：服药 2 剂泻即停，咳嗽亦和，胃纳欠佳，易汗出，苔化薄白，指纹淡红未达风关。再拟健脾化痰醒胃。二陈汤加味。

陈皮 3 克，炒白术 9 克，茯苓 9 克，甘草 3 克，炒枳壳 6 克，木香 5 克，白扁豆 12 克，生谷麦 12 克，生麦芽 12 克，糯稻根 10 克。7 剂。

按语：患儿感邪后表邪未解，传里滞中，症见咳嗽、苔腻、脘痛、大便散泄臭秽，是感受外邪兼见伤食，治疗宜疏、消两法酌情而施。平胃散加苏叶以疏解表邪，升清和泻为要；咳呕交作者，须佐入二陈汤或橘皮竹茹汤，自能症随药和。此类肠胃型感冒，咳呕、腹泻患儿，查无细菌感染，现今临床多见，中医辨证求因，治则方药精准，往往二三剂即能症和向愈，彰显中医药特色。

病案 7

邱某，女，6 岁。

2007 年 12 月 14 日初诊：脘胀嗳气、腹泻反复 1 年。纳少，经常脘胀嗳气或恶心，大便散泄，日 5～6 次。西医诊断：返流性胃炎，腹泻。服药后，大便日 2 次转烂。刻下见面㿠形瘦，脘胀，腹软不痛，嗳恶时作，怕冷，眠安，舌胖红，苔根厚腻，脉细小弦。辨属肝胃失和，湿浊里滞。治拟疏肝理气健脾，祛湿和泻。四逆散合四君子汤加减。

柴胡 6 克，炒白芍 10 克，炒枳壳 6 克，党参 10 克，焦白术 10 克，茯苓 10 克，藿香 10 克，砂仁 3 克，白豆蔻 3 克，薏苡仁 30 克，姜黄连 2 克，神曲 10 克，炒鸡内金 10 克，姜竹茹 10 克。7 剂。

2007 年 1 月 28 日二诊：食后脘和，嗳气递减，知饥索食，大便日 1～2 次，转软，偶有心悸怔忡阵发，夜眠尚可，舌红，苔根厚腻，脉濡细。患儿肝郁思虑过度，上方颇合，仍宗前义。

柴胡 6 克，炒白芍 10 克，炒枳壳 6 克，党参 10 克，茯苓 10 克，焦白术 10 克，藿香 10 克，砂仁 3 克，白豆蔻 3 克，姜黄连 2 克，神曲 10 克，炒鸡内金 10 克，姜竹茹 10 克。8 剂。

2008 年 1 月 18 日三诊：脘和不痛，嗳气不作，胃口已开，大便转调，日 1～2 次，尚有心悸，症情改善，守方加味。

柴胡 6 克，炒白芍 10 克，炒枳壳 6 克，党参 10 克，茯苓 10 克，焦白术 10 克，藿香 10 克，砂仁 3 克，白豆蔻 3 克，炒鸡内金 10 克，仙鹤草 30 克，远志 6 克，姜黄连 3 克。7 剂。

2008 年 2 月 22 日四诊：胃口已开，近来右胁下隐痛，舌边溃疡，大便成形，日 1 次。守方加减。

柴胡 6 克，炒白芍 10 克，炒枳壳 6 克，炙甘草 3 克，党参 10 克，焦白术 10 克，茯苓 10 克，姜黄连 2 克，姜竹茹 10 克，炒鸡内金 10 克，砂仁 3 克（后下）。8 剂。

随访 1 个月，症情已和，未见反复。

按语：患儿因家长宠溺，若所愿不遂，即肝气郁结，失于条达，故脘胀嗳气；肝郁乘脾犯胃，则出现腹胀，腹泻，身倦纳呆，气机不畅，两胁胀痛；舌淡红，苔薄白，脉弦细，均为土虚木乘之象。《伤寒论》四逆散可疏肝理气解郁，使气血调畅，胁肋、脘腹疼痛诸症缓解；配四君子汤补后天气血生化之源；合三仁汤加藿香芳香化湿，理气健脾，以治疗脾胃气虚之腹泻；炒鸡内金、神曲合黄连消食健脾燥湿止泻。全方融疏、补、升、降为一体，疏而不泄，补而不滞，针对肝脾不和、气机逆调之腹泻，可达到标本兼治的佳效。

病案 8

张某，男，4 岁。

2000 年 5 月 3 日初诊：泄利反复 2 年余。大便散泄，日 3～4 次，反复不愈，便下黏冻甚多，少腹疼痛，食后常发恶心呕吐，双足不温，口舌常溃破疼痛，舌淡苔薄白，脉弦细。西医诊断：黏液性结肠炎。辨证乃上热下寒夹杂之证。治拟乌梅丸改汤剂。

乌梅 6 克，椒目 3 克，干姜 3 克，肉桂 1.5 克，当归 10 克，制附片 3 克，木香 6 克，细辛 3 克，党参 10 克，黄连 3 克。7 剂。

2000年5月10日二诊：药后泄利减轻，黏冻少，日2次，偶有腹痛，呕吐已止，舌苔白。前法续进。

乌梅6克，椒目3克，干姜3克，肉桂1.5克，当归10克，制附片3克，木香6克，山药10克，党参10克，黄连3克。14剂。

2000年5月25日三诊：大便成条，日1～2次，腹痛不作，纳食亦增，舌淡苔薄。邪热已去，尚需温扶。

党参10克，白芍10克，乌梅6克，椒目3克，干姜3克，肉桂1.5克，当归10克，制附片3克，木香6克，炙甘草6克。14剂。

按语：柯琴云："久利则虚，调其寒热，挟其正气，酸以收之，其利即止。"乌梅丸为仲景治疗厥阴病之主方。少腹为足厥阴肝经所循部位，邪至其经，从阴则化寒，从阳则化热。患儿久利，便下黏冻甚多，少腹作痛兼见口舌碎痛，为厥阴病的阴阳错杂、上热下寒证候。选用乌梅丸治疗。乌梅大酸，泄厥阴，平肝木；桂、附、辛、姜、椒等辛温之品，暖脾温肾，通启阳气；黄连苦寒，清热坚肠，合木香理气止痛和泻；党参、当归甘温，补气养血。全方和其阴阳寒热，兼调气血。二诊后，热象已去，中焦虚寒象露，去黄连，更用温下扶正而能收功。

病案 9

陈某，男，9岁。

2012年7月13日初诊：腹泻持续5年余。4岁时患肠套叠，行外科手术治疗，继之大便烂散，每日数次，持续5年。入幼儿园后，大便日2～3次，前调后泄，时有腹痛。1年来，体重不增，形体瘦弱，面色萎黄，舌尖红苔薄白，脉细弱。诊断：慢性腹泻。证属脾肾阳虚，水谷不分而泄。治以益气健脾，温中升清。方选理中汤加味。

炒党参10克，炮姜3克，焦白术10克，炙甘草3克，茯苓10克，煨葛根10克，煨木香10克，炒白芍10克，炒补骨脂10克，荷叶10克。7剂。

2012年7月20日二诊：药后大便转稠，日1～2次，无腹痛，纳谷不多，苔化根薄白。再拟温补脾肾，固涩止遗。方选理中汤合五苓散加味。

党参10克，炮姜6克，炙甘草3克，焦白术10克，猪苓10克，茯苓10克，桂枝3克，泽泻10克，煨木香10克，炒白芍10克。7剂。

2012年7月27日三诊：药后大便日1～2次，已成形，时或夹有不消化食物，纳谷一般，喜食荤菜，寐中梦语，舌体胖嫩，苔化薄腻。便泄转和，仍宗前义。

炒党参 10 克，炒白术 10 克，炮姜 6 克，炙甘草 3 克，茯神 10 克，桂枝 6 克，茯苓 10 克，葛根 10 克，木香 3 克，炒白扁豆 10 克，焦山楂 10 克。7 剂。

2012 年 8 月 3 日四诊：上方尚合，大便转调，日 2 次，无腹痛，下唇溃疡，苔薄润，脉沉细。守方巩固之。

炒党参 10 克，炮姜 6 克，炒白术 10 克，炙甘草 3 克，茯神 10 克，桂枝 6 克，葛根 10 克，猪苓 10 克，木香 3 克，炒白扁豆 10 克，焦山楂 10 克。14 剂。

按语：小儿脾常不足，易感外邪，伤于乳食，或脾肾阳气不足，均可导致脾病湿盛而发生泄泻。患儿久病脾虚，则运化失责，水反为湿，谷反为滞，合污而下成泄泻病；久泻反复 5 年，脾伤及肾，阳气不足，阴寒内甚，脾失温煦，水谷不化并走肠间，而成阳虚泄泻。治选理中汤。理中汤出自《伤寒论》，由人参、干姜、白术、炙甘草组成。本方使中焦之寒得辛热而化，脾土之虚得甘温而复，清阳升而浊阴降，运化健而中焦治，加用葛根、荷叶升清降浊，补骨脂温补肾阳、固涩止泻，终获效。

病案 10

李某，男，12 个月。

2007 年 7 月 13 日初诊：腹泻反复半年。7 月龄时，患儿伤食后大便散泄色黄糊状，伴奶瓣，日 3～5 次，迄今奶粉喂养，每日 840mL，蛋黄 1 个，营养米粉每日 75 克，形瘦，体重不增（现 8kg），面色萎黄，青筋明显，睡时露睛，夜眠尚安，盗汗淋多，小便尚调，舌淡红，苔薄白腻，指纹淡紫红达风关。诊断：腹泻，营养不良。辨属喂养不当，稚儿脾运失健致腹泻。治拟益气健脾，渗湿止泻。参苓白术散加减。

1. 炒党参 10 克，焦白术 10 克，茯苓 10 克，炙甘草 3 克，焦山楂 10 克，焦神曲 10 克，煨木香 6 克，煨诃子 10 克，荷叶 10 克，炒白扁豆 10 克。4 剂。

2. 精制山药粉 500 克，每次 30 克煮糊调服，日 2 次。

医嘱：暂停奶制品，及荤汤、蔬菜，改为米面糊喂养。

2007 年 8 月 3 日二诊：药后大便成堆色黄，日 2 次，纳增胃开，盗汗较多，睡时露睛，夜眠不宁。初获成效，守方加重温肾之品。

党参 10 克，焦白术 10 克，茯神 10 克，炙甘草 3 克，炮姜 3 克，益智仁 10 克，补骨脂 10 克，石榴皮 10 克，煨诃子 10 克。8 剂。

2007 年 8 月 24 日三诊：大便成形，色黄量可，日 2 次，夜眠转安，盗汗大减。

仍宗前义。

党参 10 克，焦白术 10 克，茯神 10 克，炙甘草 3 克，炮姜 3 克，益智仁 10 克，补骨脂 10 克，石榴皮 10 克，煨诃子 10 克，炒白芍 10 克，炒白扁豆 10 克。14 剂。

随访 1 个月，未见反复。

按语：稚儿脏腑发育未全，脾胃虚弱，纳运乏权，若喂养不当，过于厚味，则饮食难化，清浊不分，故见肠鸣、泄泻久不愈；脾失健运，则气血生化不足，肢体肌肤失于濡养，故面黄形瘦、山根青筋、睡时露睛、舌淡苔白腻、指纹淡紫红达风关，皆为脾虚湿盛之象。治用参苓白术散加减，益气健脾，渗湿止泻。方中党参、白术、茯苓，益气健脾渗湿为君；配山药、白扁豆补中土，助运和泻；木香行气消食止痛；煨诃子、石榴皮收敛止泻；炙甘草健脾调和诸药。药后脾运湿去，病情好转。考虑患儿久泻皆由命门火衰，不可专责脾胃，宜温补下焦元阳，使火旺土强，则能制水而不复妄行矣，故加炮姜、补骨脂、益智仁等取四神丸之义，温肾暖脾，固涩止泻。全方补中气、行气滞、渗湿浊，脾肾双补，使患儿半年之腹泻，经三诊诸症皆愈。

病案 11

陈某，男，4 岁。

2006 年 3 月 13 日初诊：大便泄泻 2 日。每日大便 5 ~ 6 次，气味酸臭，腹痛不适，泻后痛减，曾呕吐 2 次，不思饮食，舌淡红，厚腻，脉滑实。粪便检查：（－）。诊断：泄泻（食伤脾胃证）。治拟消食导滞，运脾化湿和胃。保和丸加减。

焦山楂 9 克，焦神曲 9 克，鸡内金 6 克，陈皮 5 克，姜半夏 9 克，茯苓 9 克，连翘 9 克，炒莱菔子 9 克，煨木香 5 克，甘草 3 克。3 剂。

2006 年 3 月 16 日二诊：药后便泄次数递减，日 2 ~ 3 次，腹部转软，舌淡红，苔化薄微腻。积滞渐化，脾气未复，传化失司，再拟健脾止泻。参苓白术散加减。

党参 6 克，焦白术 9 克，茯苓 9 克，甘草 6 克，陈皮 5 克，焦神曲 9 克，煨木香 5 克，鸡内金 6 克，山药 15 克，干荷叶 15 克。5 剂。

按语：临床常见伤食损伤小儿脾胃，导致吐泻，往往服用中西止泻药物反而愈止愈剧，这是未明病因之故，此乃积不去，泻不止也。调护失宣，饮食失节，过食生冷，皆可损伤脾胃；运化失司，不能消磨水谷，宿食内停，清浊不分，并走大肠，故成泄泻。初诊针对饮食内伤之因，以消导去积为主，积去则泻和。二诊时，即改用益气健脾法，添加荷叶，以升脾气，清阳上升，浊阴自降，宗《黄帝内经》"清气在下，则生飧泄；浊气在上，则生䐜胀"之经旨。王霞芳教授临床治小儿泄泻，喜用葛根、扁豆衣、荷叶等轻灵升清之品，配以木香、枳壳等，斡旋气机，以达升降之功。

病案 12

陈某，男，3 岁。

2012 年 8 月 3 日初诊：大便夹有黏液及鲜血半年。患儿系双胞胎之老大，于 2012 年 2 月 14 日在上海市儿童医院肠镜检查，诊断为过敏性结肠炎、疱疹性结肠炎。检查过敏原：奶粉、鸡蛋高度过敏，高度不耐受。曾以甲硝唑加思密达灌肠治疗 6 次，大便仍夹有黏液和鲜血，腹痛时作。来本院检查大便常规：白细胞（5～7）/HP。纳佳思食，家长不予食奶、蛋、鱼虾，仅食大量蔬菜，刻下大便每日 1～2 次，夹有黏液及鲜血，唇红，舌红绛，苔薄中有裂纹，指纹紫红细过风关。中医诊断：腹泻，赤白痢。辨属脾虚失运夹湿热下滞。治则益气健脾升清，化湿止泻。参苓白术散加减。

葛根 10 克，太子参 10 克，焦白术 10 克，炒白芍 10 克，鲜石斛 10 克，马齿苋 10 克，白扁豆 10 克，山药 10 克，荷叶 10 克。7 剂。

2012 年 8 月 17 日二诊：服上方 14 剂后，大便黏液大减，已无血丝，每周有 2～3 次大便见微量白色黏液，近日大便偏干，每日 1～2 次，面转红润，舌边尖红，苔润有津。指纹同上。再以益气健脾，滋阴养胃。

葛根 10 克，太子参 10 克，石斛 10 克，北沙参 10 克，天花粉 10 克，马齿苋 10 克，白扁豆 10 克，山药 10 克，荷叶 10 克。7 剂。

2012 年 8 月 24 日三诊：大便转调，每日 1～2 次，纳佳喜食肉，体重增加，眠可有寝汗，舌边红，苔薄有津，指纹紫红达风关。再拟参苓白术散合生脉散加减，健脾敛汗强身。

太子参 10 克，生白术 10 克，茯神 10 克，甘草 5 克，麦冬 10 克，五味子 10 克，白扁豆 10 克，山药 10 克，莲子 10 克，荷叶 10 克，生龙骨 30 克（先煎）。14 剂。

后随诊，泄泻痊愈。

按语：《幼幼集成》云："泄泻之本，无不由于脾胃。盖胃为水谷之海，而脾主运化……若饮食失节，寒温不调，以致脾胃受伤，则水反为湿，谷反为滞，精华之气，不能输化，乃致合污下降，而泄泻作矣。"故小儿大便异常发生的原因，以感受外邪、内伤饮食、脾胃虚弱为多见。该儿素体脾气虚弱，饮食不洁，复感湿热之邪，合污而下，故大便夹红白黏液；久泻阴耗，伤及肠络，则舌绛苔裂，便下夹血。治以肝脾同调，益气健脾养阴，清热化湿止泻。太子参、白术、白芍益气健脾柔肝；葛根解肌清热，升发脾胃清阳之气，又能生津养胃；马齿苋性寒味甘酸，有清热解毒止痢功效；加荷叶升清悦脾止泻。后期便血已止，大便亦调，再以益气健脾、养胃生津之参苓白术散合生脉散治疗，以促进脾胃运化功能，巩固疗效，预防复发。

病案 13

张某，男，3 岁。

2012 年 8 月 3 日初诊：大便干结夹黏液血丝半年余。2011 年 11 月起，患儿大便干结难行，夹有黏液血丝，外院大便常规检查正常，未服药治疗。2012 年 1 月起，患儿大便仍夹有黏液血丝。大便常规检查：红细胞（5～10）个/HP，白细胞各（5～10）个/HP。半年后自愈。2012 年 3 月，患儿大便干结成形，夹有大量鲜血，服杜密克尚未止血，家长给其进食黑米糕后，大便出现黏液血丝，量多。肠镜检查：过敏性结肠炎，疱疹性结肠炎。刻下大便干结难行，多血丝，寐中汗多，胃纳佳，面黄颊红，山根青筋明显，口唇红绛，舌红，苔薄白润，指纹紫红细，未过风关。中医诊断：腹泻，赤白痢。辨证属脾气不足，阴虚肠燥便结。治以益气健脾、滋阴润肠。四君子汤加味。

太子参 10 克，生白术 10 克，甘草 3 克，茯苓 10 克，白芍 10 克，知母 5 克，淡竹叶 10 克，玄参 10 克，瓜蒌仁 10 克。14 剂。

2012 年 8 月 17 日二诊：前日大便夹有黏液，腹痛不适，夜眠磨牙，手心红热，唇红，舌红苔薄润，指纹紫偏红达风关。大便常规：白细胞计数（8～9）个/HP。再以清热化湿，理气通便。四君子汤合香连丸加味。

葛根 10 克，白术 10 克，炒党参 10 克，茯神 10 克，炙甘草 3 克，姜黄连 3 克，广木香 6 克，马齿苋 15 克，荷叶 15 克。7 剂。

2012 年 9 月 28 日三诊：药后大便成堆，日行 1 次，无黏液血丝，偶有脘腹部胀满痛，舌红苔薄，指纹同上。再拟益气健脾敛汗。守方加减。

党参 10 克，焦白术 10 克，茯神 10 克，炒白芍 10 克，白扁豆 10 克，山药 10 克，葛根 10 克，龙齿 15 克（先煎），煨木香 6 克，青皮 6 克，石斛 10 克。14 剂。

2012 年 10 月 12 日四诊：大便转调无黏液，无腹痛，诸恙均和，再予参苓白术散补养脾气以资巩固。

按语：《育阴家秘》云："小儿气血未充，肠胃脆弱。"该儿为双胞胎老二，山根青筋明显，当为脾胃受邪或不足。望山根为小儿面诊重要内容之一，所谓"山根青黑，体弱多病"。患儿先天禀赋不足，气血阴精本亏，脾虚运化无力，清阳不升，浊阴不降，导致肠燥便干夹血。初方选四君子汤合增液汤加减，益气健脾，滋阴润肠。二诊时，患儿复感湿热之邪，湿热传里，腹痛大便黏液增多。故以四君子汤加葛根，兼以香连丸燥湿厚肠止泻；加马齿苋清热解毒，专治血便；荷叶升清和泻。后期大便已调，无红、白细胞，病情向愈，再以参苓白术散益气补脾，养胃敛汗，防其复发。方药精简，随证变化，治疗过敏性结肠炎，疗效颇佳，顽疾治愈。

五、呕吐

小儿呕吐是指胃失和降，气逆于上，以致乳食由胃中经口而出的一种病证。王霞芳教授认为呕吐的病因病机不外虚实两类：实证为外感风、寒、暑、湿、燥、火六淫之邪，或内由饮食伤中、痰热内阻、肝气犯胃等，以致胃气痞塞，升降失调，气逆作呕；虚证因脾胃本虚，运化无权，气机逆调，脾气不升，胃气不降，上逆呕吐。临证当谨慎审因，辨证论治方能获效。

王霞芳教授在临床上继承应用了她的导师、中医儿科泰斗董廷瑶的"指压火丁法"，治疗婴儿吐乳症，以迅即取得良效为特色。董廷瑶教授认为，若婴儿"火丁"高突，胃气上逆而引发呕吐，指压"火丁"部位可有效治疗婴儿吐乳。王霞芳教授领导的董氏儿科继承组，设计课题对其研究，又经过循证医学多中心验证，证实了其有效性、科学性、创新性、可重复性。

全国名老中医董廷瑶教授，医术精湛，善于创新，通过对众多呕吐婴儿的观察和诊疗，发现呕吐与患儿咽喉部的"火丁"有关。所谓"火丁"是指悬雍垂向对面的会厌软骨部位局部突起，甚至高耸尖硬。董老认为浊邪火热熏蒸形成"火丁"高突，胃失和降，秽浊之气循经而上，刺激咽喉而引起呕吐。因此，他另辟蹊径，继承家传，创立以振奋胃气，平复"火丁"的指压手法治疗呕吐。根据针灸理论，内脏功能失调在其经络系统存在反应点，也即具有良效的治疗点。呕吐是脾胃疾患，"火丁"部位正是足太阴脾经、足阳明胃经在体内循行所过之处。《黄帝内经》曰"足太阴之脉属脾，络胃，上膈，挟咽，连舌本，散舌下"，"足阳明之脉……循喉咙，入缺盆，下膈，属胃，络脾"。董老认为脾气宜升，胃气宜降，"火丁"高突，则胃气上逆引起呕吐，指压"火丁"可作为一良效治疗点，使脾胃气机调畅，通降复常而奏平逆降浊止呕之效。

王霞芳教授拜师董老后，即对这项独特的诊疗方法加以整理研究。1985年，王霞芳教授应用董氏指压法治疗40例婴儿吐乳症，有效率为95%。1986年10月，王霞芳教授又总结了105例临床资料，证明董氏指压法治疗婴儿吐乳症有效率达96.2%；并与上海中医药大学协作进行研究，运用西医学手段对董氏指压法的作用机理进行了生理学方面的研究，实验结果阐明了指压"火丁"引起平逆降浊止呕的作用机制是一种反射弧活动，这一反射的最终结果是导致胃发生舒张，胃内压降低，从而抑制胃内容物的反流溢出。

2001年，王霞芳教授主持的国家中医药管理局课题《董氏指压法治疗婴儿吐乳症的临床规范化研究》（课题编号：国中医药科2001ZL553），经复旦大学附属儿科医院、上海中医药大学附属曙光医院、江苏省中医院、宁波市中医院临床验证，有效率达91.25%。

王霞芳教授在继承董老经验的基础上，根据多年的临床经验认为：凡是胃失和降，气逆于上所致的呕吐，均可用董氏指压法治疗。

病案1

孙某，男，53天。

2003年12月29日初诊：呕吐乳汁1个月余。新生儿奶粉喂养，频频吐乳，常于饮奶后数分钟，甚至1小时后呕吐奶汁，量多如注，夹有奶块。曾因腹泻、发热住院6天，经治已愈，唯呕吐次频、喷射样仍如前。时时哭吵，大便日2次，成形偏软，面红发癣干敛。奶粉每次100mL，每日7～8次，舌质红，苔薄白，指纹紫红未达风关。诊断：吐乳。辨证属先天不足，喂养不当，胃气上逆而呕吐。治拟和胃降逆止呕。施董氏指压法1次，每5天指压1次，连续3次为1个疗程。

2004年1月2日二诊：外治指压1次后，呕吐基本向和，偶有呕恶，微吐奶1～2口。近日新感，鼻塞涕少，咳嗽4天，大便调，饮奶正常未吐。仍予董氏指压法1次。渔人百咳静1瓶，口服5mL，每日3次。

2004年1月9日三诊：偶有吐奶1～2口，药后咳嗽鼻塞亦缓解，两便调，原法继用。董氏指压法1次，巩固之。

随访病愈。

按语：董氏指压手法，为当代中医儿科泰斗董廷瑶氏独创的外治法，即以医者食指消毒后快速按压患婴舌根部的"火丁"上，瞬间即退出，为1次治疗。董师所指的"火丁"，是悬雍垂对面的会厌软骨部位。此手法方便简洁，一般按压3次即获吐止，收效甚佳。以此可以看出，本法在儿科临床应用便捷效佳，能及时止吐，保证了婴儿的营养供给。

病案 2

杨某，男，6 岁。

2008 年 10 月 21 日初诊：患儿幼时有吐乳史，平素性情急躁，易恶心呕吐。前日呕吐数次，静脉滴注西药后呕吐缓解而未愈。刻下偶咳有痰，恶心泛酸，纳食欠馨，夜寐不安，大便日行 1 次，舌红赤，苔薄白腻，脉细弦。诊断：呕吐。辨证属肝气犯胃，胃失和降。治宜疏肝理气，和胃止吐。

柴胡 6 克，炒枳壳 6 克，炒白芍 9 克，炙甘草 3 克，青皮 6 克，陈皮 6 克，姜竹茹 9 克，太子参 9 克，生姜 3 片，大枣 5 枚。7 剂。

2008 年 10 月 28 日二诊：服上方 7 剂后，胃和未吐，二便尚调，但胃纳仍欠佳，舌红，苔薄润。继拟健脾和胃，肝脾同调。上方加白术 10 克。

服 7 剂后吐止纳增，症已痊愈。

按语：本案患儿肝郁气滞，木郁土壅，脾胃失于升降，故气机不利、肝胃不和而发生呕吐。方用四逆散合橘皮竹茹汤加味。四逆散疏肝理气，升其郁，导其滞，使中焦之气机通畅；橘皮竹茹汤化饮、降逆、止呕；佐以白术健脾燥湿，促进脾运。诸药合用，使中焦气机重振，脾胃健运，升清降浊功能得以恢复，故呕吐自愈。

病案 3

沈某，男，13 岁。

2000 年 5 月 28 日初诊：脘痛、呕吐 2 个月。纳少厌食已久，经常恶心，或呕吐，无泛酸，形矮，大便软烂，日 1～2 次，近有脘痛（上午 9～11 时），进食后痛和。GI 检查：胃食管返流，胃窦炎，胃黏膜脱垂。C13 呼气试验（－）。诊断：胃窦炎，呕吐。舌红边有齿痕，苔厚腻微黄，脉细小弦。辨属湿食内阻，脾运失司，气机不利上逆呕吐。拟芳化健脾，消导和胃止痛，内外兼治。

1. 针刺四缝穴，4 指有黏液。

2. 董氏指压法 1 次。

3. 藿香 10 克，焦白术 15 克，猪苓 10 克，茯苓 10 克，砂仁 3 克（后下），白豆蔻 3 克（后下），陈皮 3 克，炒枳壳 6 克，煨木香 6 克，胡黄连 5 克，炒神曲 10 克，炒鸡内金 10 克，青皮 6 克，佛手 6 克，生谷芽 15 克，生麦芽 15 克。7 剂。

2000 年 6 月 4 日二诊：脘和不痛，吐止无恶心，纳增不多，口臭，大便成形，昨日大便散泄 1 次，指甲有白点，苔化微黄腻，脉细小弦。仍宗前义。

1. 针刺四缝穴，2 指有黏液。

2. 董氏指压法 1 次。

3. 藿香 10 克，焦白术 15 克，猪苓 10 克，茯苓 10 克，砂仁 3 克（后下），白豆蔻 3 克（后下），陈皮 3 克，炒枳壳 6 克，煨木香 6 克，胡黄连 5 克，炒神曲 10 克，炒鸡内金 10 克，青皮 6 克，生薏苡仁 15 克，炒薏苡仁 15 克，生谷芽 15 克，生麦芽 15 克，焦山楂 15 克。7 剂。

2000 年 6 月 11 日三诊：纳增胃和不呕，苔化根尚薄腻，大便次多成形。

1. 针刺四缝穴，1 指有黏液少量。

2. 董氏指压法 1 次。

3. 藿香 10 克，焦白术 15 克，砂仁 3 克（后下），白豆蔻 3 克（后下），青皮 5 克，陈皮 5 克，焦山楂 10 克，焦神曲 10 克，炒鸡内金 10 克，茯苓 15 克，生薏苡仁 15 克，炒薏苡仁 15 克，姜竹茹 9 克，煨木香 6 克，党参 6 克。7 剂。

2000 年 6 月 18 日四诊：吐止胃和不痛，纳谷已馨，大便成形日 1 次，原有鼻炎多嚏，舌红，苔根薄腻。脾运得健，再拟四君子汤加味益气化湿调治巩固。

1. 针刺四缝穴，1 指液少。

2. 党参 9 克，焦白术 10 克，藿香 10 克，辛夷 10 克，黄芩 6 克，茯苓 12 克，砂仁 3 克（后下），白豆蔻 3 克（后下），炒神曲 10 克，煨木香 6 克，薏苡仁 30 克，炒鸡内金 9 克。7 剂。

按语：患儿厌食已久，时有恶心呕吐，大便软烂，近有脘痛，进食后痛和，舌红，边有齿痕，苔厚腻微黄，脉细小弦。证属湿食内阻，气机逆调，脾胃升降失司。先拟芳化消导健脾，和胃降逆止痛。首诊，施董氏指压法及针刺四缝穴外治，内服藿朴三仁汤合四苓散，以藿香、砂仁、白豆蔻芳香化湿止呕，猪苓、茯苓、白术健脾利水实大便，青皮、陈皮、枳壳、木香、佛手以行气和中止痛，神曲、炒鸡内金、生谷芽、生麦芽以消食助运，胡黄连清湿热。二诊时，脘和吐止，但苔仍微黄腻，口臭，加入焦山楂增消食化积之功，大便成形但时有反复，加生薏苡仁、炒薏苡仁健脾渗湿以止泻。三诊时，湿食渐化，但大便次多，加党参以补中益气实大便，竹茹清热止呕。四诊时，诸症缓解，脾运得健，治拟益气化湿，方用四君子汤加味益气健脾，芳香化湿和胃，加黄芩、辛夷以清肺热，宣通鼻窍，兼治鼻炎。

病案 4

张某，女，4 岁半。

2013 年 11 月 17 日初诊：呕吐、微发热 2 天。2 天前呕吐 3 次。昨夜起发热不高，无汗，大便散泄，今天无大便。现咳呛少痰，纳少口臭，恶心呕吐，夜眠欠安，舌红苔垢腻，脉濡细小数。诊断：呕吐，感冒。辨属外感风邪，里夹食积，胃失和降而呕吐。治拟疏解外邪，化痰消食和胃。小柴胡汤加减。

柴胡 6 克，黄芩 9 克，藿香梗 10 克，苏梗 10 克，姜半夏 9 克，陈皮 5 克，橘络 5 克，白豆蔻 3 克（后下），砂仁 3 克（后下），神曲 10 克，前胡 6 克，炙百部 6 克，生姜 3 片。3 剂。

2013 年 11 月 20 日二诊：服药 2 剂热退，仍咳嗽痰多，纳减，大便稀薄日 1 次，欲吐不得，小便不多，苔化微黄腻。家长诉有半夏过敏史。

苏梗 10 克，柴胡 6 克，黄芩 6 克，陈皮 6 克，杏仁 6 克，薏苡仁 20 克，砂仁 3 克（后下），白豆蔻 3 克（后下），茯苓 10 克，桔梗 5 克，炒神曲 10 克，紫菀 6 克，炙百部 9 克，生姜 3 片。3 剂。

药后诸恙均和。

按语：本例患儿脉证辨属外感风邪，里夹痰食，胃失和降致发热呕吐。治拟疏解化痰，消食和胃，故予柴胡剂加减。邪在少阳，经气不利，郁而化热，故见微发热，胃失和降而呕吐、纳呆。柴胡透少阳之邪，又理气解郁；黄芩善泻少阳里热；半夏、生姜和胃降逆止呕；藿香、苏梗芳香疏邪；砂仁、白豆蔻、神曲醒脾开胃。二诊时，热退吐和，痰多尚咳，加紫菀、百部、薏苡仁化痰利湿止咳呕，获病愈。

病案 5

杨某，女，4 岁。

2004 年 3 月 19 日初诊：呕吐 2 天。2 天前，患儿新感流涕，前夜呕吐痰食，继之食入即呕，共 10 余次，纳转呆，大便水泻 1 次，神萎，剑突下轻压痛，舌边尖红，苔根薄腻，脉浮细关弦。诊断：呕吐，急性胃肠炎。证属外感风寒，邪袭中焦致呕吐、泄泻。治宜温中散寒，降逆止呕。苓桂术甘汤合二陈汤加减。

1. 桂枝 3 克，焦白术 10 克，茯苓 12 克，甘草 3 克，炒党参 6 克，姜半夏 9 克，陈皮 6 克，姜黄连 3 克，煨木香 6 克，砂仁 3 克（后下），白豆蔻 3 克（后下），苏梗 10 克，焦山楂 10 克，焦神曲 10 克，生姜 3 克。3 剂。

2. 董氏指压法 1 次。

2004 年 03 月 22 日二诊：呕吐已止，大便转稀薄，便前腹痛，流涕减少，但咳嗽阵作，咽红肿，纳差，小便短数，舌红，苔薄白根腻。再拟上法加减。

1. 桂枝 3 克，焦白术 10 克，茯苓 12 克，泽泻 10 克，猪苓 10 克，炒党参 6 克，姜黄连 3 克，煨木香 6 克，姜半夏 9 克，陈皮 6 克，紫菀 6 克，炙百部 9 克，生姜 3 克。4 剂。

2. 董氏指压法 1 次。

2004 年 03 月 26 日三诊：尚有阵咳，夜间咳多，有痰难咳，腹和不痛，两便调和，舌尖红，苔微剥根白腻。听诊两肺呼吸音粗。改用六君子汤合三拗汤加味。

陈皮 6 克，姜半夏 9 克，茯苓 12 克，炒党参 6 克，焦白术 10 克，炙麻黄 3 克，杏仁 6 克，炒枳壳 6 克，姜竹茹 5 克。7 剂。

按语：本例患儿乃属肠胃型感冒，为现代儿科常见病，拟内外兼治方能收效。经多年临床实践经验，王霞芳教授认为：凡是西医诊断为功能性呕吐，排除消化道、药物性、颅脑器质性和感染性病变引起的呕吐，无论中医病因为乳食伤胃、外邪犯胃、肝气犯胃还是脾胃虚弱，凡是胃失和降、气逆于上所致的呕吐，审因辨证论治处方内服的同时，均可加用董氏指压法治疗。有些反复呼吸道感染的患儿，在急性感染期，咳嗽剧烈发作时往往会呕吐较多痰食，王霞芳教授在应用宣肺化痰中药的同时，常常也配合指压手法治疗，使脾胃气机得以通畅，肺胃同治，使脏腑功能得以调整，取得佳效。

病案 6

葛某，女，4 岁。

2007 年 6 月 1 日初诊：纳呆、呕吐 2 天。患儿每日呕吐 3 ～ 5 次，量多，非喷射状，喉中痰鸣，呕痰黄黏，纳食呆滞，打嚏涕少，夜寐哭吵，大便尚调，舌红，苔薄白腻，脉滑。诊断：急性胃炎、呕吐。辨属外感兼伤食，痰浊阻络上逆。治拟清热化痰，和胃止呕。二陈汤合桑杏汤加减治之。

姜半夏 10 克，陈皮 5 克，茯神 10 克，甘草 3 克，桑叶 10 克，杏仁 9 克，浙贝母 10 克，蝉蜕 6 克，前胡 6 克，炙百部 10 克，姜竹茹 10 克。7 剂。

2007 年 6 月 8 日二诊：药后吐止，纳呆食少，偶咳有痰，盗汗淋多，舌质红，苔白腻。痰热未清，胃难纳谷。再拟益气健脾，清化痰热，消食开胃。

姜半夏 10 克，陈皮 5 克，茯神 10 克，甘草 3 克，太子参 10 克，沙参 10 克，金银花 10 克，竹叶 6 克，龙齿 30 克，川贝母 5 克，浙贝母 10 克，炒鸡内金 10 克，生谷芽 15 克，生麦芽 15 克，麻黄根 10 克。8 剂。

药后纳增胃开，诸症均愈。随访未见反复。

按语：《幼幼集成·呕吐证治》说："盖小儿呕吐，有寒有热有伤食，然寒吐热吐，未有不因于饮食者，其病总属于胃。"王霞芳教授治疗呕吐常应用二陈汤加木香、砂仁健脾理气和胃。若食积停滞，胸脘痞满，腹胀腹痛，嗳腐吞酸，恶食，或大便泄泻，脉滑，舌苔厚腻或黄，常用二陈汤加山楂、连翘、莱菔子。若幼儿咳呕吐乳，寐则惊悸哭吵，则以温胆汤即二陈汤加竹茹、枳实理气化痰，和胃利胆。本案患儿痰热内壅，胃气上逆。王霞芳教授投以温胆汤，加桑叶、杏仁、蝉蜕、前胡、百部清热化痰，和胃止呕。药后即吐止胃和，再以茯神、竹叶、龙齿镇静宁心、安神敛汗而病愈。

六、口疮

口疮是婴儿时期常见的口腔疾患，主要特征为口颊、舌边、上颚、齿龈等处黏膜上出现淡黄色或白色的小溃疡面，单个或多个不等，常呈椭圆形，反复发作，影响患儿进食或吞咽，疼痛拒食、流涎、伴发热、便秘。王霞芳教授认为口疮的病因病机主要为脾胃积热，或腑气不通，热盛化火，炎上而灼肉化腐，而口舌生疮，疼痛哭吵拒食，治宜清热解毒、泻火通腑，常用凉膈散或小承气汤加减；或湿邪内蕴，郁而化热，循经上炎而发口疮，拟清热化湿、芳香辟秽，方用藿朴三仁汤合泻心汤加减；或心脾积热，手少阴之经通于舌，足太阴之经通于口，心脾二经有热，致邪热上蒸，口舌生疮，治宜清热解毒、泻火清心，方用导赤散加减；或素体气阴不足，津液耗损，虚火上炎，致口疮，治宜清热养阴安神，方用竹叶石膏汤加减。

病案 1

王某，男，5 岁。

2006 年 3 月 6 日初诊：口舌碎痛 3 天。患儿平素嗜食厚味煎炸食品，近日进食火锅、烧烤食物多次，3 天前诉口痛拒食。今见口腔溃疡较多，周围红赤，满口糜烂，疼痛拒食，烦躁多啼，口气臭浊，小便短黄，腹满便秘，舌红绛，苔厚黄腻，脉滑数。诊断：口疮。辨证为脾胃积热，火热上攻。治宜清热解毒，通腑泻火。拟凉膈散加味治之。

生大黄 3 克（后下），黄芩 10 克，焦山栀子 10 克，竹叶 10 克，通草 6 克，枳实 10 克，藿香 10 克，厚朴 6 克，薄荷 3 克（后下），连翘 10 克，炒莱菔子 10 克，生甘草 6 克。3 剂。

2006 年 3 月 9 日二诊：药后大便通下，臭秽，口炎速减，已能进食，精神愉悦，口气转清，口渴多饮，舌红，苔化薄，脉滑数。再拟清热消食，健脾助运。

藿香 10 克，白术 10 克，陈皮 6 克，姜竹茹 6 克，枳实 9 克，神曲 9 克，山楂 9 克，麦芽 15 克，砂仁 3 克（后下），白豆蔻 3 克（后下），连翘 10 克，炒莱菔子 10 克，甘草 6 克。7 剂。

按语：《黄帝内经》曰："高粱之变，足生大丁。"小儿脏腑娇嫩，脾常不足，然孕母自怀胎起就片面强调营养，过食厚味滋腻食品导致胎热；婴儿出生后又超量喂以高蛋白、高能量的厚味乳食，超越了患儿脾胃运化之能，形成积滞，损伤脾胃，应了《黄帝内经》"饮食自倍，肠胃乃伤"之言。脾胃蕴热，日久化火上攻，熏灼口舌而发口疮。本证以大便秘结、口腔溃疡严重且多发等脾胃火炎为特点，故首当泻火通腑。凉膈散方中大黄、芒硝荡涤下焦积热，导火下行；黄芩、山栀子、连翘清热解毒，通泻三焦之火，引火下行；竹叶清心除烦；薄荷升散郁火；生甘草甘以缓之，调和诸药。王霞芳教授认为小儿形气未壮，脾胃娇嫩，用药不宜攻伐太过，故临床常用连翘、莱菔子、枳实导滞泻热，较少用大黄、芒硝。患儿舌苔厚腻，多为湿热里滞，故加藿香、厚朴、通草化湿利水泻火，药轻而效速，又不伤脾胃，体现了王霞芳教授"治小儿病当时时顾护脾胃"的观点。王霞芳教授强调：脾胃为"后天之本，气血生化之源"，药物调理贵在平和，宜顺脾胃之所喜而去其恶，因此健运为本，对小儿尤为重要。

病案 2

吴某，男，12 岁。

2010 年 5 月 23 日初诊：舌体溃疡疼痛反复发作半年。患儿因学习紧张，口舌溃疡增多，碎痛难忍，拒食纳呆，口渴咽干，烦躁易怒，精神不振，睡眠不安多梦，大便干结，舌红少苔，脉细数。诊断：口疮。辨证属气阴两虚，虚火上炎。治则清热泻火，养阴安神。竹叶石膏汤加减。

淡竹叶 10 克，生石膏 20 克，生地黄 10 克，半夏 10 克，麦冬 10 克，南沙参 10 克，黄连 3 克，吴茱萸 6 克，肉桂 1.5 克，茯神 10 克，甘草 3 克。7 剂。

2010 年 5 月 28 日二诊：舌体溃疡递减，疼痛亦止，舌红，苔剥，脉细小数。再拟养阴生津清虚热。生脉散合导赤散加减。

南沙参9克，麦冬9克，五味子6克，地骨皮9克，青蒿9克，生地黄9克，芦根30克，通草6克，甘草3克，生谷芽12克，生麦芽12克。7剂。

患儿服药5剂后，诸症悉除，再以生脉散加味巩固之。

按语：患儿素体气阴不足，近因学习紧张过劳，津液耗损，虚火上炎，致口疮复发加重，心神受扰。治宜益气养阴，清心宁神。方用竹叶石膏汤加减。方中竹叶、石膏清气分余热、除烦止渴为君；淡竹叶既助石膏清热，又可引邪热随小便下行，清中而不伤阴。南沙参配麦冬补气养阴生津为臣。佐以黄连清热降火，配小量肉桂引火归原；茯神清心安神。全方益气养阴，清虚热，祛邪与扶正兼顾，使热清烦除，气津得复，诸症自愈。正如《医宗金鉴》所云："以大寒之剂，易为清补之方。"二诊时，再以生脉散合导赤散清虚热，益气养阴生津。

病案3

李某，男，7岁。

2009年6月19日初诊：口炎碎痛反复发作1个月。患儿午后低热，体温37.5～37.7℃，至夜不退，晨起热平，经服抗生素治疗无效。现口疮处疼痛，纳呆不愿进食，大便黏腻不爽，舌红，苔微黄腻，脉滑小数。检查血常规正常。辨证属湿热阻滞于内，蕴结难解。治则清热化湿，芳香辟秽。方用藿朴三仁汤合泻心汤加减。

藿香10克，佩兰10克，厚朴6克，杏仁6克，薏苡仁30克，青蒿9克，半夏9克，黄连3克，黄芩6克，猪苓10克，茯苓10克，陈皮3克，银柴胡6克，滑石9克（包煎），甘草3克。7剂。

2009年6月26日二诊：药后口疮消退，体温恢复正常，纳食稍增，大便成形，舌苔薄黄腻，脉细滑。药证相符，诸恙改善，然湿热未尽，再拟清热利湿助运。

藿香9克，佩兰9克，厚朴6克，杏仁6克，薏苡仁30克，栀子6克，半夏9克，茯苓9克，滑石9克（包煎），甘草3克，神曲9克。7剂。

服药7剂，口疮未起，纳增便畅症和。

按语：湿浊中阻，常可弥漫三焦，需上中下同治，宣畅气机、健运脾胃、分利湿浊并举。湿性重浊黏滞，故见口疮反复发作，纳谷转呆，低热迁延等症状。治宜芳香化湿，兼清里热。以藿朴三仁汤化湿辟秽，泻心汤清热燥湿。方中杏仁宣肺降气；藿香、佩兰芳香化湿；厚朴、半夏健脾燥湿；猪苓、茯苓、薏苡仁、六一散淡渗利湿清热；黄连、黄芩、栀子苦寒燥湿，清热解毒；陈皮调气护胃。如此宣、化、燥、渗、利、清结合，可使湿浊化，里热祛，脾胃功能恢复，口疮自平。本病如至中期，邪衰而正气亦虚者，可于清化湿热之外，酌加益气健脾之品以扶正达邪。

病案 4

吴某，女，13 个月。

2010 年 7 月 20 日初诊：口炎碎痛、拒食 10 天。此前曾发高热 3 天。现低热未尽，舌尖碎痛，牙龈红肿，咽痛，哭闹不宁，小便短赤，大便干结，舌红赤，苔白腻，指纹红达风关。5 月龄时，曾因喂奶粉过多而发口炎。辨证属腑气不通，脾胃积热上冲，熏灼口舌碎痛。治则清胃泻火，通腑导滞。方选小承气汤加减。

厚朴 6 克，枳实 5 克，制大黄 3 克，甘草 5 克，柴胡 6 克，黄芩 6 克，连翘 9 克，竹叶 6 克，芦根 15 克，谷芽 15 克。3 剂。

2010 年 7 月 24 日二诊：口腔疼痛缓解，可进流质饮食，身热已退，大便日行 1 次，偏干，舌红苔腻，指纹转淡。再拟清泻余热，兼以养阴助运。

竹叶 10 克，芦根 30 克，知母 9 克，枳壳 6 克，南沙参 10 克，麦冬 9 克，谷芽 15 克，生甘草 3 克。7 剂。

患儿服药 7 剂后，诸症消失。

按语：小儿"阳常有余"，感邪后易从热化。患儿素体内热，喂养不当脾胃积热，腑气不通，热盛化火炎上而灼肉化腐，故口舌生疮、咽痛哭吵。王霞芳教授注重脏腑辨证施治、上下兼顾，急予小承气汤，通腑泻火，上病下治。因余热未尽，故加柴胡、黄芩和解退热；芦根、连翘以清肺热利咽喉。二诊时，热退痛减，病后阴虚再拟养阴清热，润肺保胃而获愈。

病案 5

曾某，男，1 岁。

2007 年 6 月 15 日初诊：口腔溃疡 5 天。患儿口舌溃疡，色赤疼痛，牙龈红肿，口臭纳呆，时时惊哭，大便偏干，日行 1 次，舌质红，苔薄黄腻，指纹细红达风关。证属心脾积热，手少阴之经通于舌，足太阴之经通于口，心脾二经有热，致邪热上蒸，而致口舌生疮。治宜清热解毒，泻火清心。

竹叶 10 克，芦根 15 克，白茅根 15 克，甘草 3 克，谷芽 15 克，滑石 10 克。7 剂。

2007年6月23日二诊：患儿嗜饮奶粉过量，厌米面，药后口臭减轻，略食米糊，夜间惊哭，大便偏干难行，舌质红，苔薄腻，指纹同上。继以清热解毒，泻火清心。

生地黄15克，竹叶10克，甘草3克，炒莱菔子10克，连翘10克，生谷芽15克，生麦芽15克。7剂。

2007年6月30日三诊：大便通调，口舌溃疡大减，肯饮面糊，夜眠转安，舌质红，苔薄腻。继以上法巩固治疗。

生地黄15克，竹叶10克，甘草3克，炒莱菔子10克，连翘10克，生麦芽15克，生谷芽15克，金银花12克，天花粉10克。7剂。

服7剂后，诸症痊愈。

按语：婴幼儿饮食不节，或过食辛辣肥厚之品，或偏食，致火热内生，循经上攻，熏蒸口舌，常耗心肺之阴津，致口疮发生。《素问·至真要大论》："诸痛痒疮，皆属于心。"外感六淫化火，内伤脏腑热盛是致病主因。脾开窍于口，心开窍于舌。本证属婴儿喂乳过量，心脾积热，上熏口舌，故发为口疮。王霞芳教授以导赤散清心泻热。方中生地黄滋阴凉血，生津清热；竹叶、芦茅根清心泻火；滑石、甘草清热利尿，导热下行使邪有出处，口疮得以缓解，是为"上病下取"之意。婴儿初生不久，即使有恙也应尽量选用甘平轻剂清热，婴儿容易接受饮服，应避免苦寒泻火之品，以保生生胃气，切忌猛药峻下而伤元气。

病案6

周某，女，4岁。

2003年4月2日初诊：口痛拒食2天。患儿1周前发热，经服药热退。2天前诉口痛，哭吵拒食，大便2日未解，口气臭浊。检查：舌及口腔黏膜多处溃破糜烂，舌质红，苔花剥，脉细小数。西医诊断：口腔溃疡。中医诊断：口疮（心脾郁热）。辨证属心脾郁热，伤津化腐。治则清心泻火，养阴生津。导赤散加味。

生地黄10克，竹叶10克，生甘草3克，通草6克，谷芽15克，天花粉10克，乌梅5克，石斛9克，黄连3克，知母6克。5剂。

2003年4月7日二诊：药后口疮大减，口痛缓解，已可进食，唯大便软散日1次，舌红，苔润中剥，脉小细。再拟滋阴清热养胃。

生地黄10克，竹叶10克，生甘草3克，乌梅5克，石斛9克，麦冬9克，南沙参10克，谷芽15克。7剂。

随访，口疮病愈。

按语：口疮是小儿常见病，临床最多见心火上炎型。因小儿"阳常有余"，邪易热化，热盛为火，火性炎上，灼肉化腐；"舌为心之苗"，故常见口舌生疮，口痛拒食；热盛伤津，则见口渴、便秘。治当清心泻火，宜导赤散。方中生地黄、竹叶清心火而不伤津；通草利水，引热下行；近有木通的负面报道，故改用通草；患儿苔剥，阴液已伤，予乌梅、天花粉、石斛、谷芽酸甘滋阴，生津养胃；加少量黄连终使心火得泻，津液得生。诸药合用，阴阳平调而病愈。

第三节　心肝系疾病

本节载录王霞芳教授治疗小儿心肝系疾病的病案，主要包括抽动障碍、注意缺陷多动障碍、癫痫、心肌炎、汗病等病证。

一、抽动障碍

抽动障碍是现代儿童、青少年中较常见的疾病，男孩多见，是以不自主、突发、无节律性的多个部位运动抽动，或发声抽动为主要特征的综合征。本病病程较长，症状多变，时轻时重，反复发作，又称抽动秽语综合征、Tourette综合征。如不及时治疗，症状可延续至成人，严重影响患儿的正常生活和学习。其病因及发病机制目前尚未完全明确。所有形式的抽动都可因应激、焦虑、疲劳、兴奋、感冒发热而加重，也可因精神放松、全身心投入某事而减轻，睡眠时会消失。王霞芳教授归纳：本病的病因为先天禀赋不足和后天阴阳失调两个方面，指出小儿摇头、眨眼、缩鼻、动嘴、肢体抽搐、喉有异声都属于肝风引动；《素问·至真要大论》云"诸风掉眩，皆属于肝"，教示本病病机主要为肝风扰动，但病证涉及五脏阴阳失衡，每多虚实夹杂，与"风""痰""火""瘀"密切相关。王霞芳教授辨病与辨证相结合，分别施治。

病案1

丁某，男，14岁。

2005年7月26日初诊：眨眼、摇头、好动5年。上课注意力不集中，夜寐梦多，纳尚可，大便2～3天1次，偏干难行，舌红胖，苔微白腻，脉弦滑。西医诊断：抽动秽语综合征。中医诊断：多发性抽动。证属心肝火旺，肝风内动，痰火扰神。先拟清心安神，滋阴清热，平肝息风。

白蒺藜 10 克，珍珠母 30 克，竹叶 10 克，龙齿 30 克，木贼草 10 克，青葙子 10 克，芦荟 12 克，远志 6 克，生地黄 12 克，百合 15 克，枳实 6 克，柏子仁 10 克，茯神 10 克。3 剂。

2005 年 7 月 29 日二诊：自诉症状有所减轻，时有健忘，大便改善，苔根黄腻。守方加减。上方去白蒺藜，珍珠母；加莱菔子 10 克，连翘 10 克，半夏 10 克，琥珀粉 3 克（吞服）。7 剂。

2005 年 8 月 5 日三诊：眨眼、摇头均减，神振，心神不定，便稠，眠安，舌淡红，苔白黄腻，脉弦滑。上方颇合，去半夏；加南沙参 12 克。7 剂。

2005 年 8 月 19 日四诊：上症均已向和，自觉颈舒，心神较宁，纳增便调，苔根尚腻，脉细小弦。上方去木贼草；加葛根 10 克，白芍 10 克。7 剂。

2005 年 9 月 2 日（代诊）：抽动症未再作，唯动作慢，注意力不集中，作业拖拉。上方去葛根、白芍；加枣仁 10 克。7 剂。巩固之。

后随诊，未见再发。

按语：患儿心肝火旺，引动肝风，《小儿药证直诀·肝有风甚》有"凡病或新或久，皆引肝风，风动而上于头目，目属肝，肝风入于目，上下左右如风吹，不轻不重，儿不能任，故目连扎也"，故出现眨眼、摇头之症；痰火内郁，扰动心神，故好动、注意力不集中、夜寐梦多。证属心肝火旺，肝风内动，痰火扰神。先拟清心安神，滋阴清热，平肝息风。方用白蒺藜、珍珠母平抑肝阳以息风；竹叶、龙齿清心安神以镇惊；木贼草、青葙子清泻肝火以明目；配合《金匮要略》百合地黄汤滋阴清热以宁神。百合地黄汤治百合病"意欲食复不能食，常默默，欲卧不能卧，欲行不能行"的心肺阴虚内热，百脉俱受其累，症状百出的精神情志疾病。王霞芳教授临床常辨证应用此方，治疗儿童多种精神神志顽症，取得显效。药后诸症缓解，予半夏、莱菔子、连翘以消食化痰，琥珀以助镇惊安神，加入葛根以升清生津舒筋，芍药疏肝缓急止痉，终获佳效。

病案 2

江某，女，11 岁。

1998 年 2 月 6 日初诊：抽动秽语、双腿摩擦时作 1 年余。食欲颇佳，身高壮实，经常自觉阴痒，两腿交叉摩擦时作，口渴引饮，便调，眠安，舌红苔薄润，脉细弦。西医诊断：抽动秽语综合征，情感交叉综合征。中医诊断：抽搐。证属水亏不能涵木，阴虚阳亢，虚风内动。先拟知柏地黄汤加减治之。

盐水炒知母 6 克，盐水炒黄柏 6 克，生地黄 10 克，牡丹皮 9 克，茯苓 10 克，泽泻 10 克，白蒺藜 9 克，石决明 30 克（先煎），珍珠母 30 克（先煎），川牛膝 10 克，琥珀粉 3 克（吞服），竹叶 9 克，龙齿 30 克（先煎），生甘草 3 克。7 剂。

1998 年 2 月 16 日二诊（代诊）：症情较前减轻，矢气多而臭，性躁易激惹，仍宗前义。上方加龙胆草 9 克。7 剂。

1998 年 3 月 2 日三诊：药后相火渐降，摇头未作，尚有秽语，阴痒擦腿时作，寐安，易怒，纳便尚调。再拟滋阴降火，守方加减。

盐水炒知母 6 克，盐水炒黄柏 6 克，生地黄 10 克，牡丹皮 9 克，茯苓 10 克，泽泻 10 克，珍珠母 30 克（先煎），龙胆草 10 克，石决明 30 克（先煎），川牛膝 10 克，琥珀粉 3 克（吞服），甘草 5 克，竹叶 9 克，龙齿 30 克（先煎）。21 剂。

1998 年 3 月 25 日四诊：秽语未作，四肢偶有轻微抖动，下阴仍痒，交叉擦腿偶作，纳佳，尚易激怒，舌红苔薄。再拟滋阴泻火潜阳，清心安神。上方加磁石 30 克（先煎）。14 剂。

1998 年 11 月 5 日五诊：续服上方，诸症转和，半年余未发病。近觉咽痒，喉中又有怪声，面色红润，唇红，舌红，苔薄黄。仍宗前义。守 1998 年 3 月 25 日方，加白芍 10 克。14 剂。

按语：患儿抽动秽语、眨眼耸肩、双腿摩擦已 1 年余，经常自觉下阴红痒，两腿交叉摩擦，屏气片刻后，汗大出，方缓解，口渴引饮，舌质红苔薄润，脉细弦。此为病程已久，由肝及肾，肝肾阴虚，水不涵木，相火煽动，风动而搐，治拟治肾水，泻相火。予知柏地黄丸加减施治。知柏地黄丸以六味地黄丸滋补肾阴，加知母、黄柏清泻相火；白蒺藜、石决明、珍珠母平抑肝阳以息风；琥珀、龙齿、竹叶清心安神以镇惊；川牛膝活血通络，补肝肾，强筋骨，并引药下行。再诊时，针对阴虚阳亢之两腿交叉摩擦症，加苦寒入肝经之龙胆草，峻泻相火，以防更劫肝阴。药后诸症转和，再取《伤寒论》之芍药甘草汤之义酸甘化阴，滋肝柔筋缓急，缓解筋脉拘挛，抽动症及擦腿综合征均获向愈。

病案 3

朱某，男，12 岁。

1998 年 8 月 28 日初诊：摇头眨眼、耸肩肢搐 1 年余。已服泰必利、安坦。就医时抽动已减，但神萎嗜睡，纳可便调，身材偏低，舌红瘦，苔薄中裂，脉细滑。

西医诊断：抽动秽语综合征。中医诊断：抽搐。证属阴阳两虚，筋脉失养。治拟酸甘化阴，养肝柔筋缓急。方选芍药甘草汤合甘麦大枣汤加味。

葛根10克，大白芍15克，炙甘草6克，竹沥半夏10克，炒枳壳6克，姜竹茹9克，天竺黄9克，钩藤9克（后下），僵蚕10克，白蒺藜9克，全蝎3克，淮小麦30克，大枣5枚。7剂。

1998年9月9日二诊：症如上述，纳可便调，舌红苔薄，脉细小弦。仍宗前义。

大白芍30克，炙甘草10克，白蒺藜10克，钩藤9克（后下），石决明30克（先煎），天竺黄10克，竹沥半夏10克，生地黄10克，全蝎3克，生龙骨30克（先煎），生牡蛎30克（先煎），琥珀粉3克（吞服）。7剂。

1998年9月30日三诊：服上方20剂，症情好转，但容易兴奋，兴奋时则眨眼，药已中的，仍宗前义。上方去白蒺藜、天竺黄；加炒枳壳6克，姜竹茹6克。14剂。

1998年10月14日四诊（代诊）：眨眼已和，偶有摇头耸肩，仍宗前义。

葛根10克，大白芍30克，炙甘草10克，石决明30克（先煎），白蒺藜9克，钩藤9克（后下），生地黄10克，全蝎3克，龙齿30克（先煎），牡蛎30克（先煎），琥珀粉3克（吞服），鳖甲6克。14剂。

按语：患儿患抽动障碍1年余，已服西药治疗，药后出现副作用而神萎嗜睡，又身材偏低，舌红瘦，苔薄中裂，脉细滑，辨属阴阳两虚，筋脉失养，引发风动，肢体抽搐。《伤寒论》曰："伤寒脉浮，自汗出，小便数，心烦，微恶寒，脚挛急……若厥愈足温者，更作芍药甘草汤与之，其脚即伸。"王霞芳教授崇尚经义，故以芍药甘草汤为主方，重用芍药取其酸甘化阴，养肝柔筋缓急，缓解筋脉拘挛；加半夏、炒枳壳、姜竹茹、天竺黄、僵蚕以豁痰开窍通络；钩藤、全蝎、白蒺藜平抑肝阳，祛风止痉；再合《金匮要略》之甘麦大枣汤以缓急安中，养心宁神；加葛根上行以升清生津舒筋，对肩颈筋脉拘急之抽搐有良效。再诊时，加入石决明、生龙骨、生牡蛎、琥珀，加强平肝潜阳、息风镇惊之功。末诊，加入鳖甲血肉有情之品，增强滋阴潜阳之力，终以滋阴平肝息风、化痰柔肝舒筋而收佳效。

病案4

姜某，男，17岁。

2000年1月12日初诊：摇头耸肩秽语10年。患儿素体痰多，饮水多则呕吐痰涎，喉有异声，上课坐不安定，上肢抽搐，五心烦热，易激怒，盗汗，纳佳。予服泰必利后头痛嗜睡，肢倦无力，胸闷痰多白黏，纳减，形体壮实，舌红多芒刺，苔薄腻，脉细滑。西医诊断：抽动秽语综合征。中医诊断：抽动症。辨属痰火壅盛，上扰心神不宁。治拟泻火豁痰息风，宁心安神。方选半夏泻心汤加平肝息风药投治。

姜黄连 5 克，黄芩 9 克，竹沥半夏 10 克，胆南星 5 克，天竺黄 10 克，钩藤 10 克（后下），炒枳壳 6 克，姜竹茹 9 克，竹叶 10 克，龙齿 30 克（先煎），甘草 5 克，茯苓 15 克，琥珀粉 5 克（吞服），柏子仁 10 克。7 剂。

2000 年 1 月 19 日二诊：药后症情好转，夜能安眠，手心烦热，舌红，苔化薄润。上方颇合，仍宗前义。上方去柏子仁；加牡蛎 30 克（先煎）。7 剂。

2000 年 2 月 18 日三诊：症情好转大半，偶有咽哽发声，神清，心情舒缓，不易发怒，手心烦热，大便尚调，舌红苔薄润。再拟滋阴泻火宁神。

黄连 3 克，黄芩 9 克，竹沥半夏 10 克，胆南星 6 克，钩藤 9 克（后下），竹叶 10 克，龙齿 30 克（先煎），柏子仁 10 克，生牡蛎 30 克（先煎），琥珀粉 5 克（吞服），炒枳实 6 克，竹茹 9 克，生地黄 10 克。7 剂。

2000 年 4 月 12 日四诊：近有咽哽，微发声，咽红充血，痰黏不咳，心烦胸闷，易怒，纳佳便调，五心烦热，舌红苔薄润。予上方去牡蛎；加瓜蒌皮 10 克，百合 15 克。7 剂。

2000 年 9 月 4 日五诊：摇头耸肩转平，喉尚偶有发声，手心烦热，易怒，心神不定。仍宗前义。

白蒺藜 10 克，石决明 30 克（先煎），黄连 3 克，黄芩 9 克，竹沥半夏 10 克，瓜蒌皮 10 克，胆南星 6 克，琥珀粉 3 克（吞服），竹叶 10 克，龙齿 30 克（先煎），生地黄 12 克，百合 12 克。7 剂。

按语：患儿素体纳佳，痰浊内壅，饮水多则呕吐痰涎，喉有异声，五心烦热，盗汗，舌红多刺，苔薄腻，脉细滑，形体壮实。证属痰火壅盛，内扰心神，引动肝风上旋。治拟豁痰清心宁神。予《伤寒论》之半夏泻心汤泻心火、清痰热；加入胆南星、天竺黄、炒枳壳、姜竹茹以豁痰利咽；龙齿、茯苓、琥珀、柏子仁、竹叶清心镇惊安神；合钩藤平肝息风。再诊时，症情改善，夜寐转安，加入龙齿、牡蛎增强平肝潜阳、重镇安神之功。三诊时，症情好转，但手心烦热，再拟滋阴泻火宁神，加《金匮要略》之百合地黄汤，养阴清热安神。方随症变，自能收效。

病案 5

孙某，女，6 岁。

2003 年 5 月 31 日初诊：两腿交叉摩擦时作 3 年。静坐时常因阴痒引发两腿交叉摩擦，伴屏气、面红、神呆、目直视，唤之则神识转清，汗大出，两腿放松而面色转常，日发 2～3 次，已有 3 年。患儿纳佳，体胖颊红，怕热汗多，大便干结难行，2～3 天 1 次，舌尖红多芒刺，苔薄白腻，脉细而弦。诊断：不宁腿综合征。证属相火旺盛，湿热下注。治拟滋阴泻肝，清利湿热。知柏地黄丸加减。

盐水炒黄柏 9 克，盐水炒知母 9 克，生地黄 10 克，牡丹皮 10 克，泽泻 10 克，猪苓 10 克，茯苓 10 克，炒柴胡 6 克，竹沥半夏 10 克，生甘草 5 克，黄连 3 克。7 剂。

2003 年 6 月 7 日二诊：每天仍发上症 2 次，发则面红耳赤、屏气擦腿约数分钟，甚至 1 小时方能缓解松弛，得大汗出而复常，大便干结，舌边尖红，苔薄腻。上方效果不显，相火依然旺盛，应拟峻泻相火，改投龙胆泻肝汤加减。

龙胆草 5 克，生地黄 12 克，当归 6 克，泽泻 10 克，竹叶 10 克，龙齿 30 克（先煎），牡丹皮 10 克，茯苓 15 克，炒莱菔子 10 克，连翘 10 克，生甘草 5 克。7 剂。

2003 年 6 月 14 日三诊：药后擦腿发作次减，日 1 次，纳佳便调，舌红减，苔化薄白润，脉转濡细。相火渐降，阴阳尚失平衡，再拟滋阴潜阳泻火。桂枝加龙骨牡蛎汤加减。

桂枝 3 克，大白芍 6 克，龙齿 30 克（先煎），牡蛎 30 克（先煎），甘草 3 克，生地黄 12 克，牡丹皮 10 克，茯苓 15 克，泽泻 10 克，龙胆草 5 克，当归 9 克，竹叶 10 克。7 剂。

2003 年 6 月 21 日四诊：擦腿饭后易发，日发 1 次，两颊红减，舌尖红，苔薄白，脉细小弦。患儿兴奋好动，里热未清，相火时升。再拟泻肝滋阴以平相火。

龙胆草 6 克，黄芩 6 克，柴胡 5 克，生地黄 15 克，当归 9 克，泽泻 12 克，牡丹皮 10 克，竹叶 10 克，龙齿 30 克（先煎），茯苓 15 克，黄柏 9 克，甘草 5 克，滑石 12 克。14 剂。

2003 年 7 月 5 日五诊：药后擦腿未发，病情基本已和，舌红减，苔薄润，脉细弦。症情向愈，仍拟上法巩固。上方去当归；加炒枳壳 9 克。10 剂。

按语：患儿素体壮实，又因饮食不节，嗜滋腻厚味，此外家长宠溺任之，使其性格乖张，情志失节，有形之火与无形之邪壅结体内，影响气机与水液的正常运行，而致阴阳失衡相火上攻，湿热下注则见阴痒擦腿。治拟滋肾阴，泻相火。方选知柏地黄丸加减。加柴胡，可疏达肝经，入阴器，解邪热；伍竹沥半夏、黄连，燥湿化痰，清心火。二诊时，擦腿尚作，大便干结，相火仍然旺盛，前方未效，改予龙胆泻肝汤加减，清泻肝胆实火，加竹叶、龙齿清心潜阳，莱菔子、连翘消导化积。三诊时，相火渐平，再拟滋阴潜阳泻火，予桂枝加龙骨牡蛎汤合六味地黄丸，以调和阴阳，潜镇摄纳，使阳能固密，阴能内守，阴阳平衡而获效。

病案 6

任某，女，12 岁。

1999 年 8 月 25 日初诊：肢体抽搐 4 年，加重 1 年。终日喉有怪叫声，看电视则头伸、项强、肩搐，烦躁好动，上课不能自控，多言或突然起立走出教室，作业拖拉，学习成绩急剧下降，纳佳体胖，舌红赤，苔薄干，两脉弦滑带数。多次脑电图检查提示有痫波，脑 CT（–），核磁共振（–）。诊断：多发性抽动秽语综合征。证属心肝火旺，痰浊夹风上扰。急先泻火化痰清心，平肝镇惊息风。方选半夏泻心汤加减。

黄连 3 克，黄芩 9 克，竹沥半夏 10 克，竹叶 10 克，钩藤 10 克（后下），天竺黄 10 克，白蒺藜 9 克，珍珠母 30 克（先煎），龙齿 30 克（先煎），大白芍 15 克，琥珀粉 3 克（吞服）。7 剂。

1999 年 9 月 15 日二诊：服上方 7 剂后，继加生地黄、天花粉，共服 21 剂，抽搐渐和，舌红苔薄黄而干，烦热渴饮，两便尚调，是为痰浊渐化，心火未平，阴虚内热。再拟上法进退，增入百合地黄汤及甘麦大枣汤。

百合 12 克，生地黄 12 克，牡丹皮 10 克，大白芍 15 克，甘草 6 克，炒鸡内金 3 克，黄芩 9 克，天花粉 10 克，竹叶 10 克，青龙齿 30 克（先煎），淮小麦 30 克，大枣 5 枚。14 剂。

1999 年 10 月 7 日三诊：抽搐怪声均未作，上课不再起立，能坐定完成作业，成绩全面进步，症减大半，前法加重。

百合 12 克，生地黄 15 克，淮小麦 30 克，甘草 6 克，龟甲 9 克，益智仁 9 克，鹿角霜 10 克，大白芍 15 克，炒鸡内金 3 克，牡丹皮 10 克，竹叶 10 克，青龙齿 30克（先煎）。14 剂。

1999 年 12 月 6 日四诊：中药调治 3 个月余，抽动症情全面向愈，自强懂事，作业能自觉完成，学习成绩稳步上进达良好。再拟上方加柏子仁 10 克，杜仲 9 克；减去炒鸡内金、牡丹皮。14 剂。以巩固之。

　　按语：患儿由蚌埠来沪，因患抽动秽语综合征 4 年，病重，成绩急剧下降而来求治。观其伸项搐肩，四肢躁动，喉闻痰声，怪叫，体壮，舌红苔干，两脉弦滑小数，辨为心肝火旺，痰浊壅盛化风上扰清空。急以《伤寒论》半夏泻心汤，泻心火，蠲痰浊，因无虚寒象，则去干姜、人参；配竹叶、龙齿、钩藤、珍珠母、琥珀加重清心镇惊宁神之力；合芍药、生地黄、天花粉滋阴柔肝濡筋，增强息风定搐之功。方药收效，抽动大瘥。然心火未平，脏躁烦渴，复诊时改投《金匮要略》百合地黄汤及甘麦大枣汤复方，养阴补虚，滋水涵木，仍加连、芩苦寒之品，清上滋下而敛心神。调治 2 个月，阴精渐复，心火自平，神情安宁，然肾元尚弱，脑髓仍亏，再增龟甲、鹿角、益智仁滋肾补阳，填精健脑，徐图康复。考《金匮要略》百合地黄汤可用于治疗百合病心肺阴虚内热，百脉俱受其累，以致症状百出的精神情志疾病。甘麦大枣汤功能缓急安中，养心安神，主治脏躁，多由情志抑郁，化火扰神，或心脾受损，脏阴不足，出现精神失常，喜怒失控，或周身不适，坐立不定，眨眼，耸肩，缩鼻，甚或癫痫样肢体痉挛发作，现代定名为抽动秽语综合征，是现代儿童的多发病。以经方治现代儿童精神情志病顽症，若辨证精确，也能获得佳效，不失为一种推理论治的可行之思路。

二、注意缺陷多动障碍

　　注意缺陷多动障碍（ADHD）指发生于儿童时期，与同龄儿童相比，以明显注意集中困难、注意持续时间短暂、活动过度或冲动为主要特征的一组综合征，也可称为注意缺陷多动障碍、多动障碍或多动综合征。王霞芳教授指出本病病因复杂，有先后天之分。先天禀赋不足，指孕母在妊娠期身体与精神调养失宜，使胎儿神经系统发育欠佳，致出生后呈现多动、注意力不能集中等症情。后天产娩时受损伤；或情志过度刺激，致小儿气滞血瘀，血运不畅，心肝失养而神魂不安；或由护养不当，饮食不节，过食肥甘厚味，贪食生冷冰饮损伤脾胃，产生湿热痰浊，扰乱心神；或病后气血两耗，心肝失养，神魂不宁，致阴阳气血失调，导致脏腑功能失常而发病。王霞芳教授根据临床症状表现将注意缺陷多动障碍分为心肝火旺型、肝肾阴虚型、心脾两虚型，并提出必须辨病与辨证相结合，分型分阶段论治。

病案 1

蔡某，男，11 岁。

2010 年 2 月 3 日初诊：眨眼动嘴、亢奋好动 10 个月。怕热汗多，反复感冒，性躁易怒，上课好动易分心，近发眨眼动嘴，力度大，学习成绩一般。曾服利他林，每日 1 粒，9 个月，刻下已停药。平素纳佳，嗜肉类，两便调，舌胖红，苔白腻，脉弦。诊断：注意缺陷多动障碍，抽动障碍。辨证属心火亢盛，上扰心神，多动不宁。治则清心泻火，宁神止痉。

姜黄连 5 克，黄芩 10 克，竹沥半夏 12 克，石菖蒲 10 克，远志 6 克，木贼草 10 克，蝉蜕 6 克，赤芍 10 克，琥珀粉 3 克（吞服），竹叶 10 克，龙齿 30 克（先煎）。7 剂。

2010 年 2 月 10 日二诊：药后心火稍降，性躁略微自控，五心烦热，纳佳体实，抽动时可自知自觉则，稍有减轻，舌红苔白，脉弦。

姜黄连 6 克，黄芩 10 克，竹沥半夏 12 克，石菖蒲 10 克，远志 6 克，蝉蜕 6 克，赤芍 10 克，青葙子 10 克，射干 6 克，竹叶 10 克，龙齿 30 克（先煎）。14 剂。

2010 年 2 月 27 日三诊：抽动明显减少，上课尚不能集中注意力，纳佳嗜荤，体壮里热，便调，舌红苔薄腻，脉弦。守方加减。

姜黄连 6 克，黄芩 12 克，竹沥半夏 5 克，青葙子 15 克，木贼草 12 克，竹叶 10 克，龙齿 30 克（先煎），茯神 15 克，石菖蒲 10 克，远志 6 克，琥珀粉 3 克（吞服），生地黄 9 克，百合 12 克。14 剂。

后复诊，患儿自行转方服上方药 1 个月，眨眼动嘴均减，喉声亦少，颈部偶有不舒，摇头，注意力较前集中，症情改善，仍宗前义。上方去远志；加葛根 10 克，钩藤 9 克（后下）。14 剂。巩固之。

按语：注意缺陷多动障碍是一种常见的儿童心理疾病。这类孩子智力一般正常，但存在与实际年龄不相符合的注意力涣散，活动过多，冲动任性，自控能力差的特征，以致影响学习，临床常常合并抽动障碍。本例患儿为注意缺陷多动障碍合并抽动障碍，性躁易怒，嗜荤体壮，为痰火熏灼，扰动心神，引动肝风而致。先予泻心汤减味清热化痰安神；竹叶、龙齿泻火镇惊宁神治烦热；石菖蒲、远志开窍醒脑益智；并佐入木贼草、蝉蜕等平肝息风止痒之品，使热清风平搐止，注意力逐渐提高，症情逐渐得到控制；复加百合、生地黄滋阴清热涵木以巩固疗效。

病案 2

张某，男，10 岁。

2005 年 2 月 23 日初诊：上课多动，不能自控半年。上课 5 分钟即好动，不能坐定听讲，语言表达力差，性躁易怒，夜寐多梦，常发口疮碎痛，大便干结，小便黄赤，形体瘦小，舌质红，苔薄白，脉细弦数。辨证属心肝火旺，扰动心神。首当清心泻火，平肝安神。百合地黄汤加味。

生地黄 10 克，百合 15 克，竹叶 10 克，青龙齿 30 克（先煎），珍珠母 30 克（先煎），陈皮 5 克，青皮 5 克，柏子仁 10 克，石菖蒲 12 克，远志 6 克，淮小麦 30 克，甘草 6 克，赤芍 12 克，琥珀粉 3 克（吞服），姜黄连 5 克，竹沥半夏 10 克。14 剂

医嘱：家长配合，注意患儿作业不要太过，及时劳逸结合。

2005 年 3 月 10 日二诊：药后上课较前安静，夜寐已安，大便畅通，舌淡红，苔薄白，脉细小数。药获初效，家长要求调理助长，守方加减增入补肾壮骨助长之品。

生地黄 10 克，百合 15 克，竹叶 10 克，青龙齿 30 克（先煎），珍珠母 30 克（先煎），柏子仁 10 克，石菖蒲 12 克，远志 6 克，淮小麦 30 克，甘草 3 克，赤芍 12 克，琥珀粉 3 克（吞服），桑寄生 15 克，杜仲 10 克，怀牛膝 10 克，姜黄连 3 克。14 剂。

按语：患儿因学习压力加重，劳累过度，体力不支，导致阴精虚耗，心肝火旺，上扰心神，引动肝风，而出现上课多动，不能自控，激惹易怒，时发口疮，舌红苔薄脉弦，阴虚生内热之因也。先予百合地黄汤合甘麦大枣汤滋阴清热，平肝泻火，养心安神。前方奏效，再予守方加味，滋补肝肾，助其生长，并嘱家长注意患儿劳逸结合，保精护神。王霞芳教授喜用琥珀清心泻火镇惊，配合竹叶、青龙齿清心火，安心神，镇惊息风，往往事半功倍。2 个月后电话随访，未再现上症，身高体重均明显增加。

病案 3

赵某，女，7 岁。

2004 年 6 月 19 日初诊：上课注意力难集中 1 年。1 个月前，因春游后引起时有肢体抽搐多动，身不由主，心情烦躁多动，汗出淋多，头晕时眩，纳和寐安，舌苔白腻，两脉细弦。诊断：注意缺陷多动障碍，抽动障碍。证属阴阳失调，肝风内动。治拟调和阴阳，平肝镇惊息风。桂枝加龙骨牡蛎汤加减。

桂枝 3 克，白芍 9 克，甘草 6 克，生龙骨 15 克（先煎），生牡蛎 15 克（先煎），代赭石 20 克（先煎），钩藤 9 克（后下），天麻 6 克，石决明 15 克（先煎），磁石 30 克（先煎）。7 剂。

2004 年 6 月 26 日二诊：药后抽搐明显减少，情绪稳定，头晕已和，唯上课小动作多，尚有汗出，舌苔薄白，两脉细。守方加减。

桂枝 3 克，白芍 9 克，甘草 6 克，生龙骨 15 克（先煎），生牡蛎 15 克（先煎），磁石 30 克（先煎），益智仁 12 克，远志 6 克，炙龟甲 9 克，生地黄 15 克，百合 15 克，淮小麦 30 克，大枣 7 枚。7 剂。

2004 年 7 月 4 日三诊：药后少有汗出，余症均平，再服 14 剂以资巩固。

按语：本例患儿平素脏腑阴阳失调，营卫不和，汗多头晕，多动烦躁，注意力不能集中，又因春游兴奋劳累而出现抽搐多动，故治疗本病应从调和脏腑阴阳着手，以桂枝加龙骨牡蛎汤酌加滋肝潜阳、镇惊息风之品。药后诸症好转，唯阴阳两虚，心神失养，再加生地黄、百合、龟甲滋阴补肾，益智仁、远志温肾健脑，阴阳同调，髓海充盈，则症情向愈。

病案 4

还某，男，10 岁。

2009 年 2 月 13 日初诊：上课注意力不集中，坐立不定半年。学习成绩中等以上，有腺样体肥大史，鼻塞涕阻，张口呼吸，颊红唇红，龈肿，咽红疱疹，喉痰有声，口臭纳佳，胃中嘈杂，夜多盗汗，大便偏干，日行 1 次，舌红，苔根薄腻，脉弦小滑。诊断：注意缺陷多动障碍。辨属心胃积热上炎，心神受扰。治则清心宁神，兼利咽通窍。王氏泻心宁神汤合生地百合汤加味。

姜黄连 5 克，竹沥半夏 10 克，黄芩 10 克，石菖蒲 10 克，远志 6 克，茯神 10 克，生地黄 10 克，百合 10 克，桔梗 5 克，炒牛蒡子 9 克，白芷 9 克，甘草 5 克。6 剂。

2009 年 2 月 20 日二诊（家长代诊）：药后鼻塞打鼾减轻，夜眠转安，盗汗亦和，上课尚能听讲，作业亦能自行完成。仍宗前义。上方加竹叶 9 克。7 剂。

2009 年 2 月 27 日三诊：上课注意力渐能集中，鼻炎改善，涕少鼻通，夜眠尚有鼻塞打鼾，纳可、胃嘈已平，大便转调，唇红干裂，口渴引饮，舌红，苔润，脉细小弦。守方加减。上方去炒牛蒡子、竹叶；加杏仁 9 克，南沙参 9 克，北沙参 9 克。6 剂。

2009年3月6日四诊：药后鼻通涕少，近日心情不舒，嗳气，喉中有痰，恶心，纳便调，自诉记忆力差，舌红，苔化薄。守方加四逆散疏肝解郁。

姜黄连5克，黄芩9克，半夏10克，石菖蒲15克，远志6克，柴胡6克，赤芍9克，炒枳壳6克，甘草5克，八月札6克，百合10克，生地黄12克。7剂。

2009年3月13日五诊：心情抑郁，常哭流涕，鼻炎改善，涕少痰化，舌红，苔薄润，脉弦。情志失和，肝失条达，仍宗前义。四逆散加味。

柴胡6克，炒枳壳6克，赤芍9克，甘草5克，八月札6克，广郁金9克，姜黄连5克，半夏10克，石菖蒲15克，生地黄12克，百合10克。14剂。

2009年3月27日（家长代诊）：药后痰化，鼻炎大减，注意力较前集中，夜眠转安，纳可便调。仍守前义。上方去八月札；加炙远志6克。14剂。

按语：患儿平时饮食多油腻，膏粱厚味内滞，致使心胃积热，纳佳胃嘈；心主神明，患儿痰火上扰心神，心失所主，故神思涣散，注意力不能集中，上课坐立不定，烦躁不宁，多语多动。王霞芳教授以自验方泻心宁神汤合生地百合汤，泻火清心，滋阴宁神，加化痰通窍清咽之品，兼治鼻炎、腺样体肥大以通清窍。三诊后，诸症均有改善，唯肝气郁结，心情不舒，常哭嗳气，守方加四逆散疏肝理气解郁，以图清心宁神，病情向愈。

病案5

王某，女，9岁。

2004年10月17日初诊：上课好动、夜难入寐1年余。患儿形体矮小，面色萎黄，兼有虫斑，嗜零食，厌蔬菜，上课不能自控，多言好动，或突然起立走出教室，回家作业不能自行完成，学习成绩直线下降。诊断：注意缺陷多动障碍。刻下五心烦热，眼眵多，两便尚调，夜难入寐，舌偏红，苔黄腻，脉象滑数。辨证属平素饮食嗜厚味，热量过高，痰火壅盛，凌心扰神。治拟燥湿豁痰，平肝清心安神。

黄连3克，黄芩9克，竹沥半夏10克，茯苓10克，竹叶9克，青龙齿30克（先煎），珍珠母30克（先煎），磁石30克（先煎），柏子仁9克，石菖蒲15克，远志6克。7剂。

2004年10月24日二诊：药后症情逐步好转，睡眠已安，神情转宁，纳谷渐增，不再挑食，两便尚调，苔化薄润，脉细小滑。再拟清心定志，滋肾安神。

生地黄12克，百合15克，淮小麦30克，炙甘草5克，大枣5枚，柏子仁9克，石菖蒲15克，远志6克，竹叶9克，青龙齿30克（先煎），珍珠母30克（先煎），磁石 30 克（先煎），姜黄连 3 克，山茱萸 6 克。14 剂。

2004 年 11 月 7 日三诊：症情全面好转，已能安定听课，但尚有容易分心的习惯，纳佳寐安，面转清润，脉尚沉细。再拟滋肾补髓，养心安神。

生地黄 15 克，百合 15 克，龟甲 6 克，益智仁 9 克，山茱萸 9 克，远志 6 克，石菖蒲 15 克，竹叶 9 克，青龙齿 30 克（先煎），珍珠母 30 克（先煎），姜黄连 3 克，淮小麦 30 克，炙甘草 6 克，大枣 5 枚。14 剂。

按语：本例患儿平素饮食厚味，热量过高，痰火壅盛扰神动风，上课不能自控，多言好动，难以坐定，辨为痰热熏灼、扰动心神之注意缺陷多动障碍。先予泻心宁神汤加减泻火豁痰，清心安神。药后痰热渐清，神情转宁，改用百合地黄汤合甘麦大枣汤滋阴涵木，兼清余热，养心宁神。最后用左归饮加味，滋水涵木，补肾填精养脑以助智力发育获得显效。

病案 6

刘某，男，12 岁。

1997 年 5 月 17 日初诊：注意力不能集中 3 年。患儿足月顺产，因手术 2 次，全身麻醉影响，导致注意力涣散，上课不能坐定听讲，学习成绩差（刚及格），指指测试反应不协调，记忆力差，作业粗心，纳佳眠安，形体尚实，舌红苔腻，脉细小滑。诊断：注意缺陷多动障碍。先拟豁痰滋肾，补脑通窍。

竹沥半夏 10 克，远志 6 克，九节菖蒲 12 克，生地黄 10 克，益智仁 9 克，龟甲 6 克，山茱萸 9 克，太子参 10 克，茯苓 10 克，川芎 9 克，藿香 9 克。7 剂。

1997 年 5 月 24 日二诊：药后略有进步，记忆力差，上课易分神，苔化薄净。仍宗前义。上方加鹿角片 9 克。14 剂。

1997 年 6 月 7 日三诊：上课较前专心，学习成绩进步，但仍粗心，抄题目易遗漏，记忆力差。仍宗前义。1997 年 5 月 24 日方加白术 10 克。14 剂。

1997 年 9 月 5 日四诊：断续服用上方调理，症情略有改善，暑期作业尚能完成，大便尚调，舌红苔薄微腻。上方加减。

藿香 9 克，竹沥半夏 10 克，远志 6 克，九节菖蒲 12 克，生地黄 10 克，益智仁 9 克，龟甲 6 克，鹿角片 9 克，山茱萸 9 克，茯苓 10 克，川芎 9 克。14 剂。

1997 年 9 月 22 日五诊：上课易分心尚难自控，口渴引饮，纳可便调，舌红苔薄，脉沉细。再拟滋补肾元，清心宁神。

生地黄 12 克，牡丹皮 9 克，茯苓 10 克，山茱萸 9 克，龟甲 6 克，益智仁 9

克，九节菖蒲 10 克，远志 6 克，琥珀粉 3 克（吞服），川芎 9 克，百合 12 克，竹叶 9 克，龙齿 30 克（先煎）。14 剂。

1997 年 11 月 10 日六诊（家长代诊）：服上方近 50 剂，理解力增强，上课尚易分心，作业拖拉缓慢，纳便均调。再拟益气补中，养心宁神。

太子参 10 克，炒白术 10 克，茯苓 10 克，炙甘草 6 克，淮小麦 30 克，大枣 7枚，益智仁 9 克，九节菖蒲 12 克，远志 6 克，生地黄 10 克，百合 12 克，琥珀粉 3克（吞服）。14 剂。

1997 年 12 月 15 日七诊：前后服中药半年余，上课注意力集中，学习成绩提高明显。上方加味续治。上方加琥珀粉至 5 克（吞服），竹叶 9 克，龙齿 30 克（先煎）。14 剂。

按语：注意力缺陷多动症在古代医籍中未见专门记载，根据其证候特点，可归入"脏躁""健忘""失聪"的范畴。患儿手术 2 次，因外伤而使五脏气血亏耗，阴阳失调。心气不足，则注意力不能集中；肾精耗损，则脑失精明而失聪；肾阴不足，水不涵木，肝阳上亢，则多动、易激动；脾虚失养则健忘；脾虚则肝旺，又加重多动、冲动之证；患儿舌红、苔腻、脉滑为有痰浊，正合先贤朱丹溪"怪病多属痰，痰火生异证"之论。选方以左归丸加减滋阴补肾，填精充髓；太子参、茯苓益气补脾；竹沥半夏、远志、九节菖蒲豁痰开窍；川芎血中气药，上行活血补脑；益智仁温脾暖肾健脑。服药月余后，诸症均有改善，改投四君子汤合《金匮要略》百合地黄汤、甘麦大枣汤，养心气，补中升清开窍，滋阴清心安神，加琥珀、龙齿重镇定神，以巩固疗效。本例正虚邪盛，原是顽症，难取速效，故疗程较长，须按病情变化而改变治则方药。所谓症变则法变，方药随之而变，不可一方治顽疾矣。

三、癫痫

癫痫，以突然仆倒，昏不识人，口吐涎沫，两目上视，肢体抽搐，惊掣啼叫，喉发异声，片刻即醒，醒后一如常人为特征，具有反复发作、病情难以控制、难以痊愈的特点，现已成为儿科常见的顽固性神经系统病症。西医学亦称本病为癫痫，病因或为脑部器质性病变，或为代谢紊乱、中枢感染、发育迟滞、中毒性疾病、家族遗传等，或原因不明，而致脑功能异常而发病，治疗主以病因治疗、抗癫痫药物治疗等。王霞芳教授提示：小儿癫痫是由多种原因引起的慢性脑病，病因复杂。先天有遗传因素，胎中受惊，气血逆乱，痰浊阻络动风，或元阴不足，神不守舍。后天有因产伤缺氧，跌仆外伤，积瘀阻络，脑失精明；或饮食失节，伤脾酿痰，痰热惊风，犯脑入心；或七情失调，肝气上逆，犯脑发癫；或患他病之后，使脏腑阴阳失衡，痰浊阻滞，气机逆乱而风阳内动所致。痰、火、风、瘀为其病理产物。其病机特点为正虚邪实，心、肝、脾、肾功能失调致滋生痰浊，郁而化火，痰火上扰则肝风内动，心神无主，总以痰火壅盛者为多。治则首先祛痰，兼以清心开窍，抑肝顺气；后以养心安神，平肝镇惊，滋阴息风，缓图其本，杜其复发。

病案 1

孙某，女，7 岁半。

1989 年 4 月 28 日初诊：癫痫半年。患儿出生时曾用吸胎器，7 足岁时曾癫痫大发作 1 次，经西医和中医先后治疗，尚时有癫痫小发作。发现智力下降 1 年，上课注意力不集中，记忆力差，作业不能独立完成，动作不灵活，不协调。智商测试（蚌埠医学院）结果为 83。脑电图提示痫性放电。当地医院诊断为癫痫，智力低下，注意缺陷多动障碍。刻下指指试验（＋）。舌淡红，苔腻，脉滑。辨证乃因产伤导致心脑受损，髓海空虚，痰浊乘虚上蒙清窍。先拟清心豁痰开窍，继以滋肾充髓养脑。因家长在蚌埠医学院工作，要求带药回家，遂开两方先后服用。

第 1 方：黄连 3 克，竹沥半夏 10 克，天竺黄 9 克，茯神 10 克，石菖蒲 20 克，远志 6 克，珍珠母 30 克（先煎），琥珀粉 3 克（吞服）。14 剂。

第 2 方：生地黄 12 克，龟甲 6 克，鹿角片 6 克，淫羊藿 9 克，益智仁 9 克，生首乌 15 克，九节菖蒲 20 克，远志 6 克，茯神 10 克，珍珠母 30 克（先煎），琥珀粉 3 克（吞服），生龙骨 30 克（先煎），生牡蛎 30 克（先煎）。14 剂。

1989 年 8 月 23 日二诊：服第 1 方后神情较前安定，痫性小抽搐停发。继服第 2 方，苔化薄润，诸症均有好转，唯学习成绩尚不及格（50～60 分）。服上方近 4 个月，药后痰浊虽蠲，智力尚弱，再拟清心安神、滋肾益智。

生地黄 12 克，竹叶 9 克，龙齿 15 克（先煎），茯神 10 克，竹沥半夏 9 克，益智仁 9 克，淫羊藿 9 克，生首乌 15 克，龟甲 6 克，鹿角片 6 克，九节菖蒲 15 克，远志 6 克，琥珀粉 3 克（吞服），珍珠母 30 克（先煎）。14 剂。

1989 年 11 月 1 日三诊：服上方 28 剂后，癫痫未发，上课较前安定，仍有小动作，自能完成作业，成绩上升（语文 76 分，数学 81 分），家长欣慰，来沪代诊，要求续药。再予滋肾填精，益智宁神，兼以息风镇惊以防痫发。

生地黄 10 克，熟地黄 6 克，龟甲 9 克，鹿角片 9 克，生首乌 15 克，淫羊藿 9 克，益智仁 9 克，竹叶 6 克，龙齿 15 克（先煎），茯神 10 克，琥珀粉 3 克（吞服），石菖蒲 15 克，远志 6 克，珍珠母 30 克（先煎）。28 剂。

1990 年 2 月 7 日，亲友来沪代诊，告之患儿癫痫至今未发，学习成绩稳定，续方巩固之。

按语：患儿因产娩时受损，胎弱，影响心脑发育，髓海空虚，痰浊乘虚上蒙清窍，出现多动症；7 足岁时引发痫证，虽经服中、西药物，仍有痫样小发作。辨为产伤后气血亏耗，肾精不足，无法上充髓海，引发诸症。此属本虚标实，心神被扰，先予清心豁痰开窍息风。痰蠲风息后，智弱精亏之本象现露，再加龟、鹿等血肉有情之品，滋肾补阳填精，益智充髓健脑而获效。

病案 2

王某，女，10 岁。

1996 年 10 月 9 日初诊：肢体抽搐近半年发作 2 次。昨夜，患儿考试前突感胸闷气憋，四肢抽搐，即刻倒扑，吐沫，喉有痰声，约 1 分钟左右方缓解，抽搐醒后，哭叫呕吐，枕部及前额疼痛。查 EEG（－），脑 CT（－）。自诉考前紧张，劳累引发头痛，神昏肢搐。平时常觉头晕耳鸣，起立时眼发眩黑，纳佳便多，舌红，苔黄厚腻，脉细小弦。诊断：痫证，头痛。辨属神情紧张，痰浊阻络，肝风上扰。先拟豁痰通络，息风安神。黄连温胆汤加味。

姜黄连 3 克，姜半夏 10 克，陈皮 5 克，橘络 5 克，茯神 10 克，炒枳壳 6 克，姜竹茹 9 克，石菖蒲 12 克，远志 6 克，白芷 5 克，白蒺藜 9 克，珍珠母 30 克（先煎），甘草 3 克。7 剂。

1996 年 10 月 23 日二诊（家长代诊）：服上方药 1 周，未服西药，神情转安，夜间咬牙递减，停药后兴奋，多思多想，夜难入寐，纳佳便调，唇朱，舌红苔薄腻，脉滑带弦。再拟清心涤痰安神。

姜黄连 3 克，姜半夏 10 克，陈皮 5 克，茯神 10 克，炒枳壳 6 克，姜竹茹 9 克，竹叶 9 克，龙齿 30 克（先煎），钩藤 9 克（后下），珍珠母 30 克（先煎），石菖蒲 12 克，远志 6 克。7 剂。

1996 年 11 月 22 日三诊：前额部头痛时发，近曾发热，热退不咳，鼻塞不利，胸脘已舒，纳佳，大便通调，苔化根薄。再拟平肝息风，化痰通窍止痛。

白蒺藜 9 克，石决明 30 克（先煎），珍珠母 30 克（先煎），竹叶 9 克，龙齿 30 克（先煎），蔓荆子 9 克，白芷 5 克，川芎 9 克，辛夷 9 克，石菖蒲 10 克，竹沥半夏 10 克，天竺黄 9 克。7 剂。

1996年12月6日四诊：药后头痛停发，纳佳，口渴引饮，大便通调，手足厥冷。乃血运不畅，再拟养血活血，息风通络。桃红四物汤加味治之。

桂枝3克，赤芍9克，白芍9克，川芎9克，当归9克，生地黄10克，桃仁9克，红花6克，竹沥半夏10克，天竺黄9克，珍珠母30克（先煎），石决明30克（先煎）。12剂。

1997年1月27日五诊：考试已毕，头痛未发，偶有头晕，纳便均调，舌净，脉沉细。再拟益气活血通络。

赤芍9克，白芍9克，川芎9克，当归9克，生地黄10克，桃仁9克，红花6克，黄芪10克，太子参9克，白蒺藜10克，石决明30克（先煎），钩藤9克（后下），竹沥半夏10克，天竺黄9克。9剂。

1997年2月28日六诊：药后症情稳定，偶因疲劳引发头痛，片刻即和，苔根薄润，脉细弦。症已向愈，再拟调扶。

黄芪15克，川芎9克，赤芍9克，白芍9克，生地黄10克，桃仁10克，太子参9克，炒白术10克，甘草3克，石决明30克（先煎），白蒺藜9克，天麻6克，竹沥半夏10克。7剂。

按语：患儿考试前紧张，突感胸闷气憋，四肢抽搐，倒仆吐沫，喉有痰声，舌红苔黄厚腻，发病时症状近似癫痫，但脑电图未见异常。此乃痰火内郁，窍络阻塞，气滞血凝，扰乱心神而厥。先拟豁痰开窍，平肝息风，清心安神，予黄连温胆汤加减。温胆汤系《金匮要略》橘皮竹茹汤合半夏茯苓汤增减而成，具理气化痰、清胆泻肝和胃之功。温胆汤去大枣加黄连而成黄连温胆汤，加强了清心肝之火热，可用于治疗痰热互结，扰乱心神，或痰气交阻，蒙闭清窍所引起的一系列神经精神症状；再加石菖蒲、远志芳香开窍；白蒺藜、珍珠母平肝潜阳；白芷用于阳明经头痛效佳。再诊时，患儿仍兴奋难寐，加竹叶、龙齿清心安神，钩藤、石决明加强平肝息风之力。三诊时，患儿额部头痛时作，加蔓荆子入阳明经祛风止痛。四诊，诸症缓解，但手足厥冷，是病久气血阻滞于内，不能温养肢末，故改方予桂枝汤温通经脉，助阳化气活血；桃红四物汤养血活血，化瘀通络。五诊，诸症未作，病趋向愈，但正气未复，故加黄芪、太子参益气行血通络，气行则血活，扶正以固其本。

病案3

陈某，男，15岁。

1996年10月27日初诊：肢体抽搐反复发作11年。4岁时，患儿始发肢搐，当时体温40℃，持续1分钟，经治不详；7岁时摔伤，颅部外伤，昏迷持续数十秒后自醒，经治不详；8岁时又摔伤，多次查EEG均未见痫样放电。上周因手部外伤，自觉头痛、头晕，耳闻要手术治疗，即昏厥持续数十秒，昏不知人，无呕吐，无叫声，后自醒，平时纳少，便调，舌净无苔，脉细。诊断：肢搐惊厥，痫证待排。辨证为幼年曾发高热惊厥，气虚清阳不升，饮浊内阻，发为眩晕、昏厥。治拟益气升清，化饮息风。泽泻汤加味。

泽泻15克，白术12克，黄芪9克，太子参10克，竹沥半夏10克，天麻6克，天竺黄10克，白蒺藜10克，钩藤6克（后下），炒枳壳6克，姜竹茹6克。14剂。

1996年11月9日二诊（家长代诊）：近日抽搐未作，无头晕，盗汗淋多，夜寐不安，纳少，便调。守方加味。上方加夜交藤15克，炒酸枣仁15克，狗脊6克，桑枝9克。14剂。

1996年11月23日三诊：足底厥冷，学习成绩佳，形体壮实，舌苔薄净，两脉细小弦。再拟补益中气，活血息风。

太子参10克，炒白术10克，黄芪10克，柴胡3克，升麻3克，当归10克，川芎9克，桃仁10克，龙齿30克（先煎），钩藤9克（后下），竹沥半夏10克，赤芍10克。14剂。

1996年12月7日四诊：药后症情稳定，未发昏厥，纳佳，便调，要求调理。

黄芪12克，柴胡3克，川芎9克，当归10克，赤芍10克，炙甘草5克，太子参10克，炒白术10克，泽泻10克，桃仁9克，红花6克，钩藤9克（后下）。14剂。

1996年12月21日五诊：诸恙均和，口渴多饮，纳佳，便调，舌红苔净。再拟益气养阴，滋肾活血。

生地黄12克，牡丹皮9克，泽泻10克，山茱萸9克，山药12克，当归10克，赤芍10克，桃仁9克，红花6克，黄芪12克，天麻6克，钩藤9克（后下），白术10克。14剂。

1997年1月25日六诊：诸恙均和，昏厥不发，血活邪化，纳便均调，容易疲劳，学习成绩优良，舌红苔净，脉细弦滑。再拟调元固本，滋肝息风。王氏定痫散3料，分84日吞服，巩固疗效以杜其复发。

按语：患儿头部外伤后，瘀血阻络，肢体抽搐时发反复11年。上周外伤后头晕头痛，复受惊，又昏厥，脑电图检查多次均未见痫样放电，诊断为肢搐惊厥、痫证待排。辨证乃久病本虚，气血不足，肝风内动，发为眩晕。先按《金匮要略》"心下有支饮，其人苦冒眩，泽泻汤主之"之意，选泽泻汤合天麻钩藤饮，加参、芪益气升清，化饮息风，为治疗的第一阶段。二诊时，家长代诉抽搐未发，已无头晕乏力，唯汗多，气血仍不足，以补气活血为要，予补中益气汤合桃红四物汤加减，为治疗的第二阶段。至第三阶段，症情已稳定好转，眩晕不作，自诉足底厥冷，再拟益气养阴、滋肾活血，六味地黄丸合桃红四物汤加减。最后，诸恙向愈，以王氏定痫散巩固疗效，杜其复发。

王氏定痫散的组成是：移山参9克，茯神12克，紫河车6克，琥珀6克，甘草3克，制胆南星6克，珍珠粉6克，全蝎5克。诸药共研细末，1料分28天，早晚餐前开水吞服。可培补元气，养心安神，平肝息风。

病案 4

何某，女，8岁。

1996年12月14日初诊：智迟、嗜睡5年。5年前，患儿因发高热惊厥后，EEG检查结果示癫痫，服德巴金0.2克，每日3次，癫痫可控制，但出现智力发育迟缓，午后嗜睡，纳少，头晕烦躁，夜寐梦多惊叫，遗尿，不能唤醒，学习成绩差，自觉腰酸胁胀，面色萎黄颊红。血常规：血红蛋白99g/L，白细胞4.8×10⁹/L，中性粒细胞53%。尿检（－）。诊断：痫证，贫血，智迟。辨证为高热惊厥后，气血两亏，心神虚耗，智力发育迟缓。先拟补气养血，益智安神。

太子参9克，炒白术10克，当归9克，川芎6克，赤芍9克，白芍9克，远志6克，石菖蒲10克，补骨脂9克，益智仁9克，胡桃肉10克，天麻9克，竹叶9克，龙齿30克（先煎）。7剂。

1996年12月21日二诊：药后头晕好转，夜寐梦减，纳少便调，智迟，遗尿，贫血。此为气血两虚，前法尚合，续方进治。上方加茯神10克。7剂。

1996年12月28日三诊：头晕转和，夜寐惊叫，烦躁易怒，午后嗜好睡觉，夜尿已能自醒，不尿床，智力偏低，作业拖拉，心烦，膝软易跌，舌红，苔薄微腻，脉细小弦。血虚肾亏，上方加减。

生地黄12克，当归9克，川芎9克，赤芍9克，白芍9克，牡丹皮9克，竹叶9克，龙齿30克（先煎），磁石30克，天麻9克，益智仁10克，远志6克，石菖蒲10克。7剂。

1997年1月4日四诊：头晕已和，夜尿1次，能自知，梦呓惊叫，唇朱，上课略有进步，做作业不安心，舌红，苔薄。再拟养血宁心，安神益智。

太子参6克，生地黄12克，川芎9克，当归10克，牡丹皮9克，益智仁9

克，茯神 10 克，柏子仁 10 克，天麻 9 克，竹叶 9 克，龙齿 30 克（先煎），石菖蒲 10 克，珍珠母 30 克（先煎），远志 6 克。14 剂。

1997 年 1 月 18 日五诊：上法调扶尚合，面转清润，额黄，纳可便调，神呆时现，午后嗜睡，膝软无力，舌红，苔净。1996 年复查 3 次 EEG 均正常。嘱减药，德巴金 1 片，每日 1 次。肾元久亏，智力发育迟缓，再拟调扶巩固。

1. 太子参 6 克，生地黄 12 克，川芎 9 克，当归 10 克，牡丹皮 9 克，益智仁 9 克，茯神 10 克，柏子仁 10 克，天麻 9 克，竹叶 9 克，龙齿 30 克（先煎），石菖蒲 10 克，珍珠母 30 克（先煎），远志 6 克，黄芪 10 克，柴胡 3 克。14 剂。

2. 王氏定痫散 1 料，分 28 日吞服。

1997 年 2 月 25 日六诊：服上方药后，面转红润，额部微黄，神呆未作，本周午夜头痛 1 次，20 分钟后缓解，眠安，纳便正常，考试（语文 62 分，数学 70.5 分）智力偏弱，作业不专心，苔净，脉细。仍宗前义。

1. 太子参 10 克，炒白术 10 克，黄芪 10 克，柴胡 3 克，升麻 3 克，益智仁 9 克，川芎 9 克，生地黄 10 克，天麻 9 克，珍珠母 30 克（先煎），磁石 30 克，竹叶 9 克，龙齿 30 克（先煎）。4 剂。

2. 王氏定痫散 1 料，分 28 日吞服。

1997 年 3 月 29 日七诊：调扶颇合，苔净纳可，二便均调，神情安宁，数学成绩进步（85 分）。

1. 太子参 12 克，炒白术 10 克，黄芪 10 克，川芎 9 克，当归 9 克，生地黄 12 克，牡丹皮 9 克，泽泻 10 克，山茱萸 9 克，龟甲 9 克，益智仁 10 克，石菖蒲 10 克，远志 6 克，竹叶 9 克，龙齿 30 克（先煎）。14 剂。

2. 王氏定痫散 2 料，分 56 日吞服。

1997 年 4 月 12 日八诊：上课好动，注意力不集中，智力较弱，反应慢，夜寐尚可。再拟益气养血，滋肾补脑调扶之。六味地黄丸改汤剂加味。

生地黄 12 克，山茱萸 9 克，茯神 10 克，牡丹皮 9 克，泽泻 12 克，太子参 10 克，炒白术 10 克，当归 9 克，川芎 9 克，益智仁 10 克，淫羊藿 9 克，龟甲 9 克，石菖蒲 10 克，远志 6 克，琥珀粉 3 克（吞服），珍珠母 30 克（先煎）。14 剂。

按语：患儿高热惊厥后，EEG 示痫波，但癫痫未发，似痫非痫。已服德巴金 5 年，而现头晕、嗜睡、尿床、智力发育迟缓等症。辨证属高热惊厥后，气血两亏，肾元不足，脑髓空虚，心神耗散。经服中药八珍汤加减补益气血升清、滋肾充髓后，头晕、嗜睡、遗尿等症状改善；但仍有注意力不集中，智力较弱，再图滋肾补脑益智，以六味地黄汤合圣愈汤加益智仁、淫羊藿、龟甲等气血阴阳双调、滋肾扶元，配合王氏定痫散培补元气以杜痫证，增入石菖蒲、远志、琥珀、珍珠母化痰开窍、平肝宁心，补中以善后，终获脑电图复查3次转阴，德巴金不增反减之佳效。

病案5

林某，男，10个月。

2009年8月5日初诊：昏厥抽搐、咬牙阵发5个月余。患儿出生5个月起，昏厥咬牙、肢体抽搐日十余次，约4秒钟后自行缓解。现经常外感发热，高热时抽搐加重，喉有痰声，胃纳不馨，大便臭秽量多散泄，咽红，舌红，苔黄薄腻，指纹紫滞。西医诊断：癫痫。中医诊断：痰厥，痫证。辨证属痰热内壅，引动肝风。治拟清心豁痰，平肝息风。

天浆壳5枚，竹沥半夏9克，茯苓10克，竹叶6克，龙齿15克（先煎），姜黄连3克，炒枳壳4.5克，姜竹茹6克，钩藤9克（后下），神曲9克，生谷芽15克，生麦芽15克。7剂。

2009年8月12日二诊：服药后症状减轻，昨起抽搐次数又增，胃纳稍增，大便臭秽减轻，舌苔根腻，指纹紫红。再拟健脾豁痰，镇惊安神。

竹沥半夏9克，天浆壳5枚，茯苓10克，竹叶9克，龙齿15克（先煎），琥珀粉3克（吞服），远志6克，钩藤9克（后下），陈皮6克，神曲9克，炒鸡内金6克。7剂。

2009年8月19日三诊：药后抽搐明显减轻，日六七次，夜寐尚安，纳可便调，两颊红赤，苔已化薄，指纹紫红。痰火未清，再拟清心安神。

竹叶9克，龙齿15克（先煎），黄连2克，胆南星3克，天竹黄6克，竹沥半夏9克，琥珀粉3克（吞服），茯苓10克，远志6克，陈皮6克，神曲6克。7剂。

此方加减陆续共服40剂，3个月后随访，抽搐未作，症情稳定，病已向愈。

按语：王霞芳教授认为各种原因（先天遗传、胎中受惊、痰热惊风、风痰扰神等）所致的癫痫常以痰火壅盛扰动肝风者为多。本例患儿新生5个月即发昏厥咬牙、肢体抽搐日十余次，为痰火内蕴，引动肝风上旋，蒙窍扰神而昏厥、抽搐阵发。治当涤痰为先，兼以清心开窍，平肝息风镇惊。以竹沥半夏、天浆壳、天竺黄豁痰为主；黄连、竹叶泻热，清心肝之火；琥珀、远志、钩藤、龙齿宁心安神，镇惊定搐；同时加陈皮、茯苓、枳壳、竹茹顾护脾土，以杜生痰之源，预防复发。三诊时，患儿抽搐明显减轻，按原法治之，服药40剂后，抽搐得平，其症已安。

病案 6

林某，男，11 岁。

1996 年 8 月 17 日初诊：肢体抽搐 10 年。患儿出生 5 个月起，即出现肢体抽搐，睡醒时常发，约 1 个月发病 1 次。多次检查 EEG 不正常。诊断：痫证。现服丙戊酸钠，每次 0.2 克，每日 3 次；γ-酪氨酸，每次 0.25 克，每日 2 次。刻诊：痰多色白，纳便均调，舌红苔润，脉细滑。辨证属痰浊胶阻，引动肝风而肢搐。急下顽痰为要。方选保赤散，下痰息风。保赤散，14 包。每包 0.3 克，每日 2 次，各吞1 包。

1996 年 8 月 24 日二诊：药后大便泻下痰浊颇多，今晨癫痫小发作 1 次，不自主咬牙，睡后恢复正常。无诱发因素，纳佳，舌红苔薄腻，脉细小弦。再拟汤剂涤痰平肝息风。

竹沥半夏 10 克，天竺黄 9 克，皂角 6 克，明矾 2 克，珍珠母 30 克（先煎），天浆壳 7 枚，胆南星 3 克，白附子 9 克，白蒺藜 9 克，钩藤 9 克（后下），龙齿 30克（先煎）。7 剂。

1996 年 8 月 31 日三诊：继以黄连温胆汤加减，随症加用皂角、明矾、胆南星、全蝎、蜈蚣、琥珀粉、钩藤、龙齿等，涤痰顺气、平肝祛风止搐。

1996 年 10 月 26 日四诊：服药近 2 个月，药后肢搐停发，症情已趋稳定，然记忆力差，学习成绩欠佳，苔薄润，脉细弱。再拟化痰息风，滋肾补脑。

石菖蒲 15 克，远志 6 克，竹沥半夏 10 克，天竺黄 9 克，全蝎 3 克，蜈蚣 2条，生地黄 10 克，益智仁 9 克，生首乌 10 克，钩藤 9 克（后下），淫羊藿 9 克，竹叶 9 克。7 剂。

1996 年 11 月 2 日五诊：痰浊自化，苔薄，神清，纳增便调，痫症未作。再拟益气健脾杜痰，加重滋肾充髓，益智健脑。

太子参 9 克，炒白术 10 克，石菖蒲 15 克，远志 6 克，竹沥半夏 10 克，龟甲 6克，生首乌 10 克，益智仁 9 克，淫羊藿 9 克，竹叶 9 克，龙齿 30 克（先煎），珍珠母 30 克（先煎）。14 剂。

1996 年 11 月 16 日六诊：调补以来，症情全面好转，智力明显进步，对答问题正确，唯上课容易分心，舌尖红，苔薄润。再拟滋阴泻火扶元。上方加生地黄 10克，盐水炒知母 6 克，盐水炒黄柏 6 克。14 剂。

1996 年 11 月 30 日七诊：肢搐不发，症情稳定，智转聪颖，上课注意力较前集中，学习进步，对答正确，成绩优良。再拟扶元通窍，上法续进。西药逐步减少。守上方去竹叶、龙齿；加全蝎 3 克。14 剂。

1997 年 1 月八诊：痫症未发，症情稳定，要求成药巩固疗效。予王氏定痫散。

连服半年后，家长告知旧病未发，已停服西药，记忆力增强，学习成绩优等，仍要求续配散剂，再予服散剂半年巩固疗效。

按语：该儿患癫痫已 10 年，初诊时症见痰多、肢体抽搐时发，辨证为痰浊胶阻，引动肝风上扰清窍而搐，脑电图多次异常。急以保赤散攻下顽痰。保赤散组成：巴豆霜 9 克，胆南星 30 克，朱砂 30 克，神曲 45 克。上药研成细末，每包 0.3 克，每日 2 次，每次吞服 1 包。巴豆霜辛温走散，攻逐痰涎，开窍通壅泄痰；胆南星蠲除风痰，通络定惊，两味同用治痫泄痰；朱砂定惊安神，镇惊息风；重用神曲消积化滞，兼护胃气。药仅四味，力宏效速，专治痰痫，能使痰涎由上下而出。症急者痰降气平，旋即缓解；病深者风痰顿蠲，惊痫即轻。对于风痰壅盛、形体壮实者，逐痰通壅，可与豁痰定惊之汤药同用，获效迅捷，但应中病即止，药后大便解出较多黏痰，继以黄连温胆汤加味涤痰顺气、平肝息风止搐。经治疗 2 个月后，痰浊自化，神清搐止，症情已趋稳定，但因患痫证多年，痰阻清窍，久病损及肾元，气血不能上供，髓海亏虚，导致智力发育迟缓，记忆力差，上课容易分心，学习成绩欠佳，故后期加用生地黄、龟甲、生首乌、益智仁、淫羊藿等滋补肾元，阴阳双补，充髓健脑益智，兼以化痰通窍息风，以调补及防病复发，不但旧病控制，患儿智力发育加速，再予王氏定痫散培补元气以杜其复发。近年家长曾来告之，患儿已考进重点中学，全家欣慰。

病案 7

王某，男，11 岁。

1996 年 8 月 3 日初诊：腹痛、足搐易跌 5 年余。经常头晕、腹痛时作，痛时足膝如掣易跌。脑电图屡次示轻度异常，但未发典型抽搐。纳佳便调，便下痛和，学习成绩下降。正服鲁米那，每次 15 毫克，每日 3 次；苯妥英钠，每次 50 毫克，每日 3 次；丙戊酸钠，每次 0.2 克，每日 3 次。检查：舌红，苔厚腻，脉沉细弦，形体壮实。EEG：异常。膝部 X 线：骨关节正常，臀肌挛缩。头颅 CT：颅内未见明显异常。诊断：腹型痫证。中医辨证为痰浊内阻，里热蕴盛，属痰热型癫痫。治拟豁痰清心安神。自拟泻心涤痰汤加减。

皂角 6 克，明矾 3 克，胆南星 3 克，天竺黄 9 克，竹沥半夏 10 克，姜黄连 3

克，黄芩6克，白蒺藜9克，钩藤9克（后下），木香6克，竹叶9克，龙齿30克（先煎）。7剂。

医嘱：忌冷饮、巧克力、鸡肉、羊肉等高热量饮食。

1996年8月10日二诊：药后腹痛未作，但激惹易怒，夜寐梦多惊叫，大便成形，舌红苔化，根部薄黄。再拟清心豁痰安神。

皂角6克，明矾2克，天竺黄9克，竹沥半夏10克，姜黄连3克，竹叶9克，龙齿30克（先煎），白蒺藜9克，石决明30克（先煎），钩藤9克（后下），远志6克，柏子仁9克。7剂。

1996年8月17日三诊：药后恶心未作，夜寐转安，神情转安，纳可便调，8月16日复查EEG与2月份同样有少量尖波。再拟下痰定痫。保赤散1料，每日2次，分5日吞服。

1996年8月24日四诊：药后腹痛便泄多次，粪便稀薄夹有痰液及痰块。夜寐转安，苔化薄润，知饥索食，自觉晨起尚有头晕嗜睡，睡后即安。现已停服苯妥英钠。仍宗前义。

竹沥半夏10克，天竺黄9克，天浆壳7枚，姜黄连3克，竹叶9克，龙齿30克（先煎），茯神10克，天麻6克，柏子仁9克，生牡蛎30克（先煎），黄芪6克。7剂。

1996年8月31日五诊：纳增，腹痛已和，未发痫，尚觉头晕，思睡，舌红苔薄净，脉细。再拟益气升清，化痰安神。

葛根9克，黄芪10克，太子参9克，炒白术10克，赤芍10克，川芎9克，天麻6克，钩藤9克（后下），泽泻12克，竹沥半夏10克。7剂。

按语：该儿患痫证5年，头晕，腹痛，舌苔厚腻，形体壮实，诊断为腹型癫痫。辨证为痰浊内阻，里热蕴盛，上扰清空。治拟豁痰为先，兼清心安神。以自拟泻心涤痰汤加减。经治后，患儿虽有好转，仍觉头晕，性躁易怒，苔薄黄腻，脉弦滑。此乃痰火未蠲，上扰清窍，应加重下痰之力，改以保赤散下其顽痰。药后腹痛、便泄多次，便中夹有痰液及痰块，夜寐转安，苔化薄润，知饥索食，乃顽痰化后，气血尚虚，清阳不升而头晕思睡，再拟补中益气升清、活血化瘀以治本。

病案8

俞某，男，10岁。

1996年8月17日初诊：2岁时跌跤后继发痫证，发则戴目、咬牙、肢搐；至

5岁时，服鲁米那，每次15毫克，每日2次，迄今未发抽搐，常觉头痛阵作，须注射安定而获眠安，纳可便调，舌胖嫩，苔薄腻，脉细弦滑，左眼斜视。EEG：现痫波。放射性核素检查：右脑枕叶血流灌注下降。核磁共振：右侧枕叶囊性病变畸形。诊断：癫痫。辨证属瘀血夹痰，风阳上亢。先拟活血化瘀，豁痰平肝息风。

川芎9克，当归9克，桃仁10克，红花4.5克，竹沥半夏10克，天竺黄9克，天浆壳7枚，钩藤9克（后下），广郁金9克，白蒺藜9克，石决明30克（先煎），珍珠母30克（先煎）。7剂。

1996年8月24日二诊：药后头痛转和，夜眠转安，毋须注射安定，舌苔化薄，自觉良好，再宗前义。上方去广郁金9克；加胆南星3克。14剂。

1996年9月14日三诊：症状稳定，头痛未作，苔薄净，脉细，纳佳便调。上法颇合，仍宗前义。桃红四物汤加味。

当归9克，川芎9克，生地黄9克，赤芍10克，桃仁10克，红花5克，珍珠母30克（先煎），石决明30克（先煎），竹沥半夏9克，胆南星3克，白附子9克。14剂。

1996年11月23日四诊：自服中药后头痛不作，痫症未发，症情向愈，舌苔净，脉小弦，记忆力尚差，学习成绩中等。再拟补气养血，化瘀息风。补中益气汤加减。

黄芪12克，白术10克，太子参9克，川芎9克，柴胡3克，当归9克，桃仁9克，红花6克，竹沥半夏10克，天麻6克，钩藤9克（后下）。14剂。

1997年1月4日五诊：头痛、癫痫均未作，智力进步，上课尚不安定，舌红苔薄前剥，纳可便调。再拟上法加减。圣愈汤加味，调补气血巩固之。

黄芪12克，太子参10克，川芎9克，当归10克，桃仁9克，红花6克，茯神10克，远志6克，石菖蒲10克，防风6克，辛夷花9克，天麻6克。14剂。

1997年1月18日六诊：头痛已和，记忆力增强，英语考试90分，苔净脉细，症情全面改善。守方加重。上方加天麻至9克，加藁本6克。14剂。

1997年2月1日七诊：症状全面向愈。予王氏定痫散2料，分56日吞服。

按语：本例患儿因2岁时跌跤后继发痫证，以头痛为重，痫发则戴目、咬牙、肢搐，辨证为瘀血夹痰阻络，风阳上亢，不通则痛，故头痛痫发，智弱，已服鲁米那5年。先拟活血化瘀，豁痰平息风阳，以桃红四物汤加石决明、珍珠母、竹沥半夏、广郁金、天竺黄、白附子、胆南星等治之。服药21剂后，症状稳定，头痛未作，药已奏效，继续治以桃红四物汤及补中益气汤，加豁痰平肝息风之品巩固之。

后期再以《医宗金鉴》之圣愈汤加减，益气活血通窍，调补后气血通畅，上供于脑，加速智力发育，学习进步。

病案 9

龚某，女，5 岁。

1996 年 8 月 10 日初诊：患儿 8 月龄时高热惊厥后，继发无热惊厥无数次。近日发作频繁，发则头痛头晕，恶心呕吐，夜寐手微抽动。EEG：有痫波，中度异常。化验：血钙偏低。诊断：癫痫。已服鲁米那每日 75 毫克，加服卡马西平、丙戊酸钠。刻下纳可便调，舌边红，苔厚腻，脉细滑。证属痰火为患，上壅引发肝风，头痛而厥。治拟豁痰泻火，镇静息风。自拟泻心涤痰汤加减治之。

皂角刺 6 克，明矾 2 克，黄芩 9 克，竹沥半夏 10 克，天竺黄 9 克，天浆壳 7 枚，竹叶 6 克，龙齿 30 克（先煎），白蒺藜 9 克，石决明 30 克（先煎），珍珠母 30 克（先煎），甘草 3 克。7 剂。

1996 年 8 月 17 日二诊：药后效显，服药后次日出现目斜神呆 1 ～ 2 分钟，神态尚清，头晕头痛减而未除，未发肢搐，纳增便调，苔化根薄腻。乃痰浊未清，再拟豁痰开窍，平肝息风。

1. 保赤散 1 料。

2. 天竺黄 9 克，天浆壳 7 枚，明矾 2 克，钩藤 9 克（后下），黄芩 9 克，竹沥半夏 10 克，竹叶 9 克，龙齿 30 克（先煎），白蒺藜 9 克，石决明 30 克（先煎），珍珠母 30 克（先煎），甘草 3 克。10 剂。

1996 年 8 月 31 日三诊：服保赤散后，便下 6 ～ 7 次夹痰浊，至第 3 日突然惊叫，呕吐食物，目斜抽搐约 1 分钟。近日症情平静，无头晕头痛，苔化薄润，根微腻，纳少便干。再拟健脾滋阴，平肝息风。

生地黄 12 克，白芍 9 克，龙齿 30 克（先煎），钩藤 9 克（后下），远志 6 克，九节菖蒲 10 克，珍珠母 30 克（先煎），石斛 9 克，谷芽 15 克，竹沥半夏 10 克，瓜蒌仁 10 克。14 剂。

1996 年 9 月 14 日四诊：上周发作数次，发前头痛，本周偶有头痛目呆，食欲减退，呕吐 1 次，大便转软，舌红苔薄白微腻。再拟平肝豁痰。

皂角刺 6 克，明矾 2 克，白蒺藜 9 克，石决明 30 克（先煎），天竺黄 9 克，竹沥半夏 10 克，远志 6 克，九节菖蒲 15 克，竹叶 9 克，龙齿 30 克（先煎），神曲 10 克，鸡内金 9 克，谷芽 15 克。14 剂。

1996 年 9 月 28 日五诊：药后食欲大增，2 周内发病 3 次，均有头痛头晕呕吐，手足抽搐，吐痰白沫，苔薄腻，脉细弦滑。此为肝风夹痰上扰，胃失和降。治拟平肝息风，下痰和胃。

白蒺藜 9 克，石决明 30 克（先煎），磁石 30 克（先煎），钩藤 9 克（后下），竹沥半夏 9 克，天竺黄 9 克，旋覆花 9 克（包煎），代赭石 30 克（先煎），皂角刺 6 克，明矾 3 克，胆南星 3 克，白附子 9 克。14 剂。

按语：癫痫发病原因众多，可因先天遗传，胎中受惊，痰热惊风，外伤瘀血而发病。王霞芳教授认为小儿癫痫常以痰火壅盛上扰，引动肝风，蒙闭清窍而出现抽搐阵发、神昏。治当豁痰泻火，镇静息风，以自拟泻心涤痰汤投治。皂角刺、明矾、竹沥半夏、天竺黄、天浆壳豁痰利窍，令痰上越吐出；加竹叶、龙齿、黄连、黄芩清心肝之火；白蒺藜、石决明、珍珠母、钩藤通络平肝，息风止惊。二诊服用保赤散以下其顽痰。数诊后，痰浊蠲化，但脾胃失和，按原法治之加石斛、生地黄、白芍健脾养阴柔肝，旋覆花、代赭石降气下痰和胃。抽搐得平，其症渐减。

病案 10

王某，女，13 岁。

2012 年 5 月 7 日初诊：反复四肢抽搐 1 年余。患儿去年车祸致颅脑外伤，当时查 CT 示硬膜下血肿，急诊手术清除血肿，术后昏迷 4 天方苏醒；半月后出现四肢抽搐，考虑继发性癫痫，服用德巴金至今。目前癫痫发作每月 6～8 次，每次约 3～5 分钟。刻下时觉头晕头痛，反应迟钝，面色㿠白，四肢无力，胃纳不佳，胸闷不舒，大便略溏，夜寐欠安，舌淡苔薄，脉细涩。辨证属瘀血内阻，脑脉失养。治拟活血化瘀通络，益气养血健脾。八珍汤加减。

柴胡 6 克，川芎 9 克，赤芍 12 克，丹参 9 克，牡丹皮 9 克，石菖蒲 9 克，远志 9 克，太子参 9 克，白术 9 克，山药 12 克，茯神 12 克，僵蚕 9 克。14 剂。

2012 年 5 月 21 日二诊：癫痫半月内发作 2 次，发病时间约 3 分钟，仍有头痛头晕，胃纳转佳，大便成形，夜寐转安，舌淡红，苔薄白，脉细。再拟益气活血息风。

太子参 9 克，白术 9 克，桃仁 9 克，红花 6 克，丹参 12 克，川芎 9 克，赤芍 9 克，生地黄 9 克，白芷 6 克，钩藤 9 克，僵蚕 9 克，甘草 6 克。14 剂。

2012 年 5 月 28 日三诊：家长自行停用西药半月，仅服上方中药汤剂，未见肢体抽搐，头痛转和，纳佳便调，舌淡红，苔薄白，脉细。再拟原法巩固。上方加石决明 30 克（先煎）。14 剂。

随访半年，患儿未服用西药，每月偶发癫痫 1 次。

按语：患儿因车祸颅脑外伤，瘀血内阻，精明失司而继发痫证。瘀血为标，血运失司为本，故拟活血化瘀通络、益气养血止痉，选八珍汤加减治之。二诊时，癫痫发作次数减少，纳增便调，乃脾气初复之象，改投桃红四物汤合四君子汤加味，益气养血，活血化瘀通络，以达气血通畅息风之目的。三诊时，家长自行停服西药，但痫症未作，显示药证合拍，再守原法，稍佐平肝息风之品，防微杜渐。

病案 11

刘某，男，9 岁。

2015 年 11 月 6 日初诊：患癫痫 1 年余。患儿因学习成绩差，家长棒打后致头颅外伤，引发癫痫，每周发病 3～4 次。颅脑 CT：左颞顶部软化灶。EEG 检查多次阳性。正在服卡马西平。痫发则双目斜视，肢体抽搐，口吐涎沫。平时常觉头痛耳闷，鼻塞不利，面色㿠白，口唇紫暗，舌淡苔薄，两脉细涩。中医辨证属外伤后瘀血阻窍致痫。先拟活血化瘀，养血通窍止痉。

柴胡 9 克，赤芍 9 克，川芎 9 克，丹参 9 克，当归 9 克，石菖蒲 9 克，远志 6 克，辛夷 6 克，蝉蜕 6 克，僵蚕 9 克，沥半夏 9 克。14 剂。

2015 年 11 月 20 日二诊：药后半月内偶发癫痫 2 次，间隔时间延长，发作程度减轻。上方尚合。桃红四物汤味续治。

赤芍 9 克，川芎 9 克，当归 9 克，生地黄 9 克，桃仁 9 克，红花 3 克，丹参 9 克，僵蚕 9 克，全蝎 3 克，石菖蒲 9 克，远志 6 克，钩藤 9 克，甘草 3 克。14 剂。

2015 年 12 月 18 日三诊：服上药后，患儿家长又自行加服 14 剂。现患儿头痛转和。自行停服西药 1 个月，患儿未发癫痫。上方加白蒺藜 10 克，珍珠母 30 克（先煎）。28 剂。

2016 年 1 月 18 日四诊：痫发 1 次，病发时抽搐、吐沫、目斜视，约 1 分钟缓解，偶有头痛。

生地黄 9 克，赤芍 9 克，白芍 9 克，川芎 9 克，桃仁 9 克，红花 3 克，竹叶 9 克，龙齿 15 克，钩藤 9 克，白蒺藜 9 克，石决明 15 克，全蝎 3 克，蜈蚣 1 条。28 剂。

3 个月后随访，患儿痫症偶作，症状大有改善，仅见目上翻，未有抽搐，瞬间即和，再拟前法巩固之。

按语:《幼科释谜》:"刘完素曰:大抵血滞心窍,邪气在心,积惊成痫,通行心经,调平血脉,顺气豁痰,乃其要也。"本例患儿头颅外伤后瘀血内阻,窍道不通引发癫痫,兼有鼻塞、耳闷等症,为肝郁血瘀、经脉阻滞所致,以疏肝理气、活血通窍为先。选柴胡、赤芍、当归、川芎、丹参类,乃取四物汤合四逆散之意疏肝理气,活血化瘀;半夏、石菖蒲、远志、辛夷、蝉蜕、僵蚕等芳香化痰,祛风通窍。二诊时,方药初见成效,改取桃红四物汤为基础,活血化瘀通络,加白蒺藜、石决明、钩藤、竹叶、龙齿、全蝎、蜈蚣等平肝息风镇惊,以停惊痫抽搐也。停服西药后,中药调治数月,终获良效。

病案 12

蒲某,女,4岁。

2015年12月4日初诊:癫痫2年余。1岁后发病,脑电图示异常痫波,已服德巴金2年。近半年内,患儿发病2次,四肢轻微颤抖,约1分钟后停止,昏睡、神志不清需半小时后方醒。刻下头晕,厌食,肢倦无力,大便尚调,形瘦矮小,身高体重均不达标,舌胖,边有齿痕,苔薄腻,脉细小弦。追问患儿乃早产儿,孕7月时剖宫产,孕3月时孕母曾患肺炎。辨证为先天胎弱肾虚,后天脾虚痰浊为患。先拟健脾消疳醒胃,化痰安神。

藿香9克,焦白术9克,煨三棱9克,煨莪术9克,胡黄连3克,青皮6克,生谷芽9克,生麦芽9克,神曲9克,枳壳6克,木香6克,石菖蒲9克,远志6克。7剂。

2015年12月11日二诊:药后胃纳略增,舌尖泛红,苔根腻。再拟守方加减。上方去藿香、白术;加川芎9克,竹叶9克。14剂。

2015年12月25日三诊:苔化胃纳转佳,知饥,食之有味,脉细小弦。家长自行停西药后,患儿头晕、肢体抽搐未作,神情安定。仍宗前义。上方去三棱、莪术;加太子参9克,白术9克,茯苓10克。14剂。

2016年1月8日四诊:胃开纳馨,舌苔薄白,二便调,夜寐佳,痫症未发。症已向愈。改选六味地黄汤加味。

生地黄9克,熟地黄6克,山药12克,山茱萸9克,牡丹皮9克,茯苓9克,泽泻9克,龟甲6克,鳖甲6克,太子参10克,神曲9克,青皮6克,生谷芽15克,生麦芽15克,木香6克,枳壳6克。14剂。

2016年1月22日五诊:入冬以来痫症未作,要求配制膏方调理。

2016 年 2 月 22 日六诊：痫症未发已 10 个月，身高、体重均已合格，停服西药已有半年。

按语：本案患儿乃早产儿，孕母患病早产，胎孕失养，胎儿本元肾虚怯弱，产后引发婴儿虚风内动，肢颤、昏迷而发癫痫，乃先天胎疾，痫属本虚；加之后天脾虚失健厌食，水谷精微滋养不足，导致阴阳气血亏虚，而见头晕形瘦，生长缓慢已现疳证，急需消疳运脾醒胃，治标为先。二诊，见胃气初动，加太子参、白术、茯苓进一步益气健脾，养营安神。三诊后，家长自行停予西药，患儿痫症未发，症情向愈。后以六味地黄汤加血肉有情之品滋养阴精气血，补肾助长，但仍需辅以益气健脾养胃之品，补后天水谷精微滋养巩固。家长要求膏方调理，据证配制补气养血、脾肾同调之膏方以培元固本，其中重用人参、紫河车，乃应《得配本草》"大补气血，尤治癫痫"之旨，为治虚痫之佳药。

病案 13

章某，女，6 岁。

2016 年 4 月 8 日初诊：癫痫发作 2 年。3 岁半时，患儿因雷雨时受惊，而发四肢抽搐，斜颈，神昏，约 5 分钟苏醒。本月 4 日背唐诗时兴奋，突然双目上视，跌仆，手足抽搐约 3 分钟缓解。120 救护车送院，查脑 CT 正常，脑电图示癫痫。刻下夜梦惊醒，纳可，嗜食荤腥、甜食，厌蔬菜，大便干，舌偏红，苔薄腻，脉细弦滑。乃因惊吓引动肝风，气乱神迷。先拟平肝息风，安神定惊。

竹叶 9 克，龙齿 15 克，磁石 15 克，钩藤 9 克，天麻 9 克，白蒺藜 9 克，杭菊花 6 克，柴胡 6 克，白芍 9 克，生地黄 9 克，青皮 6 克，炙甘草 3 克。7 剂。

2016 年 4 月 15 日二诊：痫症未发，苔中尚腻，纳可，脉细小弦。再拟化痰息风镇惊。

竹沥半夏 9 克，天竺黄 9 克，胆南星 9 克，白附子 9 克，炙甘草 3 克，钩藤 9 克，竹叶 15 克，龙齿 15 克，磁石 15 克，白蒺藜 9 克，珍珠母 30 克。7 剂。

2016 年 4 月 23 日三诊：外出游玩归来，曾有面部抽搐，瞬间即和（2 秒钟），苔化薄润，胃纳已馨。症情大为减轻，仍宗前义，毋庸更张。上方加天麻 9 克，全蝎 3 克。14 剂。

2016 年 4 月 30 日四诊：药后诸恙平和。再拟调扶气血，兼化痰浊巩固之。归芍六君子汤加味。

当归 9 克，白芍 10 克，太子参 10 克，生白术 10 克，茯神 10 克，炙甘草 5 克，

制半夏 9 克，陈皮 6 克，钩藤 9 克，天麻 9 克，白蒺藜 9 克，珍珠母 30 克，磁石
30 克。14 剂。

上方加减调治半年，未发痫病。

按语：《黄帝内经》云："惊则气乱。"患儿平素嗜食荤腥、甜品，酝酿痰火为内
因，一旦受惊，扰动心肝，气机逆乱，上冲于脑，元神受扰，肝风夹痰则四肢抽
搐、斜颈、神昏发病。先拟清心火，平肝风，镇惊宁神。方以竹叶、龙齿、磁石清
心镇惊；天麻、白蒺藜、钩藤、杭菊平肝息风；柴胡、青皮、白芍、生地黄疏肝理
气，养血息风。二诊时，痫症未作，苔略化尚腻，痰浊内蕴，防其动风，加重豁痰
息风，以竹沥半夏、天竺黄、胆南星、白附子之属蠲除顽痰。三诊时，患儿兴奋后
曾有面部抽搐仅 2 秒钟自平，症情大为减轻，痫症未作，药证合拍，病已获效。后
期以归芍六君子汤加平肝镇惊息风之品调理，随访半年未见痫发。

病案 14

李某，女，27 月龄。

2016 年 5 月 20 日初诊：癫痫频发 1 年。15 月龄时，患儿手足抽搐阵作，脑电
图示痫波频发，予服丙戊酸钠至今。刻下神情微呆，反应欠灵，喉有痰声漉漉，形
体肥壮，舌红苔腻，指纹暗红。追问其母，患儿生产时因时间过长缺氧，而由顺产
转剖宫产。探知病因为产伤缺氧，脑脉失健，又婴儿肥体多痰，痰浊阻络引动肝风
而痫发抽搐。

皂角 6 克，明矾 1 克，竹沥半夏 9 克，天竺黄 6 克，茯苓 9 克，甘草 3 克，竹
叶 9 克，龙齿 15 克，钩藤 9 克，白蒺藜 9 克，珍珠母 15 克。14 剂。

2016 年 6 月 3 日二诊：药后，抽搐未再现，偶有手抖，舌苔化薄中尚腻，喉有
痰声，微咳，上方初收成效。改方下痰为主，清心潜阳息风，健脾杜痰，防痫再发。

1. 保赤散 1 料，内服下痰，中病即止。如见大便夹有痰液、通泄或次多即停服。

2. 陈皮 6 克，竹沥半夏 9 克，茯苓 9 克，甘草 3 克，胆南星 10 克，皂角 6 克，
明矾 1 克，天竺黄 6 克，竹叶 9 克，龙齿 15 克。7 剂。

2016 年 6 月 10 日三诊：服用中药后，痰祛神清，连续 3 个月痫症未发。家长
自行停服西药，昨日再次肢体抽搐 1 次，约数秒钟缓解。改方王氏定痫散 1 料，分
28 日，每日分 2 次吞服。

后继续吞服，以资巩固。随访半年未发癫痫。服药 8 个月后复查脑电图转阴性。

按语：小儿心、肝常有余，肺、脾、肾常不足。患儿因产伤缺氧，气血不能上

行致脑脉失健，脾、肾虚损运化水湿乏权，致聚湿酿痰，喉中痰声漉漉，随心肝有余之气内扰动风，发为痫证。当先蠲痰清心，平肝息风，痰祛气顺，神志即清。二诊，改用保赤散下痰清心，兼以平肝息风，再合星附六君子汤运脾燥湿蠲痰，则痰不再生而心清神安，其痫亦停，连续3个月痫症未发。三诊时，家长自行停西药后，再次出现轻度肢体抽搐1次，分析为痰浊虽化，但患儿正气本虚，则虚风内动，法随症变，而以王氏定痫散益气养血、息风培本，以资巩固。

病案 15

陈某，男，6岁。

2016年7月1日初诊：患痴笑型癫痫3年余。MRI检查3次无异常；EEG检查首次有痫波，经服抗痫西药治疗后，检查无异常已2年。去年9月，EEG检查又现异常。今年5月出现痴笑、奔跑5～6秒缓解，神志正常，发病前自有知觉，发时面红后转苍白，目下睑青暗。迄今发病次频，日3～4次，服奥卡西平加量达0.45克，一日2次，近2周未发。刻下注意力难集中，精神萎靡，自觉乏力，心烦易怒，纳可便调，夜眠辗转不宁，舌红苔薄腻罩灰，脉细弦。辨证属痰热内壅，引动肝风。先拟平肝息风宁神。

白蒺藜10克，珍珠母15克（先煎），天麻10克，石决明15克（先煎），石菖蒲10克，胆南星10克，炙远志6克，茯神10克，琥珀粉3克（吞服），黄连3克，黄芩10克。7剂。

2016年7月8日二诊：药后夜眠渐安，心神较宁，两手较前有力，纳佳体胖，唯胆怯，苔化薄白腻。上方尚合，仍宗前义。上方加姜半夏10克，柏子仁10克。14剂。

2016年7月21日三诊：药后心情舒畅，喜笑但不痴笑，偶诉腿痛，痫症未发已有1个月。纳佳略体胖，喉有痰声，入睡晚，夜易醒，目下睑青暗，注意力难集中，舌边尖红赤，有芒刺，苔薄白微腻，脉细小滑。肝风渐平，心火痰浊未清，再拟清心豁痰宁神。

黄连3克，黄芩10克，姜半夏10克，胆南星10克，茯神10克，白蒺藜10克，珍珠母15克（先煎），石菖蒲10克，炙远志6克，柏子仁10克，竹叶10克，龙齿15克（先煎），丹参10克。14剂。

2016年8月5日四诊：药后神振，痴笑未作，性情舒畅，语言对答如流，活动正常，智力正常，夜眠改善，入睡快，纳谷稍减，略有痰声，两便尚调，目下青暗消淡，苔化薄白，根微腻，脉细滑。此为心肝火降，痰浊未清。仍宗前义。

黄连 6 克，黄芩 10 克，姜半夏 10 克，石菖蒲 10 克，炙远志 6 克，茯神 10 克，白蒺藜 10 克，珍珠母 15 克（先煎），竹叶 10 克，龙齿 15 克（先煎），柏子仁 10 克，广郁金 10 克。14 剂。

2017 年 3 月 3 日五诊：上课注意力能集中，听课能懂，作业完成正确，有自信，心情舒畅，不易发怒，无痴笑，不发痫，神振，纳便均调，眠安，尚有梦呓，舌偏红，苔化薄微腻，脉滑小弦。已服中药近 5 个月，症情向和，但仍服西药维持量（剂量同去年 7 月初诊时，未增加）。再拟前法巩固。

黄连 3 克，黄芩 10 克，半夏 10 克，石菖蒲 10 克，炙远志 6 克，茯苓 10 克，胆南星 10 克，柏子仁 10 克，竹叶 10 克，龙齿 15 克，淮小麦 15 克，甘草 3 克，大枣 3 枚。14 剂。

按语：患儿纳佳，体胖壮实，痰火壅盛，肝风上旋扰神，而引发痴笑型癫痫，同时肝木乘土，而出现精神萎靡、神疲无力的脾虚之象，属邪实正虚，痰火上扰则肝风内动，故先拟豁痰泻火清心，平肝息风。方用王霞芳教授经验方泻心宁神汤加减。黄连、黄芩、半夏三味为君药，以清热泻火；白蒺藜、石决明、珍珠母平肝息风；天麻、琥珀通络息风镇惊；胆南星、石菖蒲、远志、茯神涤痰宁心定痫。复诊时，患儿心神较宁，夜眠渐安，心情舒畅，癫痫未发，取仲景方半夏泻心汤去干姜、人参以清心火、泻痰热。王霞芳教授将半夏泻心汤灵活运用于痰火壅盛之动风，以实证为主所致的多种儿童精神神志疾病之初期，常收佳效，同时加入竹叶、龙齿两药，以清心潜阳、平肝宁神。五诊时，诸症缓解，加入甘麦大枣汤，以甘润平补，养心调肝，缓图其本，杜其复发。

病案 16

项某，女，9 岁。

2014 年 4 月 11 日初诊：失神时作 7 个月余。2014 年 3 月，患儿于儿童医院 EEG 检查 2 次均示异常脑电图。近日，外感发热后，咳嗽痰阻，纳少口臭，形瘦偏矮，面色萎黄，山根青筋可见，目下睑青暗，大便尚调，夜眠尚安，舌淡红苔根薄黄腻，脉濡细。针刺四缝穴无液。诊断：癫痫。家长拒服抗痫西药，来中医儿科求治。中医辨证属本元怯弱，元神不足之虚痫。本拟益气养血、培补元神，然其新感外邪，病后痰湿未清，治兼益气健脾、化痰养胃。

1. 董氏开胃散 2 套外敷 2 周。

2. 太子参 10 克，白术 10 克，陈皮 6 克，制半夏 10 克，茯苓 10 克，石菖蒲 10 克，炙远志 6 克，川芎 10 克，桔梗 5 克，生山楂 10 克，谷芽 10 克。14 剂。

2014 年 4 月 25 日二诊：药后咳减痰少，苔化薄微腻，纳谷不多，大便尚调，夜尿 1 次，神呆时作，瞬间即和，面黄少华，形瘦，盗汗。邪去咳减，痰浊未清，再拟益气升清，活血醒脑。

黄芪 10 克，苍术 10 克，太子参 10 克，茯苓 10 克，姜半夏 10 克，石菖蒲 10 克，炙远志 6 克，川芎 10 克，砂仁 3 克（后下），白豆蔻 3 克（后下），谷芽 15 克，黄柏 10 克。14 剂。

2014 年 6 月 6 日三诊：服上方加减 40 剂后，胃口已开，夜尿 1 次，仍发神呆，瞬间即和，日十余次，无头晕，眠亦安，手心烦热。上法颇合，仍宗前义。

黄芪 10 克，苍术 10 克，太子参 10 克，葛根 10 克，柴胡 6 克，川芎 10 克，黄芩 10 克，石菖蒲 10 克，炙远志 6 克，益智仁 10 克，谷芽 10 克。14 剂。

2014 年 7 月 4 日四诊：纳馨，神呆少发，夜尿自醒，不尿床，舌红苔根薄黄腻。症情递减，再拟豁痰清心安神。

姜半夏 9 克，茯苓 9 克，竹茹 6 克，炒枳壳 9 克，太子参 10 克，黄芪 10 克，苍术 10 克，黄芩 10 克，川芎 10 克，葛根 10 克。14 剂。

2014 年 7 月 18 日五诊：曾有癫痫小发作 1 次，失神次数大减，每月仅发 2～3 次，纳佳便调，面色转润，山根青筋色淡，神情活泼，学习成绩进步，舌边尚红，苔微腻，脉细小弦，手心尚烦热，汗多。上法颇合，仍宗前义。

黄连 3 克，姜半夏 9 克，茯苓 9 克，竹茹 6 克，炒枳壳 9 克，黄芪 10 克，石菖蒲 10 克，川芎 10 克，太子参 10 克，葛根 10 克，14 剂。

后家长代诊，症情向愈。7 月 18 日方去葛根；加竹叶 10 克，龙齿 15 克（先煎）。14 剂。

2014 年 9 月 12 日六诊：上方调治颇合，神呆停作已 2 个月，纳增胃开，面色由萎黄转两颊微红，体重增加明显，二便均调，舌红苔化，根尚薄腻，脉细带弦，眠安，抗力增加。5 个月来未发感冒。

黄连 3 克，姜半夏 9 克，茯苓 9 克，竹茹 6 克，炒枳壳 9 克，柴胡 6 克，太子参 10 克，川芎 10 克，黄芪 10 克。14 剂。

2016 年 8 月 5 日七诊：患儿中药调治至今已 2 年余，症情全面向和，失神未再作。2016 年 7 月 26 日复查 EEG 示脑电图未见异常。纳佳便调，面转红润，神情活泼，目清体丰，舌边偏红，苔根薄白微腻，脉濡细，两便通调，病已向愈。继以益气升清，养血活血健脑，以资巩固。

太子参 10 克，北沙参 10 克，麦冬 10 克，黄芪 20 克，川芎 10 克，大白芍 10 克，丹参 10 克，牡丹皮 10 克，石菖蒲 10 克，柴胡 6 克，黄芩 5 克，益智仁 10 克。14 剂。

按语：患儿病因先天不足，本元怯弱，气血亏虚一时不能上供于脑而发神呆（失神），瞬间即醒，乃痫病轻症。形神不振，正虚为本，治应益气养血、培补元神。但因患儿新感外邪，痰浊未清，不宜骤补留邪，先拟益气健脾化痰、升清开窍。方选六君子汤振奋胃气，扶正祛邪；同时，治痫之法，首先治痰，六君子汤亦具健脾祛痰开窍之功，一举两得。复诊时，患儿邪化咳止，神呆仍时作次多，改为专治癫痫本病，用补中益气法。王霞芳教授认为补中益气汤有益气升阳之功，能助气血上充脑窍，为虚证痫病之扶元养神良方。四诊时，胃纳已馨，尚有神呆小发作，舌红苔根尚黄腻，痰火未清，痫之宿根未除，再拟豁痰清心、通窍宁神，改用温胆汤加益气升清之品。温胆汤具清降肝胆积热、化痰安神之功，对于痰热内扰所致的多种变证，具有独到疗效。后再加黄连清心肝火，下痰热，连续服用，调治经年，失神不再复发，症情全面向愈，学习成绩达优。复查脑电图未见异常。本案未用治痫常法，而以补益气血升清祛痰收效，为治病求本之旨也。

病案 17

邓某，男，6 岁。

1996 年 8 月 3 日初诊：癫痫 10 个月。去年 11 月初，患儿发痫，夜睡半小时后突然戴目，手足抽搐，神昏约 2 分钟缓解。今年 4 月、6 月各发 1 次，均为入睡半小时后，均因当晚看电视、游戏活动较剧烈引发。喉有痰声，厌食盗汗，二便正常，夜寐尚安，舌质淡嫩，苔薄润，脉细滑，面黄形瘦，乳蛾肿大。EEG 示异常痫波。EKG 示窦性心动过速。诊断：癫痫（痰痫）。辨证属营卫不和，痰浊内阻，心脑失养。治宜调和营卫，豁痰宁心止痫。桂枝汤加涤痰息风之品投治。

桂枝 3 克，炒白芍 6 克，甘草 3 克，竹沥半夏 10 克，天竺黄 9 克，竹叶 9 克，龙齿 30 克（先煎），钩藤 9 克（后下），天浆壳 7 枚，远志 6 克，炒谷芽 12 克，石斛 9 克，生姜 2 片，大枣 3 枚。7 剂。

医嘱：忌冷饮、巧克力、可乐、鸡肉、羊肉等。

1996 年 8 月 10 日二诊：药后汗减，纳增，大便通调，头晕已和，夜寐亦安，唯性情急躁，易怒，乳蛾缩小，咽颊尚红。再拟清心平肝利咽。桂枝加龙骨牡蛎汤加减。

桂枝 3 克，龙齿 30 克（先煎），赤芍 6 克，白芍 6 克，甘草 3 克，白蒺藜 9 克，石决明 30 克（先煎），竹叶 9 克，远志 6 克，石菖蒲 12 克，珍珠母 30 克（先煎），石斛 9 克，炒谷芽 12 克。7 剂。

1996 年 8 月 16 日三诊：药后纳馨，头晕已平，性情渐缓，夜寐转安，尚有磨牙，苔根薄腻。再拟下痰治本。保赤散 1 料。

1996 年 8 月 21 日四诊：服保赤散后，有反胃呕吐，药后 3 小时左右便泄 4～5 次，稀薄夹有泡沫，停药后正常。夜寐安宁，尚有磨牙，脾气急躁易怒，舌苔薄腻，脉细弦滑。刻下大便尚稀薄。再拟益气化痰，息风敛汗。四君子汤合桂枝加龙骨牡蛎汤加减。

党参 6 克，焦白术 10 克，茯神 10 克，炙甘草 3 克，桂枝 3 克，炒白芍 6 克，龙齿 30 克（先煎），远志 6 克，石菖蒲 12 克，白蒺藜 9 克，钩藤 9 克（后下），竹沥半夏 10 克，天竺黄 9 克，珍珠粉 0.3 克（吞服）。14 剂。

1996 年 9 月 9 日五诊（家长代诊）：患儿 8 月 26 日在火车上入睡时痫发 1 分钟，醒后吐痰两口，前额觉痛。家长要求成药调扶巩固。此乃出发前紧张引起。王氏定痫散 2 料，分 56 天吞服，每天 2 次。

1996 年 10 月 23 日六诊（家长代诊）：患儿劳累后曾发痫症 1 次，约 2 分钟，抽搐停止后有少量口水流出，大便已通。

桂枝 6 克，龙骨 15 克，牡蛎 15 克，竹叶 9 克，钩藤 9 克（后下），天竺黄 9 克，全蝎 3 克，竹沥半夏 10 克，琥珀粉 3 克（吞服），珍珠粉 0.3 克（吞服），蜈蚣 2 条。30 剂。

1996 年 11 月 22 日七诊：头痛已和，面黄形瘦，纳少，疲劳或兴奋后入睡时尚有抽搐，1～3 分钟可缓解，上月发病 3 次。此为顽痰内壅，宿根未除。再拟蠲除顽痰，平肝息风。

皂角 6 克，明矾 2 克，白附子 9 克，天竺黄 9 克，天浆壳 7 枚，竹沥半夏 10 克，白蒺藜 9 克，钩藤 9 克（后下），全蝎 3 克，蜈蚣 2 条，竹叶 9 克，龙齿 30 克（先煎）。20 剂。

1996 年 12 月 20 日：家长来信诉症情稳定未发，要求续配王氏定痫散。

按语：患儿因营卫不和，阴阳失衡，表虚不固，表现为厌食、盗汗、舌淡嫩、苔薄润等脾虚之象；痰浊内阻，心脑失养，出现痫证，抽搐发作时，喉有痰声。故治宜调和营卫、豁痰宁心，以桂枝加龙骨牡蛎汤调和营卫，平衡阴阳，加涤痰息风之品。药后汗减，纳增便调，头晕已和，夜寐亦安，唯尚有抽搐，辨为顽痰作祟，再拟蠲化顽痰，平肝息风。后，加服王氏定痫散培补元气以杜其复发，经 3 个月余的治疗，诸症稳定向和。

病案 18

王某，男，7 岁。

2016 年 12 月 9 日初诊：肢体抽搐反复 6 年余。患者 10 月龄起曾发高热，四肢抽搐，当时体温 40℃，持续 10 分钟，口吐白沫，两目上视，口唇青紫。查 EEG 示阳性。诊断为癫痫。其后长期服用中药治疗，未曾服用西药。近 3 年来，每次发热超过 39℃就诱发癫痫，四肢抽搐。平时纳少，大便调，学习成绩差。刻下鼻塞，时咳有痰，咽肿蛾大，无发热，舌淡红，苔薄腻，脉细小滑。中医辨属痰痫，兼感外邪，先拟化痰止咳。二陈汤合甘桔汤加味。

姜半夏 9 克，陈皮 6 克，橘络 6 克，茯苓 9 克，辛夷 6 克，苍耳子 9 克，杏仁 6 克，桔梗 6 克，甘草 3 克，炒牛蒡子 9 克，川贝母 6 克，浙贝母 6 克，紫菀 9 克，百部 9 克。7 剂。

2016 年 12 月 16 日二诊：药后鼻通，咳和痰松，蛾肿稍减，胃纳仍少。仍守前义。

姜半夏 9 克，陈皮 6 克，橘络 6 克，茯苓 9 克，白术 9 克，辛夷 6 克，苍耳子 9 克，杏仁 6 克，桔梗 6 克，甘草 3 克，川贝母 6 克，浙贝母 6 克，神曲 9 克，生谷芽 9 克，生麦芽 9 克。7 剂。

2016 年 12 月 23 日三诊：痰浊渐消，咳嗽转平，胃纳亦增，夜寐尚可，癫痫未发。六君子汤加桂枝汤加减，调理 3 个月。

2017 年 3 月 20 日四诊：近因外出春游后当夜发热，体温达 39.5℃，鼻塞，恶寒，无咳，予以西药退热后，今日体温再次升高至 39.3℃。刻下恶寒，发热，无汗，少咳，咽蛾肿痛，舌边尖红，苔薄白，大便 2 天未解。先予疏风解表，和解退热。

桑叶 9 克，薄荷 6 克，柴胡 6 克，黄芩 9 克，桔梗 6 克，炒牛蒡子 9 克，竹叶 9 克，龙齿 15 克，芦根 15 克，姜竹茹 6 克，珍珠母 30 克。3 剂。

2016 年 3 月 23 日五诊：药后热退已净，本次外感高热，未引发痫证。

按语：本例患儿多次因高热导致惊厥抽搐，脑电图显示阳性，是属痫证，且近年每发高热必致痫发，病根已成。王霞芳教授谓壮热为痫证之诱发因素，痰浊内壅为病本，应从调治肺卫、化痰定惊入手，故首诊以二陈汤化痰，佐加宣肺疏风之品。二诊时，咳减痰松，食欲不振，脾胃运化乏权，守方再加白术、生谷芽、生麦芽、神曲等运脾消食护胃。三诊起，病情全面改善，以桂枝汤合六君子汤调和营卫，益气健脾化痰，杜绝发痫之病源。经一段时间调治后，患儿营卫已和，脏腑阴阳平衡，抵抗力增强，虽偶感外邪，再发高热也未引发癫痫。《备急千金要方》教示："儿有热，不欲哺乳，卧不安，又数惊，此痫之初也。凡小儿腹中有痰生则身寒热，寒热则血脉动，动则心不定，心不定则易惊，惊则痫发速也。"故王霞芳教授在四诊时选疏风退热方中加竹叶、龙齿、珍珠母乃宗此意。

病案 19

王某，女，14 岁。

2013 年 6 月 7 日初诊：四肢抽搐时发半年。半年前，患儿无明显诱因下，出现四肢抽搐，神昏，约 2 分钟缓解，苏醒后下身血染，多次妇科检查均未发现异常。自 13 岁月经初潮起经期不规则，适来之时有小腹胀痛。2 个月前经水适来，又发四肢抽搐 1 次。刻下头昏，两颧潮红，夜寐易醒，略感胸闷，胃纳欠佳，二便尚调，舌红苔少。诊断：经期抽搐。辨属经期肝失条达，气机不利，冲任失调引发肢搐。先拟疏肝调经，息风定惊。四逆散合四君子汤加减。

柴胡 6 克，赤芍 9 克，枳壳 6 克，甘草 3 克，太子参 9 克，白术 9 克，香附 6 克，郁金 9 克，当归 9 克，石菖蒲 9 克，远志 6 克。7 剂。

2013 年 6 月 14 日二诊：经水已净，尚感腰酸乏力，头昏头胀，胃纳不馨，舌红少苔。再以益气养血调经，兼补脾肾。八珍汤加味。

太子参 9 克，白术 9 克，茯神 9 克，生地黄 9 克，白芍 9 克，川芎 9 克，当归 9 克，桂枝 6 克，桑寄生 9 克，牛膝 9 克，杜仲 9 克，神曲 9 克。7 剂。

按语：本例患儿天癸已至，正处于少女生长发育旺盛期。女子以肝为先，女孩在月经初来之时，常见肝郁不舒，气机不利，冲任失调而出现经期先后不一，经量失常或夹有瘀块腹痛。本例患儿在经期出现头昏腹痛，四肢抽搐，似痫非痫，似惊风昏厥。经云："诸风掉眩，皆属于肝。"治疗当以疏肝解郁、养血调经为先，用四逆散合四物汤加减调治冲任而镇惊定搐。后期宜滋补肾精、滋水涵木以平息肝风。必要时可肝肾同调，知柏地黄汤等方加减，先后施用，辄能收效。

四、心肌炎

病案

童某，女，10岁。

1999年4月20日初诊：头晕、心悸、神萎1月余。去年10月，患儿曾发高热2周后，继发心肌炎，伴胃炎呕吐住院3周。EKG结果示早搏、ST段降低。心肌酶谱（＋）。脑MRI及脑彩超均正常。现复查EKG及心肌酶谱均正常，心肺（－），体温正常。诊断：心肌炎，胃炎。刻下头晕呕恶，心悸阵作，神疲乏力，面㿠少华，目下青暗，咽红疱疹，自觉汗出畏寒，颈项酸，关节痛，纳少，大便糊状，日1次，便前腹痛，舌淡红，苔薄白腻，脉沉细弱时有早搏。辨证属病后气血大耗，脾肾阳虚，气机失调推动无力，致心阳不振，血行不畅而成痹证，中焦虚寒作呕吐。治拟温阳化气，行气活血。予黄芪桂枝五物汤加味。

黄芪10克，桂枝3克，炒白芍6克，生姜3片，大枣7枚，党参9克，焦白术10克，炙甘草5克，茯苓10克，炒酸枣仁10克，天麻9克，炒神曲10克，炒扁豆衣10克，龙眼肉10克，炒黄芩6克，生谷芽15克，炒谷芽15克。7剂。

1999年5月7日二诊：患者头晕、乏力、畏寒诸症均有改善，尚时觉心悸，夜寐盗汗，胃纳增加，大便成形，偶有腹痛，苔化薄白，脉沉细软，偶有早搏。上法尚合，守方加重。

黄芪15克，桂枝5克，炒白芍10克，党参10克，焦白术15克，炙甘草9克，天麻9克，茯苓10克，炒酸枣仁10克，龙眼肉9克，炒扁豆10克，炒山药12克，炒谷芽15克，生姜3片，大枣7枚，仙鹤草15克，远志6克。7剂。

1999年5月21日三诊：上周感受外邪又曾发热，继之低热4天未净，畏寒，头晕，盗汗多，纳可，偶有腹痛，大便夹有不消化食物，舌红苔薄白，脉细缓。再拟桂枝加龙骨牡蛎汤加味。

桂枝3克，白芍9克，甘草3克，龙骨30克（先煎），煅牡蛎30克（先煎），黄芪15克，茯神10克，煨木香6克，炒神曲10克，炒酸枣仁9克，天麻9克，炒黄芩6克，生姜3片，大枣5枚。7剂。

1999年5月28日四诊：药后纳增，大便成形，午后尚有低热，体温37.4℃，盗汗仍多。仍宗前义。

桂枝3克，炒白芍10克，炒白术10克，炙甘草5克，党参10克，防风6克，天麻9克，茯神10克，黄芩6克，青蒿9克，白薇6克，生姜3片，大枣5枚。
7剂。

1999年6月28日五诊：药后低热已平，症情全面好转，面色转润，纳可，神振，学习、活动正常，两便均调，两脉细软寸弱，舌淡红苔薄润。心率84次/分，偶有早搏。病后气血不足，再拟调补气血，温阳通脉，养心宁神。守方合炙甘草汤加减治之。

黄芪30克，桂枝9克，制附片9克，炒白芍15克，党参15克，炒白术10克，炙甘草9克，南沙参10克，仙鹤草15克，远志6克，茯苓15克，山药15克，麦冬10克，火麻仁10克，龙齿30克（先煎），阿胶9克（烊服），枸杞子10克，生姜3片，大枣10枚。14剂。

按语：患儿素体羸弱，病后气血大亏，脾肾阳虚，心阳不振，则心悸早搏频发；阳气不足，难以上荣头面则头晕；中焦虚寒，胃失和降，则腹痛呕吐、大便糊状；又因学习劳累耗气，表虚感受外邪，营卫失和，汗出畏寒，肌肤不仁，甚则关节酸痛而成痹证。治拟温阳化气，行气活血。选黄芪桂枝五物汤加味。宗《金匮要略》："血痹阴阳俱微，寸口关上微，尺中小紧，外证身体不仁，如风痹状，黄芪桂枝五物汤主之。"黄芪桂枝五物汤益气通阳以行血痹，再合归脾汤以益气补血、养心宁神。二诊时，诸症改善，加重黄芪、桂枝、炙甘草用量，加仙鹤草、远志、酸枣仁，取炙甘草汤义，以温气阳补心血。三诊时，外感后低热未净，时有心悸，早搏，盗汗仍多，改取桂枝加龙骨牡蛎汤之义。尤在泾指出："脉虚弱细微，则阴阳俱不足矣。阳不足者不能固，阴不足者不能守，是其人必善盗汗。"《难经》注云："损其心者，调其营卫。"王霞芳教授此处选用桂枝汤调和营卫，助益心阳，龙骨、牡蛎敛阴潜阳宁心，平衡阴阳，调和营卫以强心敛汗。五诊时，方已中的，原方合炙甘草汤以养血补气、通阳复脉，参、术、芪以补中益气、健脾助运，重用桂枝，并加附片温肾阳以壮五脏之阳，温通心脉，以兹巩固。

五、汗病

病案1

胡某，男，2岁。

2012年9月21日初诊：盗汗1年余。患儿自幼寝汗淋多，梦吃，夜寐欠安，纳谷一般，二便调，舌淡苔薄润，指纹红紫达风关。此乃先天气虚，营卫不和，腠疏汗出。治拟调和营卫，益气固卫。桂枝加龙骨牡蛎汤加味。

桂枝 3 克，炒白芍 6 克，生姜 3 片，甘草 3 克，大枣 5 枚，煅龙骨 30 克，煅牡蛎 30 克，太子参 10 克，防风 5 克，黄芪 10 克，辛夷 6 克，谷芽 15 克，茯神 10 克。14 剂。

2012 年 10 月 12 日二诊：药后纳谷渐增，寝汗仍多，梦呓，晨起口气重，睡时露睛，二便调，面色少华，山根青筋，舌淡苔薄润，指纹细红，未达风关。脾气仍虚，再守前义。

桂枝 3 克，炒白芍 10 克，生姜 3 片，甘草 3 克，大枣 5 枚，煅龙骨 30 克，煅牡蛎 30 克，太子参 10 克，柏子仁 10 克，山楂 10 克，莲子 10 克，谷芽 15 克，茯神 10 克。14 剂。

2012 年 10 月 26 日三诊：胃纳增多，寝汗递减，梦呓少，夜寐欠安，大便次增，质可，舌边偏红，苔薄润，指纹细红，方达风关。

桂枝 3 克，炒白芍 10 克，生姜 3 片，甘草 3 克，大枣 5 枚，党参 10 克，焦白术 10 克，茯神 10 克，炒扁豆 10 克，谷芽 15 克。14 剂。

按语：小儿乃稚阴稚阳之体，生机蓬勃，发育迅速，腠理疏松，故比成人容易汗出。小儿汗证因体质虚弱、营卫不和、阴阳失衡等所致。故《小儿卫生总微论方》曰："小儿有遍身喜汗出者，此荣卫虚也。"此患儿寝汗淋多，梦呓寐差，纳谷平平，舌淡苔薄润，故辨证为营卫不和，阴阳失衡，心神失养。王霞芳教授选用桂枝加龙骨牡蛎汤调和阴阳，潜阳入阴，既能宁心安神，又能和营敛汗。药后患儿症减，睡时露睛，山根青筋，乃脾气不足、运化失健之兆，再加用四君子汤益气健脾，巩固疗效。

病案 2

王某，男，7 岁。

2012 年 5 月 9 日初诊：盗汗淋漓湿衣多年。刻下动则汗出尤剧，容易感冒，咳嗽有痰，或发热，每月发病约 10 天，纳尚可，唇红，舌尖红，咽红，苔薄白，脉细滑，喉中有痰声，大便成形日行。证属气阴亏虚，虚火内扰，痰阻肺络。治拟益气养阴固卫，润肺化痰止咳。

南沙参 10 克，麦冬 10 克，五味子 10 克，生地黄 15 克，竹叶 10 克，白芍 10 克，生龙骨 30 克，生牡蛎 30 克，桑叶 10 克，甜杏仁 10 克，浙贝母 10 克，甘草 3 克，黄芪 10 克。7 剂。

2012年5月18日二诊：新感咳喘，汗闭发热，经治热降又升，今晨39℃，服美林后热降，知饥思食，咳平有痰，口臭，舌红苔薄红，咽红乳蛾肿，脉浮细小数，面白唇朱。患儿娇嫩之体，痰热内蕴。治拟清肺化痰，消导化积。

桑叶10克，杏仁10克，桔梗3克，炒牛蒡子10克，甘草3克，南沙参10克，金银花10克，连翘10克，全瓜蒌10克，冬瓜子10克，芦根15克，薏苡仁15克。7剂。

2012年6月1日三诊：汗多，大便日行成形，入水则散，口臭纳少，舌红，苔根微黄腻，不咳，脉细小滑。芍药甘草汤合当归六黄汤加减。

黄芪6克，黄芩10克，黄柏10克，姜炒鸡内金6克，生地黄10克，茯苓10克，炒白芍10克，炙甘草10克，五味子10克，木香10克。7剂。

按语：小儿形气未充，腠理疏薄，生机旺盛，清阳发越，故见多汗出。《素问·阴阳别论》曰："阳加于阴谓之汗。"心主血，汗为心之液。卫气为阳，营血为阴，阴阳平衡，营卫调和，则津液内敛。气属阳，血属阴，患儿久病体虚，气阴素亏，营卫失和，气虚卫外失固，营阴不能内守，阴亏虚火内扰，迫津外泄为汗。初诊时，王霞芳教授以生脉散为主方。生脉散中人参甘温，益元气，补肺气，生津液，是为君药，考虑患儿阴虚为主，故改以南沙参养阴清热。麦冬甘寒养阴清热，润肺生津，用以为臣。南沙参、麦冬二味合用，则益气养阴之功益彰。五味子酸温，敛肺止汗，生津止渴，为佐药。三药合用，一补一润一敛，益气养阴，生津止渴，敛阴止汗，使气复津生，汗止阴存。考虑患儿久咳有痰加以桑叶、杏仁、川贝母、浙贝母润肺止咳化痰。二诊时，因新感咳喘，痰热内蕴，治拟清肺化痰为要，消导化积，银翘散合桑杏汤合千金苇茎汤加减。三诊时，患儿咳愈痰化，则改以当归六黄汤滋阴泻火，益气固表止汗，以治本病而奏效。

病案3

任某，男，16岁。

2008年5月14日初诊：汗出淋多，夜有寝汗2年。午后烦热，时发皮疹，搔之红痒成片，舌胖红，苔薄腻，脉弦带数，纳佳便调，体胖而壮。辨属气阴本虚，血热妄行趋表，发为自汗盗汗、皮疹红痒。治拟滋阴泻火，益气固表。当归六黄汤加减。

黄芪10克，黄连5克，黄芩10克，黄柏10克，生地黄15克，丹参10克，牡丹皮10克，太子参15克，麦冬10克，五味子5克，浮小麦15克，碧桃干15

克，大枣 5 枚。8 剂。

医嘱：忌口辛辣、温补食品，及巧克力、奶油糖、可乐、咖啡、热带水果。

2008 年 6 月 6 日二诊：服药后，汗证、皮疹均瘥，纳佳，大便偏干。停药后皮疹又发，畏热，舌红，苔薄微腻，脉细小数。仍遵前义。

当归 10 克，黄芪 15 克，黄连 5 克，黄芩 10 克，黄柏 10 克，生地黄 15 克，丹参 12 克，牡丹皮 12 克，太子参 10 克，北沙参 10 克，麦冬 10 克，五味子 5 克，金银花 12 克，甘草 3 克。7 剂。

2008 年 6 月 13 日三诊：寝汗已停，自汗亦减，皮疹大隐，上臂尚发少量，舌胖红，苔薄腻。上方颇合，药已中的，毋庸更张。上方去沙参、甘草；加薏苡仁 30 克，茯苓 15 克。7 剂。

2008 年 6 月 20 日四诊：汗证大减，寝汗微量，皮疹散发少量，微痒，大便转调，舌红苔薄。上方续进。上方去茯苓；加北沙参 10 克。7 剂。

2008 年 7 月 11 日五诊（代诊）：汗证全面向和，往年夏天胸部小瘰频发，今年少发。上方去沙参，麦冬；加蒲公英 15 克。7 剂。

2008 年 7 月 25 日六诊：汗出大减，皮疹减半，胸口下肢少发，舌胖红，苔薄腻。上方颇合。上方加苦参 10 克，土茯苓 30 克。7 剂。

2008 年 8 月 1 日七诊：气候暑热，皮肤红痒，小瘰未见新发，舌胖，苔薄腻。上方加竹叶 10 克。14 剂。

按语：患儿盗汗兼有午后烦热，又见其舌胖，属气阴不足而致的盗汗，故治疗以《兰室秘藏》之当归六黄汤。此方为治"盗汗之圣药"。王霞芳教授以生地黄、麦冬入肝肾，滋养阴精，阴精充则水能制火；黄连、黄柏、黄芩清心除烦以坚阴；太子参调其气虚；患儿兼见皮疹红痒，王霞芳教授诊其为血热妄行趋表，故以牡丹皮、丹参凉血活血，清热止痒；再以五味子、浮小麦、碧桃干固涩止汗。全方养阴益气，清热凉血，止汗止痒。服药 1 周已见疗效。二诊，王霞芳教授加用当归滋阴养血，金银花清热止痒，巩固疗效。用药 2 周，病已向愈，正值盛夏，皮疹时有反复，再以苦参、土茯苓、淡竹叶等交替应用，以清热利湿止痒善后。

六、夜啼

病案

周某，女，2 岁。

2012年6月15日初诊：食欲不振、夜啼半年余。纳少，夜啼，睡时流涎，易醒，脾气急躁，经常哭闹，大便每日2～3次，成形，量多，指纹淡紫过风关，舌红，苔薄白，两侧太阳穴青筋色深而长。治拟疏肝解郁，健脾醒胃。方用王氏舒肝养胃汤加减。

柴胡6克，赤芍10克，枳壳6克，太子参10克，炙甘草3克，佛手6克，茯神10克，绿萼梅6克。7剂。

2012年6月22日二诊：夜眠改善，偶有夜啼，纳谷稍增，大便偏烂，每日2～3次，寝汗仍多，舌红苔润。再拟健脾和胃安神。

桂枝3克，焦白术10克，茯神10克，茯苓10克，竹叶10克，太子参10克，远志10克，夜交藤10克，龙齿15克，焦山楂10克，焦神曲10克，炒谷芽10克。14剂。

2012年7月6日三诊：纳增明显，口渴多饮，夜眠欠安，嗜好甜食，口气秽浊，大便稀薄，每日一行。桂枝汤合四君子汤加减。

桂枝3克，焦白术10克，焦白芍10克，茯神10克，陈皮6克，姜半夏6克，党参10克，炒白扁豆10克，葛根10克，炒谷芽10克，焦山楂10克，焦神曲10克，炙甘草3克。7剂。

后经中药调理2个月，患儿胃和纳增，面色转润，诸症缓解，性情转愉。

按语：本案患儿厌食日久，脾气急躁，夜啼哭闹，大便次数多而成形，两侧太阳穴青筋色深而长，舌红，苔薄白，指纹淡紫过风关，辨证为肝失条达、气机郁滞、克脾犯胃。患儿先天脾气不足，肝常有余。肝属木，脾属土，木胜克土，横逆犯胃。王氏舒肝养胃汤由四逆散加减组成。四逆散出自《伤寒论》，方剂配伍疏收相合，升降相因，有肝脾同治、气血兼顾的特点。初诊中，王霞芳教授以柴胡、炒枳壳调畅气机；佛手清香而不烈，性温和而不峻，既能疏理脾胃气滞，又可疏肝解郁、行气苏胃；绿萼梅乃疏肝解郁要药；太子参益气健脾开胃；易白芍为赤芍合甘草，有调理肝脾、活血缓急之效；茯神健脾安神。诸药合用，起到调中疏肝解郁、健脾醒胃之功。后再以桂枝汤合四君子汤化裁调理善后。四君子汤益气健脾，桂枝汤具有调和营卫、脏腑、气血、阴阳的作用，加竹叶配伍龙齿可清心宁神。此乃王霞芳教授于小儿病后调理营卫气血之有效验方。

第四节　肾系疾病

本节载录王霞芳教授治疗小儿肾系疾病的病案，主要包括水肿、尿血、淋证、遗尿、五迟五软等病证。

一、水肿

水肿以头面、眼睑、四肢，甚至全身浮肿及小便短少为特征，主要包括急性肾小球肾炎和肾病综合征。急性肾小球肾炎以水肿、血尿、高血压为主要表现。王霞芳教授认为本病外因风邪、水湿或疮毒入侵，内因肺脾功能失常，三焦气化失司以致气机失调，水液不能下输膀胱，排泄不利，溢于肌肤而发为水肿，属于"阳水"。肾病综合征是多种病因引起的肾小球基膜通透性增高而出现的综合征，包括高度水肿、大量蛋白尿、高脂血症及低蛋白血症。王霞芳教授指出本病的病因为小儿肺、脾、肾三脏功能失调，水液在体内的输布和排泄发生障碍，属于"阴水"。王霞芳教授认为治疗上述疾病应辨病与辨证相结合，从病因病机着手，采取分型分期辨治。

病案 1

俞某，女，6 岁。

2005 年 5 月 9 日初诊：患儿近 2 个月来反复咽痛、咳嗽；近 1 周来，面目浮肿，小便量少，胃纳欠佳，舌质红，苔薄白，脉浮略数。尿常规检查：尿蛋白（++），红细胞（++），颗粒少许。西医诊断：急性肾小球肾炎。中医诊断：水肿。辨属风邪袭肺，水湿内停。治拟宣肺利水消肿。

炙麻黄 3 克，生石膏 15 克，生姜皮 5 克，防己 9 克，生甘草 3 克，白术 9 克，茯苓皮 9 克，蝉蜕 5 克，紫苏叶 5 克。3 剂。

2005 年 5 月 12 日二诊：咳嗽稍瘥，尚有咳痰，浮肿递减，小溲通畅，舌红苔黄，脉小弦滑。尿检：蛋白痕迹，红细胞（+）。上法颇合，毋庸更张，再以原法主之。守方加浙贝母 9 克。5 剂。

2005 年 5 月 17 日三诊：咳嗽渐和，浮肿亦平，小便通畅，色黄，舌红苔黄，脉细弦。尿检：蛋白痕迹，红细胞（+++），白细胞（+），上皮少许。表邪渐解，湿热逗留。治拟清热利湿，凉血止血。

小蓟 9 克，炒藕节 9 克，蒲黄 9 克，滑石 20 克，生地黄 9 克，焦栀子 9 克，淡竹叶 5 克，白茅根 30 克，鸡血藤 30 克。5 剂。

后复诊，药后水肿已消。尿检：红细胞（+）。症情向和，再以原方调治月余，尿检逐渐恢复正常，终以六味地黄丸巩固之。

按语：患儿反复咽痛、咳嗽后出现面目浮肿，发热不显，脉浮略数，当属风邪袭表，肺失宣降，通调失职，风水相搏，发为水肿。故以《金匮要略》越婢加术汤为主，增以疏风利水之苏叶、蝉蜕、茯苓皮、防己，服药 3 剂症状明显好转。二诊，继以前方加浙贝母化痰止咳。三诊，浮肿虽平，仍有尿血，尿检蛋白痕迹，红细胞（+++），白细胞（+），舌红苔转黄，风邪虽祛，内湿化热，热聚膀胱，损伤血络，血随尿出。王霞芳教授改用小蓟饮子加减，以凉血止血为主，利水化湿通淋为辅，导热而出，渐次调治，使水肿消，血尿止。后以钱乙六味地黄丸养阴益肾巩固，终获病愈佳效。

病案 2

孙某，男，6 岁。

1991 年 6 月 5 日初诊：肾病综合征复发 2 个月。去年 1 月，患儿因高热、浮肿、无尿至外院住院检查，尿蛋白（++++），拟诊为肾病综合征，用激素后蛋白尿控制，出院后继服强的松，每日 7 片，到去年 11 月 27 日停药。今年 4 月 10 日，查尿蛋白（+++）；4 月 22 日，查血总蛋白 6.6g/L，白蛋白 3.3g/L，球蛋白 3.1g/L，总胆固醇 312mmol/L，尿素氮 11mmol/L；4 月 27 日开始复服强的松，每日 6 片；5 月 29 日，查尿蛋白（-）。至今仍服用强的松，隔日 6 片。近有鼻衄，面㿠白少华，满月脸，腹泻，日 2～3 次，纳佳溲短，舌淡胖苔润，脉沉细弱。证属脾肾阳虚，中气不足。拟益气健脾，温阳利水。五苓散加味。

党参 10 克，白术 15 克，黄芪 10 克，桂枝 3 克，猪苓 10 克，茯苓 10 克，泽泻 15 克，白芍 9 克，白茅根 30 克，车前草 30 克，藕节 9 克。7 剂。

医嘱：忌海鲜、发物、羊肉、巧克力、鸡肉等。

1991 年 6 月 12 日二诊：药后腹泻较前好转，大便尚软，一日 2 次，小便通利，舌胖苔白，脉沉细弱。再拟温阳益气利水。

党参 12 克，白术 30 克，黄芪 15 克，桂枝 3 克，猪苓 10 克，茯苓 10 克，泽泻 15 克，车前草 30 克，制附片 4.5 克，熟地黄 6 克，白芍 9 克。11 剂。

1991 年 6 月 23 日三诊：尿检正常，尿量递增，每次 150mL，日 3 次，大便转稠，强的松减至隔日服 20mg，唯胃纳减少，苔薄润脉沉细。上法尚合。守方加山

药 12 克，白扁豆 12 克。7 剂

1991 年 6 月 29 日四诊：症情尚可。

党参 12 克，白术 12 克，黄芪 15 克，桂枝 6 克，猪苓 10 克，茯苓 10 克，泽泻 15 克，车前草 30 克，制附片 4.5 克，熟地黄 6 克，白芍 9 克，山茱萸 6 克。14 剂。

1991 年 9 月 30 日五诊：继服上方 3 个月，强的松日服 10mg，尿检正常，外感后尿检仍正常，苔薄脉沉。再拟益气滋肾利尿。

党参 20 克，白术 12 克，黄芪 15 克，桂枝 6 克，猪苓 10 克，茯苓 10 克，泽泻 15 克，车前草 30 克，制附片 4.5 克，熟地黄 6 克，白芍 9 克，山茱萸 6 克。14 剂。

1991 年 10 月 14 日六诊：大便散泄，日 2～4 次，已有 1 周，小便尚通，苔薄白润，脉濡细。拟金匮肾气丸合理中汤加味，温肾补中和泻。

1991 年 10 月 21 日七诊：药后小便通利，大便时散，舌红苔薄，脉沉细小。肾病已久，脾肾阳衰，再拟益气健脾温肾。

党参 10 克，焦白术 9 克，黄芪 12 克，山药 12 克，熟地黄 9 克，牡丹皮 9 克，泽泻 10 克，山茱萸 6 克，制附片 4.5 克，茯苓 10 克，肉桂 3 克（后下）。14 剂。

1991 年 11 月 11 日八诊：大便成形，尿检基本正常，停用激素，舌转淡红，苔薄白润，脉细沉弱。再拟益气补肾以巩固。

按语：本例为肾病综合征，病程较长，期间曾好转停用激素，但病情反复，已复服激素多日。王霞芳教授接诊时，患儿已发病 1 年有余，据证辨其为脾肾气阳俱虚，而致水湿泛滥。《景岳全书》论述水肿曰："水惟畏土，故其制在脾。"王霞芳教授先以党参、白术、黄芪补中益气，健脾利水；加五苓散温阳化气，利水渗湿。二诊时，方尚合辄，患儿阳虚已久，加用附子温补元阳，熟地黄滋养肾阴，兼制附、参之温热。药后症情渐渐好转，激素减量，继予金匮肾气丸加补中益气之参、术、芪调治数月，浮肿消，尿检基本正常，能停用激素，而获佳效。肾病综合征症情复杂，病程长，易反复，治多棘手，本例患儿治疗期间亦是如此，然能坚持配合应用中医药调治，故能药到病减，逐渐康复。

二、尿血

尿血是以小便中混有血液或伴有血块为特征的一种病证。引起尿血的病因较多。王霞芳教授指出：本病的辨治要抓住肾和膀胱这对表里脏腑；病机的关键在于外邪或内伤而致的膀胱血络受损，或血不归经，溢于水道；治辨外因、内因或继发因素，结合证候虚实论治。对于血尿反复发作，缠绵难愈的患儿，王霞芳教授根据不同证型常将益气补肺、健脾益肾、养阴、清热利湿、活血化瘀相结合，祛邪扶正，通补兼施，平调阴阳，补虚而不留邪，祛邪而不伤正。

病案 1

唐某，女，4 岁。

1989 年 11 月 15 日初诊：尿血 10 天。10 天前，患儿出现肉眼血尿，小便通畅，尿时不痛，即至外院就诊，尿检红细胞（4～6）个 /HP，未予用药。近感新邪，流涕 2 天，今见尿色呈茶色，尿检红细胞满视野，少腹胀满，绕脐阵痛，纳呆厌食，形体消瘦，性情烦躁，大便干结，舌红苔薄腻，脉滑数。证属邪袭肺卫，湿热下注。治拟疏化湿热，凉血止血。拟小柴胡汤加减。

柴胡 6 克，黄芩 9 克，黄柏 9 克，生地黄 9 克，女贞子 12 克，萆薢 12 克，薏苡仁 15 克，旱莲草 15 克，白茅根 30 克，车前草 30 克，制半夏 6 克，炒荆芥 6 克。7 剂。

1989 年 11 月 22 日二诊：药后尿色渐淡，小便短数，胃纳仍少，腹满胀气，苔化薄润，脉细。上法尚合，仍宗前义。上方去荆芥；加焦栀子 9 克，滑石 20 克（包煎），甘草 3 克。6 剂。

1989 年 11 月 28 日三诊：小便清长，色淡黄，尿检（－），胃纳渐增，腹满渐消，大便转调，苔薄脉细。湿热渐化，表证已解，病本为肾虚脾弱，运化失司，仍拟上法加减。

柴胡 6 克，黄芩 6 克，黄柏 6 克，薏苡仁 30 克，车前草 30 克，女贞子 12 克，滑石 20 克（包煎），甘草 3 克，旱莲草 15 克，生地黄 9 克，焦栀子 9 克，谷芽 3 克。7 剂。

1989 年 12 月 5 日四诊：尿检正常，血尿已止，纳增便调，面转红润。继以巩固疗效。

随访半年，未见反复。

按语：患儿舌红苔腻，脉滑数，性情烦躁，纳少厌食，乃肝脾不和，一派湿热之象。近日外感风热，与内之湿热相合下注，灼伤肾络，则小便黄赤灼热，甚至尿血鲜红；又肝藏血，脾统血，肝郁不能藏血，脾虚不能统血，统藏失司，则血随溲下而为血尿。故治拟疏肝解表，清热利湿，凉血止血。王霞芳教授选用柴胡剂从肝脾论治，兼防表邪内陷。柴胡疏肝透邪，黄芩苦寒泻热，两味为君；半夏健脾燥湿；旱莲草、女贞子为二至丸合生地黄、白茅根补肝肾，凉血止血；薏苡仁、车前草、黄柏清利下焦湿热，治血淋。方药合证，故疗效显著。湿性黏滞易与热合，留滞体内，缠绵难愈，导致血尿反复发作，故复诊时加滑石、甘草、焦栀子清热泻火利湿，湿化火泻血宁，则尿血自停。

病案 2

郑某，男，6 岁。

2005 年 3 月 30 日初诊：血尿 2 年。血尿时轻时重，发热以后血尿更甚。平时寝汗淋多，面色少华，胃纳欠佳，口唇干燥，偶有遗尿，大便尚调，舌淡红，苔薄白，脉细尺弱。尿检：红细胞（10 ～ 20）个 /HP。证属脾肾气虚。治以益气补肾，止血缩尿。

黄芪 9 克，太子参 9 克，生地黄 9 克，山药 9 克，茯苓 9 克，牡丹皮 9 克，泽泻 9 克，覆盆子 9 克，桑螵蛸 9 克，山茱萸 6 克，白茅根 30 克。7 剂。

2005 年 4 月 6 日二诊：尿检红细胞（2 ～ 3）个 /HP。症情稳定，汗出减少，面色转润，胃纳好转，口唇较干，舌淡红，苔薄润，脉细。症情改善，仍守前法。上方加熟地黄 9 克，车前草 10 克。7 剂。

2005 年 4 月 13 日三诊：尿检多次正常，遗尿偶作，尚未痊愈。守上方加金樱子、芡实、龙骨、牡蛎之属，益肾固摄止遗。

药后月余复查，尿检正常，遗尿未作，其病初愈。

按语：患儿长期血尿，脾肾元气虚耗，气虚不摄，下元失固，血尿频作；肾气亏虚使膀胱气化失司，而致遗尿。治从益气升清、补中固元着手。取补中益气汤合六味地黄汤为主，益气滋肾，缩尿止血。方中酌加覆盆子、桑螵蛸补肾固摄止遗。初诊已获显效。二诊，增熟地黄滋补肾阴，车前草清利膀胱。三诊，血尿已止，偶有遗尿，再加金樱子、芡实、龙骨、牡蛎等固涩之品，而获痊愈。本例辨属脾肾气虚，下元失固，然血尿时间较长，肾阴亦受虚耗，故虽以补脾肾气虚为先，还须合六味地黄丸以滋肾阴不足之本，白茅根清热凉血止血，后期加重固涩止遗诸药，尿床未作，终获全效。

病案 3

李某，女，13 岁。

1997 年 3 月 8 日初诊：紫癜性肾炎 1 年。患儿曾在外院服激素治疗未愈，去年病情反复，下肢可见少量出血点。刻诊：患儿满月脸，头晕乏力少神，小便通利，纳可便调，舌胖嫩，苔薄微腻，两脉沉细。尿检：尿蛋白（＋），红细胞（6～8）个/HP。证属脾肾两虚。治以补益脾肾，固摄止血。

党参9克，牡丹皮9克，山茱萸9克，女贞子9克，焦白术10克，黄芪10克，生地黄12克，茯苓10克，山药12克，蒲黄炭10克，侧柏炭10克，旱莲草10克，白茅根30克。7剂。

1997年3月15日二诊：药后小便通利，纳减便调，下肢未见出血点，舌胖苔净，脉沉细。尿检：尿蛋白（＋），红细胞（5～8）个/HP。仍属脾肾气阴两亏。

党参10克，女贞子10克，蒲黄炭10克，地榆炭10克，侧柏炭10克，旱莲草10克，焦白术15克，黄芪15克，丹参15克，仙鹤草15克，生地黄12克，山药12克，牡丹皮9克，白茅根30克。7剂。

1997年3月22日三诊：夜难入眠，纳可便调，两膝关节疼痛，屈伸不利，舌胖苔净，两脉沉细小弦。尿检：尿蛋白（＋），红细胞（5～6）个/HP。属肾阴仍虚，阴虚阳亢，将党参易为太子参。

生地黄12克，丹参12克，太子参12克，牡丹皮9克，泽泻10克，茯神10克，山药10克，女贞子10克，旱莲草10克，川牛膝10克，赤芍15克，炒白术15克，黄芪15克，小蓟30克，白茅根30克。7剂。

1997年3月29日四诊：关节痛减，纳减。尿检：尿蛋白（＋），红细胞（5～7）个/HP。再拟益气健脾补肾。上方去牛膝、赤芍、白茅根；加六月雪15克，益母草30克，薏苡仁20克。7剂。

1997年4月6日五诊：尿检好转，尿蛋白微量，无红细胞。时觉胸痞，纳可尿少，舌胖苔净，脉细小。继以上方加减，巩固治疗半年，病情稳定。

按语：肾为先天之本，脾为后天之本，两者相互资助，相辅相成。若脾、肾两脏功能失调，则人体气血阴阳亏虚，脏腑功能紊乱，百病由生。王霞芳教授在治疗血尿时，尤其重视调补肺、脾、肾。本例患儿确诊为过敏性紫癜继发肾炎，出现蛋白尿、血尿，症情日久，耗伤脾肾，故反复难愈。王霞芳教授抓住主要矛盾，治疗时虚实两顾，补益中气以升清，健脾益肾以摄血，清热凉血以止血。方中生地黄、山茱萸益肾滋阴降火；黄芪、党参、白术、山药益气升清补脾；旱莲草、牡丹皮、丹参、仙鹤草、蒲黄炭、地榆炭、侧柏炭清热凉血止血。诸药合用，紧扣病机，辨证准确，用药精专，同时增强患儿机体防御功能，使机体正气渐复，避免病情反复，故使疗效迅捷而长久。

三、淋证

淋证是小便频数的一种疾病。王霞芳教授认为本病多因外感湿热，郁于肝胆，下注膀胱，或外阴不洁，秽浊之邪上行，侵入膀胱，以致膀胱气化失司，下窍不利，而为热淋；或为湿热久郁，耗伤正气，而致肾阴不足，脾肾两虚，出现正虚邪恋之证，遇劳即发，而为劳淋；或伴有血尿而为血淋；亦有因阴阳失衡或脏腑亏损而致的尿频。故治疗本病须审因辨证论治。

病案 1

王某，女性，7岁。

2001年6月22日初诊：尿频、尿痛反复2周。患儿2周前曾患尿频、尿急、尿痛，外院尿检白细胞（++），尿培养大肠杆菌计数 10×10^5/L 以上，诊为急性肾盂肾炎，口服呋喃妥因等治疗后，症状仍反复，疗效欠佳。现症见尿频、尿痛、尿急，小溲色深，低热，手足心热，便秘，舌红，苔薄白腻，脉细数。尿检：白细胞（+++），红细胞（3～5）个/HP。西医诊断：尿路感染。中医诊断：热淋。证属湿热郁结下注，膀胱不利。治拟清热利湿通淋。

柴胡9克，黄芩9克，黄柏6克，萹蓄9克，瞿麦9克，滑石15克（包煎），车前草15克，薏苡仁30克，山栀子炭6克，小蓟12克，生甘草4.5克。7剂。

2001年6月29日二诊：药后诸症改善，低热渐平，尿检白细胞（+）。上法颇合，守方加减。上方去山栀子炭；加旱莲草10克。7剂。

后以上方稍作调整，服用1个月余，诸症消失，多次尿检正常。

按语：本病为尿路感染急性发作，起病急，尿频、尿急、尿痛，小便短少色黄赤，时有哭闹，常伴发热、烦躁、口渴。本例患儿主因外感所致，湿热之邪熏蒸下焦，膀胱气化不利，开阖失司，而致尿频、尿急。方用小柴胡汤合八正散加减。方中柴胡既能疏邪，又入厥阴经引药至尿道；黄芩、黄柏、山栀子炭泻火燥湿解毒；萹蓄、瞿麦、车前草、滑石、小蓟清热利尿，用于尿痛明显者；生甘草调和诸药。诸药合用，共奏清热解毒、通淋止痛之功。复诊，病情明显改善，仍宗前法，去山栀子炭，加旱莲草滋肾养阴、清虚热而收功。

病案 2

任某，女，6岁。

2004年6月2日初诊：小便短数2周。2周前，无明显诱因，患儿出现尿频，小便次数增多，夜间无遗尿，纳可，大便每日1～2次，前调后软，舌红少津，苔花剥，脉细弱。尿检（－）。西医诊断：神经性尿频。中医诊断：尿频。证属气阴两虚，肾虚失固。治拟益气养阴，补肾固涩。

太子参10克，沙参10克，石斛10克，白芍9克，煅龙骨30克（先煎），煅牡蛎30克（先煎），覆盆子10克，桑螵蛸10克，益智仁10克，生地黄10克，首乌9克，白莲须6克。7剂。

2004年6月10日二诊：小便短数仍有，盗汗增多，纳可，大便转调，舌红苔花剥，脉细弱。再拟上法调治。上方去煅龙骨、煅牡蛎、覆盆子、桑螵蛸、白莲须；加玄参9克，麻黄根10克。14剂。

2004年6月25日三诊：小便通利，间隔时间延长，纳便可，唯舌苔仍花剥。再拟益气养阴生津。

太子参10克，沙参10克，石斛10克，白芍9克，首乌12克，益智仁10克，玄参9克，生地黄10克，玉竹10克，甘草3克。7剂。

2004年7月2日四诊：药后舌苔薄净微剥，小便通利正常。守方7剂，养阴补津。

按语：本例患儿白天尿频，无夜尿，诊断为神经性尿频。王霞芳教授据其症状及苔剥少津、脉细弱，诊其为气阴两虚、肾亏，而致膀胱失约，出现白昼尿频，夜寐时阴气偏盛，故症状不显。治以太子参、沙参、石斛、生地黄、白芍益气养阴，煅龙骨、煅牡蛎、桑螵蛸、覆盆子、白莲须补肾固涩，益智仁、乌药补肾缩泉固涩。二诊，症情略有改善，阴虚盗汗多，守方加玄参、麻黄根再服2周。之后继以养阴益气药调治，病症渐愈。

病案3

庄某，女，4岁。

2003年3月10日初诊：尿频2个月。患儿近2个月小便频数，时失禁色黄，夜尿2次。无发热，无尿痛，纳可便调，溲黄，舌红苔薄滑，脉小弦。尿检：红细胞（9～10）个/HP，白细胞（3～4）个/HP。西医诊断：尿路感染。中医诊断：尿频。辨属湿热下注，膀胱失约。治拟清利湿热。方用八正散加减。

萹蓄10克，瞿麦10克，草薢10克，柴胡6克，黄芩6克，黄柏9克，太子参10克，白术10克，薏苡仁30克，白茅根30克，蒲黄炭12克，山栀子炭9克，生地黄 10 克。6 剂。

2003 年 3 月 17 日二诊：尿频次稍减。尿检：红细胞（3～4）个/HP，白细胞（1～2）个/HP。再宗原法。上方加通天草 6 克。7 剂。

2003 年 3 月 26 日三诊：尿检：红细胞（3～4）个/HP，白细胞（1～2）个/HP。小便次减，夜间无尿，舌红，苔薄，脉濡细。症情好转。原方加升麻 5 克。7 剂。

药后诸症均和，病愈。

按语：患儿症见尿频伴失禁，属于尿路感染。王霞芳教授诊其为下焦湿热，膀胱失约，以清利湿热之八正散加味治之。患儿病程较长，伤及正气，故加用太子参补气；柴胡为引，疏理下焦气机；白术补脾利水；黄柏、萆薢、薏苡仁、白茅根清利下焦湿热；蒲黄炭清热凉血。二诊，症状、尿检均好转，原方加通天草（乃荸荠的梗头部）升清利水通淋。三诊时，病情好转，小溲通长，再加升麻助参、术升提中气，固涩止淋，以资巩固。

四、遗尿

遗尿是指 3 岁以上的小儿睡中小便自遗，醒后方觉的一种病证。王霞芳教授指出本病大多由各种原因引起肾气不足，膀胱虚寒，气化功能失职，以致睡中经常遗尿，故治疗以补肾固涩法为主。此外，亦有素体阴虚火旺，热移膀胱而致水液气化失常；或心阳虚损，水火不济，而致夜遗。王霞芳教授另嘱调护方法：平时要注意培养按时排尿的习惯及科学合理的生活习惯；患儿睡前不给流质饮食，服汤药应在白天完成；临睡前令患儿排空小便；入睡后根据小儿遗尿的时间，定时唤醒排尿，养成每晚能自行排尿的好习惯；白天避免过度兴奋疲劳。

病案 1

黄某，男，5 岁。

2005 年 11 月 7 日初诊：遗尿 2 年。患儿自幼尿床，每夜 2 次，难以唤醒或醒后神志迷蒙，白天尿频，口渴引饮，已行包皮手术，尿床依旧，纳可便调，夜盗汗，舌红苔薄润，脉细小数。X 线片见椎体隐裂。西医诊断：遗尿症。中医诊断：遗尿。证属脾肾气虚，下元不固，膀胱失约。治拟健脾补肾，潜阳摄阴。

桂枝 3 克，白芍 9 克，煅龙骨 30 克（先煎），煅牡蛎 30 克（先煎），太子参 10 克，白术 10 克，覆盆子 10 克，桑螵蛸 10 克，益智仁 10 克，生地黄 15 克，牡丹皮 10 克，山药 10 克，乌药 9 克，芡实 15 克，五味子 5 克，白莲须 9 克。7 剂。

2005 年 11 月 14 日二诊：药后夜间须起尿 1 次，唤之能醒，未尿床，口渴、盗汗亦减，近有微咳，鼻通无涕，舌苔薄白，脉细滑。再宗前法，上方去牡丹皮，再服 7 剂。

此后随症调理 1 个月余，病情缓解，白天尿次减少，夜尿偶作，汗止神振，面色红润。

按语：3 岁以上的小儿，夜眠遗尿，是为遗尿症。王霞芳教授辨其证有肾气不足、肺脾气虚、肝胆郁热之异，但临床常以肾气不足为主。《素问·脉要精微论》云："水泉不止者，是膀胱不藏也。"肾与膀胱相表里，若肾气亏虚，则州都之官气化失职，关门不固而为遗尿。故治疗必须重视命门肾气，分阴阳而扶元。桂枝加龙骨牡蛎汤从阴引阳而固下元，更因脾虚及肾虚而合四君子汤益气补土，温肾助阳而止遗。对于脾肾两虚的患儿，王霞芳教授常选用桂枝加龙骨牡蛎汤以调和阴阳，潜阳摄阴，并与四君子汤、缩泉丸，以及固涩止遗药合用治疗小儿遗尿，疗效确切。

病案 2

华某，男，7 岁。

2005 年 2 月 24 日初诊：反复感冒，遗尿 2 年。患儿近 2 年经常感冒，咳嗽，小便短数，夜尿 2 次，时遗，目下青暗，睡眠欠安，纳少盗汗。刻下咳嗽已有 1 周，经治咳减有痰，鼻衄时作，舌苔薄白，脉细滑尺沉。诊断：反复呼吸道感染，遗尿。证属肺虚脾弱，肾失固摄。先宜泻肺化痰健脾，滋肾缩尿。

桑白皮 9 克，焦山栀子 9 克，杏仁 9 克，川贝母 5 克，浙贝母 9 克，南沙参 10 克，谷芽 15 克，覆盆子 10 克，桑螵蛸 10 克，菟丝子 9 克，白莲须 6 克，缩泉丸 9 克（包煎）。7 剂。

2005 年 3 月 1 日二诊：痰化咳平，夜尿偶作，纳谷稍增，夜寐转安，盗汗亦减，便调，尚有鼻衄，舌红苔净。再拟泻肺滋肾。

桑白皮 9 克，焦山栀子 9 克，太子参 9 克，生地黄 12 克，山茱萸 6 克，菟丝子 9 克，炒藕节 10 克，龙齿 30 克，竹叶 6 克，桑螵蛸 10 克，缩泉丸 9 克（包煎）。14 剂。

2005 年 3 月 15 日三诊：小便短数，夜遗已和，睡眠欠安，目下青暗，纳可便调，盗汗好转，舌净无苔。脾肾两虚，阴不敛阳。治拟调和阴阳，补脾滋肾缩尿。

桂枝 3 克，炒白芍 6 克，龙齿 30 克（先煎），牡蛎 30 克（先煎），炙甘草 3 克，太子参 9 克，生地黄 10 克，山茱萸 6 克，覆盆子 10 克，桑螵蛸 10 克，白莲须 6 克，缩泉丸 9 克（包煎）。14 剂。

之后，诸恙向愈。

按语：王霞芳教授承袭张景岳的理论，提出："治水者必须治气，治肾者必须治肺。"患儿反复感冒兼有尿频、遗尿、纳少、咳嗽，辨属肺、脾、肾三脏之气不足。肺为水之上源，主敷布津液，脾主运化水湿，肺脾气虚则水道制约无权，"上虚不能制下"；外邪袭肺，气虚无力达邪，久而化热，则易感。先拟泻肺化痰止咳治标，兼以益气健脾、补肾缩尿，清上滋下，则咳平、夜尿少。继用补益之法，补肺、健脾、固肾，相互为用，标本兼顾。终以桂枝加龙骨牡蛎汤加味调和阴阳，滋阴潜阳，津液得以固涩，气化有权，则膀胱开合有度。

病案 3

孙某，男，10 岁。

2013 年 8 月 7 日初诊：遗尿 5 年不愈。患儿 5 岁时仍尿床，面色少华，纳少形瘦，神萎少语，大便尚调，小便短数，夜遗，舌淡红，苔薄白，脉沉尺细。X 线片示第 1～3 腰骶椎体隐裂。辨证属先天不足，脾肾气弱，膀胱失司，水液不约而尿频、夜遗。先拟益气健脾，补肾固涩。自拟益气补肾缩泉方治之。

太子参 9 克，白术 9 克，山药 9 克，补骨脂 9 克，益智仁 9 克，乌药 9 克，菟丝子 9 克，覆盆子 9 克，桑螵蛸 9 克，五味子 6 克。7 剂。

2013 年 8 月 10 日二诊：药后苔化薄润，食欲渐增，小便通畅，夜睡深，尚有尿床。上法尚合，原法续进。上方加远志 12 克，石菖蒲 12 克。14 剂。嘱其母夜间定时叫醒患儿，帮助患儿逐渐养成夜间自主排尿的习惯。

2013 年 8 月 24 日三诊：药后未遗尿已 1 周，初显成效，再拟补益中气、培育肾元。

生地黄 9 克，山药 9 克，山茱萸 9 克，党参 9 克，白术 9 克，黄芪 9 克，菟丝子 9 克，覆盆子 9 克，补骨脂 9 克，益智仁 9 克。14 剂。调扶巩固之。

按语：患儿先天脾肾气虚失运，元阳不足，膀胱失约而为遗溺。王霞芳教授以《幼幼集成》益智散为基本方，以益智仁、补骨脂、菟丝子、覆盆子、桑螵蛸等温补肾气，固涩膀胱；增入太子参、白术、山药补益脾气，即《灵枢·口问》所谓"中气不足，溲便为之变"；五味子除敛汗固摄缩泉作用外，还有调节大脑皮层兴奋和抑制过程之功能。二诊时，患儿夜睡深沉不易醒，故加石菖蒲、远志芳香开窍、醒脑益志，使夜有尿意即能自醒，不再尿床，顽症终获痊愈。

病案 4

罗某，女，7 岁。

2003 年 8 月 13 日初诊：遗尿 4 年。患儿 3 岁后，小溲短数，夜间遗尿，甚则一夜数次，迄今不愈。平时胃纳不馨，形体矮小，易渴多饮，大便时坚，舌红苔净，脉沉细。尿常规检查正常。西医诊断：遗尿症。中医诊断：遗尿。辨属肾阴亏虚，相火内盛，膀胱失约。治拟滋肾养阴，清热固涩止遗。知柏地黄汤加减。

生地黄 12 克，山药 10 克，山茱萸 6 克，牡丹皮 9 克，茯苓 9 克，泽泻 10 克，知母 6 克，黄柏 6 克，益智仁 9 克，乌药 9 克，覆盆子 10 克，桑螵蛸 10 克，白莲须 6 克。7 剂。

2003 年 8 月 20 日二诊：药后夜间遗尿递减，近几夜未遗尿，小便较前通长，舌红苔薄。上方颇合，再宗前方续进，以固疗效。

按语：景岳曰："膀胱不藏，而水泉不止，此其咎在命门。"王霞芳教授认为小儿肾气不足，膀胱不约而为遗尿，故以六味地黄丸合缩泉丸为基本方，视舌脉四诊而佐以知柏或附桂。本案患儿先天肾气不足，阴虚阳亢，相火内盛，膀胱失约而夜遗，故治以知柏地黄合缩泉丸滋肾阴，泻相火，平调阴阳，佐以白莲须、覆盆子、桑螵蛸等固涩止遗。辨证精确，方证相合，疗效显著迅捷。

病案 5

李某，男，4 岁。

2007 年 12 月 8 日初诊：尿床 1 年。平时烦躁，夜寐不安，夜尿 2 次，时遗，小溲尚清，盗汗多，纳可便调，舌淡红，苔薄白，脉细。

桂枝 3 克，甘草 3 克，龙齿 30 克（先煎），煅牡蛎 30 克（先煎），生地黄 10 克，覆盆子 10 克，桑螵蛸 10 克，益智仁 10 克，乌药 9 克，白芍 9 克，山药 10 克，茯神 10 克。14 剂。

2007 年 12 月 15 日二诊：夜寐转安，夜遗 1 次，盗汗减，舌淡红，苔薄白，脉细。患儿尿床已久，气阳均现不足。上方去山药；加太子参 10 克。14 剂。

2008 年 1 月 5 日三诊：夜眠虽有进步，哭吵少，易醒，夜无遗尿，盗汗和，胃纳欠佳，舌红，苔薄白稍腻，脉细。再拟益气宁神，滋肾缩泉。

太子参 10 克，茯神 10 克，柏子仁 10 克，仙鹤草 15 克，远志 6 克，钩藤 9 克（后下），枳实 6 克，大腹皮 10 克，莱菔子 10g，益智仁 10 克，乌药 9 克。7 剂。

按语：患儿夜尿多，时遗，心情烦躁，夜寐不安，乃心阳不足，虚阳上越，心肾阴阳不能交济之故，故初诊选用《伤寒论》桂枝甘草龙骨牡蛎汤为主方。本方原用于误治后，心阳受损，心神失于温养，不能潜敛，而生烦躁、夜寐不安之症，有补心阳、敛神气之功。桂枝、甘草补益心阳，龙骨、牡蛎重镇潜敛心神，能从阳引阴而固下元；加缩泉丸、覆盆子、桑螵蛸等固摄下焦止遗。全方心肾交济，养心宁神，固摄止遗。二诊，症情好转，考虑其阳虚病久耗气，加太子参益气扶元。

五、五迟五软

五迟五软属于"胎弱""胎怯"范畴，见于西医学之先天脑发育不全、智能低下及脑性瘫痪等病症。王霞芳教授认为本病病因多为先天胎孕不足，或产程中受损，心、脾、肝、肾气血亏虚，精髓失充，精明之腑失养以致五迟五软，在治疗上以调补脏腑气血阴阳为主，以充养肾元精髓，兼以活血、化瘀、醒脑、通络等法。

病案 1

陆某，男，10 岁。

2015 年 6 月 5 日初诊：智力发育迟缓 9 年。患儿足月剖宫产，出生体重 3.95kg，出生至今智力发育缓慢，6 岁起才能识人，下肢活动正常，上课动作不停，注意力不集中，不能独立完成作业，迄今仍在一年级学习，不主动讲话，语音轻，只讲短句。外院脑核磁共振检查：双侧侧脑室增大，白质略少。西医诊断：脑发育迟缓。中医诊断：五迟。刻下纳佳，但进食油腻则大便散泄，服培菲康则便调。鼻痒喜揉，时出血，夜寐安，无夜尿，患儿头颅较大，两眼间距大，舌胖嫩淡红，苔薄白中裂，脉沉细弱尺微。辨属先天气血亏虚，脑力不济，智弱语迟。先拟益气升清，活血健脑。补中益气汤加减。

黄芪 15 克，生白术 9 克，太子参 9 克，茯苓 9 克，柴胡 6 克，葛根 9 克，川芎 9 克，赤芍 9 克，白芍 9 克，丹参 15 克，石菖蒲 9 克，炙远志 6 克，益智仁 9 克，甘草 3 克。14 剂。

2015 年 6 月 19 日二诊：服药 2 周来，渐肯讲话，需要时会讲四五字短句，语速慢，语音轻，人较懒散，纳便均调，但吃肥肉则大便散泄一次，眠可，盗汗，偶有感冒咳嗽，舌淡红，苔薄白润，脉沉细尺弱。脾肾本虚，脑发育不良，仍宗前义。上方去生白术；重用黄芪至 18 克，加炒白术 18 克，山茱萸 9 克。14 剂。

2015 年 7 月 3 日三诊：入睡难，早起晚，纳佳，大便尚调，进食肥肉、西瓜则大便散泄，有要求时会讲短句要求，舌红苔润，脉沉细尺弱。

黄芪 27 克，炒白术 18 克，党参 9 克，川芎 9 克，当归 9 克，丹参 9 克，茯神 9 克，石菖蒲 9 克，炙远志 6 克，益智仁 9 克，菟丝子 9 克，山茱萸 9 克。14 剂。

2015 年 7 月 17 日四诊：夜难入睡，夜尿频短，大便成形，白昼兴奋好动，喉有异声，喜笑无度，辅导后作业能正确完成，苔薄白润，脉沉细。上方去菟丝子、当归；加白蒺藜 10 克，珍珠母 30 克（先煎），柏子仁 10 克，酸枣仁 10 克。14 剂。

2015 年 8 月 1 日五诊：药后神情较宁静，夜入睡转安，喉中异声亦减，容易兴奋，突然起坐，指点后能坐定，只上半天课，能听懂家长指示，照之而做，仍只回答短句，内容正确，逻辑尚可，比较好动，渴不多饮，纳佳，大便成形，舌淡红苔润，脉沉细小弦。上方颇合，仍宗前义。上方加琥珀粉 3 克（另冲）。14 剂。

2015 年 8 月 15 日六诊：近日心情愉悦，喜笑，纳佳便调，眠安，智力略有进步，能表达自身需求，耳聪目明，闻脚步声，能知何人，组语短，回答正确，但不肯多讲，能坐定听课，喉声偶发，回家作业能完成，舌胖嫩，苔薄白润。身体发育良好，智力发育迟缓，尤其语言方面，嘱家长多与其交流，加强教育。上方继服 14 剂。

2015 年 8 月 28 日七诊：患儿思维能力、回答问题均有进步，平时心情愉悦，上课能坐定，喉中异声大减，大便虽能成形，但时或转软，苔化根薄白，脉沉细尺弱。中药调治后智力发育日渐进步，再拟巩固。

黄芪 27 克，焦白术 18 克，党参 18 克，川芎 9 克，丹参 18 克，茯神 9 克，石菖蒲 9 克，炙远志 6 克，益智仁 9 克，炒补骨脂 9 克，当归 9 克，山茱萸 9 克，白蒺藜 10 克，珍珠母 30 克（先煎），琥珀 3 克（另冲）。14 剂。

按语：患儿先天禀赋不足，脾肾两虚，气血生化乏源，清阳不升，脑失所养，故治疗先拟益气升清、活血健脑，方用补中益气汤加减。参、术、芪加柴胡、葛根升发脾胃清阳之气；合丹参、川芎、赤芍、白芍补血活血，上行脑部，使髓海充盈得养；石菖蒲、远志、益智仁芳香化痰，开窍宁心益智。二、三诊时，患儿肯讲短句，智能略增，偶有感冒咳嗽，大便易散，乃肺、脾、肾俱虚，药合病情。守方重用黄芪以补气活血固表，升阳益智；加山茱萸、菟丝子、炒白术滋补肝肾，增强健脾之力。四诊时，患儿出现兴奋好动，喜笑无度，喉有异声，王霞芳教授谓此乃兼有肝风上扰，故加白蒺藜、珍珠母平肝潜阳宁神，柏子仁、酸枣仁宁心安神。五诊时，诸症好转，加琥珀粉镇惊安神。末诊时，患儿思维、沟通能力均有提高，喉中异声大减，大便转调，病渐向愈，再拟巩固，原方加入补骨脂以补肾助阳，填精充髓，调扶巩固。

病案 2

徐某，女，5岁。

2014年12月12日初诊：患儿足月剖宫产（羊水少），出生体重2.1kg，身长48cm。患儿出生第4天嗜睡十余小时，出现黄疸，入ICU抢救16天，曾发高热，诊为新生儿脑病、败血症，经治热退，黄疸亦退，出院。1周岁时，患儿身高体重偏低，立迟行迟，智力发育迟缓，不识人，不会讲话，并出现惊厥，发作时会惊叫，之后四肢僵硬，两目上窜，手足厥冷，约1分钟后自行缓解，即小睡片刻，而后自醒坐起，初发时，每天多达200次，目前每天发作4～5次。刻下走路不稳须搀扶，两手软，不能握物，面色苍白少华，目四周青暗，两目斜视，入睡困难，夜间不发，清晨多发，胃纳尚可，大便干结难行，夜眠易醒，约2小时后才能再入睡，至次日中午11时左右才醒，舌红胖，苔薄白边净，脉沉细弱尺微。脑电图多次异常。目前正在服德巴金、氯巴占等。中医辨属先天气血亏虚，后天髓海失养。先投黄芪桂枝五物汤合补中益气汤等调补。

太子参9克，黄芪9克，桂枝9克，赤芍9克，白芍9克，川芎9克，当归9克，生地黄9克，升麻9克，柴胡6克，桑枝9克，天麻9克，枳壳9克，柏子仁9克，瓜蒌仁9克。14剂。

嘱家长多帮助患儿活动四肢，进行康复锻炼。

2014年12月26日二诊：服上方后，四肢厥冷有所改善，但惊叫、四肢僵硬，仍每日发作3～6次，每次持续数十秒后缓解，发时喉痰有声，已能识人唤人，但语难，能走不稳，两眼斜视，纳谷不多，拒果蔬，口唇干裂出血，大便日3次，软烂，舌红，苔薄微黄腻，脉沉细微。上方尚合。原方去柏子仁、瓜蒌仁；加半夏9克，丹参9克。14剂。

2015年1月10日三诊：惊厥仍有发作，然纳谷渐增，已能唤人，但无法组句，能坐，不能自立，流涎多。继以上方加减调治月余。

2015年2月27日四诊：惊厥仍作，发作时仅持续数秒，仍先惊叫，有项强目翻、肢僵等，病发后不再神倦思睡，流涎已止，手温能抓物，但足冷，大便日1～3次，质软，入睡较晚，已能叫爸、妈，面仍少华，舌红，苔薄白腻，脉沉细。

黄芪9克，炒白术9克，桂枝9克，赤芍9克，白芍9克，川芎9克，葛根9克，石菖蒲9克，炙远志9克，丹参9克，益智仁9克，川牛膝9克，桑枝9克，天麻9克，钩藤9克。21剂。

之后上方加减，继服 2 个月余。

2015 年 5 月 15 日五诊：惊厥发作明显减少，小发作日 1～3 次，大发作一月 4～6 次，发后呻吟，大便次多，喉痰，手足欠温，能正常走路，不肯多走，晚 11 时前能入睡，早上 9 时自醒欲起，舌红苔薄白润，脉沉细。

黄芪 9 克，桂枝 9 克，赤芍 9 克，白芍 9 克，茯神 9 克，焦白术 9 克，党参 9 克，石菖蒲 9 克，炙远志 9 克，柏子仁 9 克，益智仁 9 克，姜半夏 9 克，陈皮 9 克，天麻 9 克，胆南星 3 克，炙甘草 6 克。28 剂。

2015 年 6 月 12 日六诊：近来症情略有改善，本月 5 天有大发作，小发作每天 3 次左右，发时痰堵喉部，拍之吐出少量白沫痰，精神渐振，睡眠作息明显改善，大便干结，舌淡红，苔薄润，脉沉小滑。上方加白附子 9 克，鲜竹沥 1 支。28 剂。

按语：患儿乃先天本元怯弱，形神不振，气血亏虚，不能上供于脑，髓海亏虚，故见智力障碍；肾元不充，则语迟、立迟、行迟、惊厥。本案病因乃患儿出生后即患新生儿脑病、黄疸，发高热，导致脑缺氧缺血，气血大亏而引发肝风内动，而发是证。本病正虚为本，病久亟须大剂补气养血、活血通络、祛风解痉。方以黄芪桂枝五物汤、补中益气汤、圣愈汤加减治疗，加天麻、桑枝载药上行，柏子仁养心安神，瓜蒌仁祛痰通便。二诊时，患儿大便次数多，去润肠之柏子仁、瓜蒌仁。王霞芳教授认为治痉先治痰，故酌加燥湿化痰之半夏，佐以丹参活血通络。后复诊时，王霞芳教授加豁痰开窍之胆南星、白附子、钩藤、石菖蒲、炙远志化痰通窍息风，再加牛膝滋肾壮骨助行，以前方加减调治数月后，症情好转。

六、乳核

乳核是性早熟最常见的临床表现。王霞芳教授认为小儿脏腑娇嫩，稚阴稚阳，形气未充，若受外界致病因素的影响，易出现脏腑功能失调，阴阳失衡的表现，或肾阴亏损，相火偏盛，或肝郁化火，失其输泄，而致气滞痰凝，发为乳核。本病治疗须探求病因，辨证施治，单纯肝郁痰凝证予疏肝理气、软坚散结，如已有肾阴亏损，肝阳上亢，肝经痰凝，则予滋阴降火合疏肝散结调治。

病案 1

张某，女，7 岁。

1995 年 8 月 16 日初诊：左乳隆起 4 年。患儿生后 2 年余，左乳房隆起肿痛，今年增大如小馒头状，乳核按之疼痛，纳便均调，形矮，苔薄滑腻，脉细带弦。诊断：乳核。辨属肝旺气郁化火。先拟疏肝理气，软坚散结。拟舒肝消核汤加减。

柴胡6克，黄芩6克，炒枳壳9克，赤芍10克，牡丹皮9克，夏枯草10克，浙贝母9克，冰球子10克，昆布10克，海藻10克，橘叶9克，橘核9克，川楝子9克。7剂。

1995年8月23日二诊：药后左乳房转软尚隆，按之不痛，苔化薄润。再拟泻肝散结。21剂。

1995年9月18日三诊：乳房微隆，症改善，纳少。上方去夏枯草；加冰球子至12克，加绿萼梅5克。12剂。

1995年10月16日四诊：左乳房核散不痛，唯口渴盗汗，舌红少苔，脉细弦。

北沙参10克，柴胡6克，白芍6克，赤芍9克，炒枳实6克，牡丹皮9克，丹参10克，昆布10克，海藻10克，冰球子9克，橘叶6克，橘核6克，川楝子9克，芎芍丸12克（包煎）。12剂。

1995年12月25日五诊：乳房平伏，乳核已散，按之不痛，症情痊愈。4个月来身高显增。

按语：本案为单纯乳房早发育，据其症状、舌脉、体征，王霞芳教授辨其为实证，属肝郁化火，而见乳房隆起结核，按之疼痛，故以柴胡剂疏肝理气，配以海藻、昆布、浙贝母、冰球子化痰软坚散结，橘叶、橘核理气消核，因病程较长由气入血，加丹参、牡丹皮、赤芍凉血活血散结。二诊，王霞芳教授守方继续软坚消积。治疗月余，病情好转，唯口渴盗汗，舌红少苔，脉细弦，属病后出现阴津虚耗之象，故在原方中加北沙参，继调月余，病情向愈。

病案 2

丁某，女，9岁。

1994年8月29日初诊：右乳晕部肿硬痛1个月。患儿幼时多食"宝宝素"及"娃哈哈"，6岁时曾发双乳头肿痛，激素测试（±），不药自解。近来右乳头肿痛如"一元硬币"大，形体壮实，嗜鸡、鸽、可乐、油炸食品，胃纳佳，口干引饮，性躁易怒，大便干结，舌红苔薄干，脉弦有力。治拟滋肾养阴，疏肝散结。

生地黄9克，玄参9克，柴胡6克，夏枯草12克，昆布10克，海藻12克，冰球子12克，青皮9克，川楝子10克，皂角刺9克。7剂。

医嘱：忌食辛温补品、油煎食品、鸡、鸽、羊肉等，多吃蔬菜。

1994年9月4日二诊：药后右乳头肿硬递减，按之不痛，苔薄根稍腻，大便通调。守方加味。上方加牡蛎 30 克（先煎）。14 剂。

1994 年 9 月 18 日三诊：乳头肿硬已消，然脾气急躁，苔化薄干，脉细弦。再拟上方加减。上方去皂角刺；加青皮 5 克，绿萼梅 9 克，淡竹叶 9 克，龙齿 30 克（先煎）。14 剂。

1994 年 10 月 9 日五诊：右乳晕结核已消，症情向愈，再拟巩固。

按语：本例患儿幼有进食保健品致乳房早发育的病史，为阴虚阳亢之体，虽不药而愈，然其素嗜鸡、鸽、可乐等高热量食品，酿湿生痰，加之肾阴不足，肝阳化火，痰湿循肝经上行郁结于乳而成乳核。王霞芳教授以舒肝消核汤加减疏肝清热散结，加生地黄、玄参滋肾阴、平肝阳，皂角刺走窜软坚消核，并嘱其忌口，以祛除病因。患儿服药月余，乳核渐消，然脾气急躁，苔薄干，脉细弦，仍属阴虚心肝火旺，上方加青皮、绿萼梅疏肝理气，淡竹叶、龙齿清热安神，继调 2 周终获全效。

病案 3

顾某，女，8 岁。

2009 年 8 月 15 日初诊：乳头结核肿硬痛 5 天。有眨眼肢搐、喉有异声史 4 年。患儿兴奋好动，上课注意力不易集中，读书时易中断，成绩尚优，纳少形瘦，面黄少华，大便干结，1～2 天 1 次，嗜食冷饮、糖果，厌蔬菜，夜眠欠安，盗汗多。近日发现患儿两侧乳头结核肿硬如黄豆大，舌红，苔薄白微腻，脉细小弦。诊断：抽动秽语综合征，乳核。辨属食滞气郁，肝脾失调，风阳上旋。先拟消导运脾，泻肝息风。

白蒺藜 9 克，珍珠母 15 克，石决明 20 克，木贼草 9 克，青葙子 9 克，茯神 15 克，石菖蒲 9 克，远志 6 克，炒鸡内金 9 克，谷芽 9 克，炒莱菔子 9 克，连翘 9 克。14 剂。

医嘱：忌食鸡、羊肉、鸽、巧克力、糖果、饮料、热带水果等。

2009 年 8 月 28 日二诊：药后眨眼、喉部异声大减，读书作业时肢搐亦少，仍兴奋好动，夜眠欠安，多梦呓，盗汗和，纳增胃开，大便转调，两乳结核如黄豆大，舌淡红苔净。上法颇合，守方加减。上方去珍珠母；加淡竹叶 9 克，龙齿 15 克（先煎），橘核 9 克。14 剂。

2009 年 9 月 12 日三诊：药后诸恙改善，偶有轻微肢搐，喜动手指，右乳核已散，左乳核消小，纳可便调，夜眠转安，盗汗亦和，舌淡红，苔化薄润，上课已能安定，学习成绩优良，再予巩固治疗。上方去莱菔子、连翘；加皂角刺 9 克，冰球子9克。14剂。

按语：本例学龄患儿素有抽动秽语综合征，饮食失节，平时纳谷少，嗜甜食，厌蔬菜，面黄形瘦，是属肝旺脾虚，食滞化火日久而生乳核。王霞芳教授先以内金、谷芽、炒莱菔子、连翘消导运脾，清热消积；白蒺藜、珍珠母、石决明、茯神平肝安神；木贼、青葙子泻肝止搐；远志、石菖蒲安神益智。治疗2周，患儿抽动大减，仍较兴奋，乳核如前，再加竹叶、龙齿清心安神，橘核理气散结。2周后，诸症皆有好转，仍宗前意，再加皂角刺、冰球子软坚散结共调之。

本例患儿虽有乳核及抽动秽语综合征史，看似病名不同，然其病因皆为肝旺上旋而致，故治疗均以疏肝泻火、息风散结，既止搐又消乳核，实为一因治用一法，乃异病同治之特色。

第五节　热　病

发热是儿科临床最多见的症状。中医对热病的辨治经历了数千年的历史，大量临床实践趋于成熟，历代医家矢志治病救人，总结经验，留下了宝贵的经典著作，传承于世，拯救了无数患者的生命。

热病有外感与内伤之分，外感热病始于《黄帝内经》，立于《伤寒论》，成熟于明清时期的温病学说。如《素问·热论》中的"今夫热病者，皆伤寒之类"，为狭义的伤寒（热病）。《难经·五十八难》中的"伤寒有五，有中风、有伤寒、有湿温、有热病、有温病"，为广义的伤寒（热病）。《素问·热论》不但阐述了热病的病因、病程、临床表现，还提出了热病的治则"其未满三日者，可汗而已；其满三日者，可泄而已"，调护方面提出"病热少愈，食肉则复，多食则遗，此其禁也"。

张仲景的《伤寒论》首先建立了以外感病为主的系统辨证论治理论，沿用了《黄帝内经》六经之名，分六经辨证，具体制订了治疗法则，如解表祛邪、调和营卫、和解表里、泻热存津、急下存阴、表里先后等，对后世产生了深远影响，但侧重于伤寒方面。在《伤寒论》的基础上，明清温病学派对外感热病进行了大量的补充和完善。如叶天士吸收前辈学说，继承发展，提出邪自口鼻而入、先犯卫气、逆传心包等学术观点；全面分析了温热病的特点，创立了卫气营血的辨证论治体系；在诊断上对辨舌，验斑、疹、白㾦，解析精辟；治疗上发展了辛凉、清气、开泄、凉血、清营、攻下等法。吴鞠通著《温病条辨》，以三焦为纲，完善了三焦辨证论治。

内伤发热方面，《素问·刺热》论述了五脏热病的症状及预后。《诸病源候论》曰："虚劳而热者，是阴气不足，阳气有余，故内外生于热，非邪气从外来乘也。"《医学心悟·火字解》："外火，风、寒、暑、湿、燥、火及伤热饮食，贼火也。贼可驱而不可留。内火，七情色欲，劳役耗神，子火也。子可养而不可害。"《金匮要略》对虚劳发热创有小建中汤，开甘温除热之先河。《太平圣惠方》中有生地黄散、地骨皮散等治疗阴虚发热的方剂。《小儿药证直诀》提出了治疗小儿五脏热病的效方，如心热用导赤散、肝热用泻青汤、脾热用泻黄散、肺热用泻白散、脾虚发热用七味白术散，此外还化裁金匮肾气丸为六味地黄丸，也可加知母、黄柏以治疗肾虚发热。

外感发热为感受外来六淫、疫疬之邪所致；内伤发热则多由体质虚弱，或久病脏腑功能紊乱，七情劳役，起居饮食不慎等因所致。外感发热病机以正邪相争为主；内伤发热病机以阴阳失衡、脏腑失调为主。外感发热先见恶寒发热，继则寒热交替或但热不寒，热势鸱张，然后热度渐减，病程较短而病情急剧，属于急性热病；内伤发热则多微寒微热，或午后潮热，或热势起伏不定，或久热不退，或自觉发热而体温不高，病程较长，病情发展缓慢。如属实证，可见瘀血、气滞、痰湿等表现；如属虚证，则伴有脏腑气血阴阳不足之象。

热病的发病机理均为人体正气不足，正不胜邪。如《黄帝内经》曰"正气存内，邪不可干"，"邪之所凑，其气必虚"，"风雨寒热不得虚，邪不能独伤人。卒然逢疾风暴雨而不病者，盖无虚，故邪不能独伤人"。这些论述说明在同样的邪气侵入环境下，有人发热，也有人不发热，乃取决于个人之正气盛衰。

伤寒和温病两者均属外感热病范畴，两者感受的邪气及传变途径不同。

伤寒初起，风寒邪气从皮毛而入，侵袭足太阳膀胱经，寒邪束表故恶寒重，发热无汗，头痛身疼，脉浮紧（风表寒证），或发热汗出恶风，口不渴，舌苔薄白，脉浮缓（中风表证），治宜辛温发汗解表。温病乃风热邪气从口鼻而入，首犯手太阴肺经，初起出现高热而渴，微恶风，头痛鼻塞，传变快、变化多，旋即但热不恶寒，汗出卫外失司，致肺失宣降，咳嗽，咽红或肿痛，舌红苔薄，脉浮数等肺卫证候，治宜辛凉清解、疏风清热。

伤寒从六经辨证。太阳病主要有太阳伤寒证和太阳中风证。太阳伤寒证为风寒外袭，卫气被遏，营阴郁滞，肺气失宣，临床表现为发热较高，无汗，恶寒明显，头痛项强，骨节疼痛，或有咳嗽，气喘，舌苔薄白，脉浮紧数，治宜发汗解表、宣肺止咳，主方为麻黄汤。太阳中风证为风邪外袭，卫气与外邪争斗，营阴失其内守，卫强营弱，所以出现发热恶风，热势不高，无汗或微微汗出，恶风头痛，项强，咳嗽或呕逆，舌苔薄白，脉浮缓等症，治宜调和营卫、解肌发表，代表方为桂枝汤。太阳表里证为太阳表邪未解入里，与水气互结，表现为太阳表证未罢而现发热恶寒，口渴不引饮，小便不利，治宜通阳解表利水，代表方为五苓散。太阳热利证为外邪由表入里化热，而出现泄泻，粪色黄而臭秽，腹痛里急后重，为协热下利，宜清热化湿坚肠为要，代表方为葛根黄芩黄连汤。

阳明经证，多热势鸱张，邪热亢盛，患者阳气充沛，正邪相争剧烈，主要表现为壮热，不恶寒反恶热，心烦，口渴引饮，汗多，脉滑数或洪大，舌红苔薄黄，宜清气分壮热，主方为白虎汤。阳明腑证为热邪与食积、痰浊、瘀血等互结聚于胃肠，主证为腹胀痛，便秘，日晡潮热，甚则谵语，舌红苔腻，脉沉实有力，为腑实证，宜泻火消导攻下，主方为承气汤之类。

少阳病为邪已传入半表半里，正邪分争，邪气盛则病进，正气盛则邪退，出现往来寒热，胸胁胀满或疼痛，呕吐或恶心，胃纳减少，心烦不安等症，治宜和解少阳退热，代表方为小柴胡汤类方。

急性热病或病情严重复杂、病势危重者，家长均会立即去医院求治抢救，故现在三阴经热病来中医儿科求治的极少见，仅记录个别病例，不再赘述。

叶天士曰："盖伤寒之邪留恋在表，然后化热入里，温邪则热变最速。"温病的病机主要表现在卫气营血和三焦所属脏腑方面。卫气营血辨证主要论述了温热病邪的由浅入深，由轻变重，以热邪伤阴为主。卫分证出现初期，温邪由口鼻而入，病位在卫气，气分证病情较浅；临床表现为发热较高，微恶风寒，头痛，无汗或少汗，口微渴，咽红，舌红苔薄白，脉浮数；治宜辛凉解表，疏风清热；银翘散为代表方。温热病邪由表入里，或其他病邪化热入里，正邪剧争，表现为发热高，不恶寒，反恶热，汗出热不退，咽红肿痛或蛾肿，常因壮热伤津而口大渴，舌红苔薄，脉滑数或洪大，白虎汤为代表方。营分证为外感热病之极期，多灼伤阴液，影响心主神明之功能，表现为身热夜甚，心烦，夜难入寐，咽干口燥不欲饮，或斑疹隐隐，舌色红绛，苔少或光剥，脉细数，宜清营泻热，代表方为清营汤。血分证为外感热病极期重症，中医儿科门诊少见。

上焦病，外邪侵袭由鼻而入，逆传心包，病变部位在头面、咽喉、肺与心。中焦证，是脾胃的病变，可能由上焦病顺传至中焦，脾胃气机升降失调致病。下焦证候主要是肝肾病变。

病案 1

李某，男，7岁。

2005年3月6日初诊：发热2天（体温38.5～39.0℃）。气候突变，新感寒邪，腠闭无汗，头痛恶寒，咳嗽，痰阻气促，舌淡红，苔薄腻，脉浮紧。证属太阳伤寒。麻黄汤加味治之。

炙麻黄3克，桂枝5克，甘草3克，杏仁6克，浙贝母6克，陈皮6克，姜半夏9克，紫菀6克，生姜3片，大枣5枚。3剂。

2005年3月9日二诊：药后汗出热退，咳瘥气平，舌苔薄腻，脉细滑，纳少便调。风寒表解，痰浊未清。再拟二陈汤加三子养亲汤加减，化痰止咳。

陈皮6克，姜半夏9克，茯苓9克，甘草3克，炙苏子9克，炒白芥子6克，炒莱菔子9克，浙贝母6克，杏仁6克，生姜3片。3剂。

2005年3月12日三诊：热退未起，咳痰转平，纳谷略增，苔化微腻，脉细。热病后正气尚弱，脾气本虚。再拟扶正御邪，预防感冒。

陈皮6克，姜半夏9克，茯苓9克，甘草3克，太子参9克，防风6克，砂仁3克（后下），神曲9克，谷芽15克，生姜3片，大枣3枚。3剂。

按语：患儿发热无汗，恶寒头痛，咳嗽，痰阻气促，舌淡红，苔薄腻，脉浮紧，辨属太阳伤寒发热，治当麻黄汤，辛温解表发汗以退热。因发热不太高，故麻、桂用量减轻，以解表发汗邪祛即可，不宜发汗太过以伤正。二诊时，已汗出热退，但咳嗽未平，再拟二陈汤合三子养亲汤化痰止咳。三诊时，热净咳平，二陈汤加太子参、防风益气祛痰扶正以平余邪，砂仁、神曲、谷芽悦脾养胃，使儿复康。

病案 2

金某，男，3岁。

2003年5月6日初诊：发热2天。刻下体温38.5℃，咳嗽有痰，面色㿠白，汗出不多，手凉欠温，食少便稠，小便通利，舌淡红苔薄白，脉浮代数。乃风邪外袭，营卫失调，兼夹痰食里滞。拟和表化痰，消滞退热。桂枝汤加味。

桂枝3克，白芍6克，甘草3克，生姜3片，大枣5枚，陈皮6克，半夏9克，炒莱菔子9克，连翘9克，紫菀6克。2剂。

医嘱：上药水煎温服，加服热稀粥以助汗；忌油腻荤腥及冰饮食品；衣服注意保暖，以防复感风邪。

后家长来电告知：药后遍身微汗出，热退咳和。

按语：发热恶风，汗出肢凉，面㿠苔润，脉浮不紧，是为太阳中风，营卫不和之证。选桂枝汤解肌退热以取微微汗出；加陈皮、半夏、紫菀化痰止咳；莱菔子、连翘乃取保和丸之意，既能消积又能化痰，里滞既化，表邪自解，热咳均和。本方有双相调节作用，能发汗以止汗，发汗而不伤正，止汗而不留邪，外以调和营卫，内则调和气血，尤以调和中焦脾胃阴阳为主。故有曰：桂枝汤有汗能止，无汗能发。王霞芳教授称之为和法之方。

病案 3

马某，男，6岁。

2004年2月21日初诊：发热3天。3天前，患儿高热达40℃，服美林后汗出热降，继之汗闭热又升。昨日午后体温38℃，今晨汗出热初退，纳食转呆，微咳，神萎，咽红，舌红苔白腻，脉濡细。听诊两肺有干啰音。诊断：热病，急性支气管炎。辨属风邪外袭，湿热内壅，痰浊阻肺。治拟芳香化湿退热，清肺化痰止咳。自拟方加减。

藿香10克，苏梗10克，苍术6克，厚朴6克，黄芩9克，半夏10克，陈皮6克，橘络5克，桔梗6克，炒牛蒡子9克，辛夷9克，党参9克，生姜3片。3剂。

2004年2月25日二诊：药后热退已净，唯咳嗽加剧，呕吐痰食后咳减，胃纳欠佳，两便调，盗汗多，苔化薄白。听诊两肺呼吸音略粗。辨属热退痰浊未净。再拟调和营卫，化痰止咳。

桂枝3克，白芍9克，半夏9克，陈皮6克，茯苓9克，甘草3克，炙苏子12克，炒牛蒡子10克，苦杏仁6克，薏苡仁20克，前胡9克，党参6克。5剂。

药后痰化咳少，纳谷也增，盗汗好转而愈。

按语：患儿服退热药后热降复升，苔腻，纳呆，微咳，辨为肺脾不足，湿浊内生，痰热壅肺。患儿因感受风邪而发高热咳嗽，湿热内滞，故先健脾燥湿退热，化痰止咳。藿香、苏梗、苍术、厚朴、黄芩芳香燥湿退热；党参、半夏、陈皮、橘络益气健脾化痰；桔梗、辛夷轻清上浮，通窍利咽止咳。二诊时，热虽退，但咳嗽反加剧，胃纳欠佳，盗汗淋多，改以桂枝汤加党参益气固表，调和营卫，防邪复袭，合二陈汤加味化痰止咳。药后诸症改善，热净纳增向愈。此因证变，治则、方药也随之而变也。

病案 4

陆某，男，8岁。

1995年4月20日初诊：反复感冒发热2年。患儿质薄易感外邪，每多发热，发热时体温最高达40℃。今又发热、汗出、肢冷、恶风，纳可便调，无咳，舌淡红苔薄白，脉细软代数。辨属体弱营卫不和，易感外邪，反复发热。病久阳虚，治拟缓图之。桂枝加附子汤主之。

桂枝3克，白芍9克，甘草3克，生姜3片，大枣6克，制附片3克，青蒿9克，炒谷芽15克，麻黄根15克，糯稻根15克。7剂。

1995年4月27日二诊：药后热度退净，四肢转温，汗出淋多，再拟调扶。

桂枝3克，白芍9克，生姜3片，大枣6克，甘草3克，陈皮5克，青蒿9克，炒谷芽15克，麻黄根15克，糯稻根15克。7剂。

1995年5月4日三诊：未再发热，汗出尚多，舌苔薄净。体质太弱正气不足，再以调扶。四君子汤加味。

太子参9克，焦白术9克，茯苓9克，甘草3克，白薇9克，天花粉9克，炒谷芽15克，糯稻根9克，麻黄根9克。7剂。

按语：患儿素体羸弱，营卫不和，正气不足故反复感邪，经常发热；病已2年，久则阳气已耗，故汗出淋多，气随汗脱；气阳虚故肢冷恶风。桂枝加附子汤可调和营卫，扶阳敛汗。"太阳病，发汗，遂漏不止，其人恶风，小便难，四肢微急，难以屈伸者，桂枝加附子汤主之。"急则治其标，缓则治其本。热退后当益气扶正、增强抗力，以四君子汤加味善后调扶。

病案 5

蒋某，男，3岁。

2004年6月16日初诊：发热2天，腹泻1天。患儿外感发热39℃，服美林后热降反复又升，刻下体温38.2℃，继之腹泻，大便4次，蛋花样，伴脐周痛，腹满稍胀，流涕微咳，咽红，舌红苔薄白，脉浮数。听诊：两肺（-）。诊断：外感发热，腹泻。证属表证未解，内传于腑，气化不利而泄泻。治宜解表退热，利水止泻。五苓散合香连丸加味。

猪苓15克，茯苓15克，泽泻9克，焦白术9克，桂枝3克，党参6克，甘草3克，姜黄连3克，煨木香6克，焦山楂10克，焦神曲10克，陈皮6克，橘络6

克，半夏 10 克。3 剂。

2004 年 6 月 18 日二诊：药后热退已净，昨日大便 1 次已成形，咳嗽增多，盗汗多，胃纳尚可，舌红苔薄白，脉浮细。再拟上法加减。

猪苓 15 克，茯苓 15 克，泽泻 9 克，焦白术 9 克，桂枝 3 克，半夏 9 克，陈皮 6 克，苏梗 6 克，炒党参 9 克，焦山楂 10 克，焦神曲 10 克。5 剂。

2004 年 6 月 23 日三诊：偶咳无涕，盗汗尚多，大便日行成堆，苔根薄腻，脉细小滑。再拟益气扶正、温化痰饮巩固之。

茯苓 15 克，焦白术 9 克，桂枝 3 克，甘草 3 克，炒党参 9 克，补骨脂 9 克，麻黄根 15 克。7 剂。

按语：患儿外感发热，表证未解，内传于腑，气化不利而兼见湿注泄泻，属太阳病表里同病。治宜五苓散温阳化气利水，表里双解退热和泻；合香连丸燥湿清热，治下利；复加消食化痰之品以止咳。患儿服药 3 剂，即获热退泻和之效。唯咳嗽增多，痰浊未清，仍投五苓散加二陈汤燥湿化痰以清余邪。患儿素体阳虚质薄，汗多易感外邪，病后宜益气温阳、敛汗固卫，以苓桂术甘汤加党参、补骨脂温化痰饮，扶正固本，脾肾同调，防病反复。

病案 6

邵某，男，6 岁。

2003 年 11 月 12 日初诊：发热腹泻 1 天。有哮喘史。患儿昨夜发热畏寒，体温达 39.8℃，服退热药及物理降温后，热稍降，无汗，呕吐 3 次，今晨大便散泄 2 次，蛋花样，脐周隐痛，小便短赤。刻下体温 38.6℃。舌边光红，苔中厚腻，脉细小数。西医诊断：急性胃肠炎。中医诊断：发热，泄泻（外感夹食）。辨属外邪犯卫发热，夹食吐泻。治则调和营卫，疏邪和中。五苓散加味。

猪苓 12 克，茯苓 12 克，泽泻 12 克，焦白术 10 克，桂枝 3 克，炒白芍 9 克，苏梗 9 克，制半夏 9 克，党参 6 克，焦山楂 10 克，焦神曲 10 克，生姜 3 片，大枣 3 枚。3 剂。

2003 年 11 月 14 日二诊：药后热退已净，咳呛痰阻，鼻塞打嚏，脐痛隐隐，大便成形，进食未呕，咽红痒，苔根薄白，脉浮细。再拟疏解化痰。宜止嗽散加味。

荆芥 6 克，苏梗 9 克，桔梗 5 克，蝉蜕 6 克，辛夷 9 克，苍耳子 10 克，制半夏 9 克，陈皮 5 克，橘络 5 克，党参 6 克，炙百部 6 克，紫菀 6 克，前胡 6 克。7 剂。

2003 年 11 月 21 日三诊：咳缓痰多，打嚏多涕，胃脘不舒，大便偏干，苔腻，脉细。再拟二陈汤加味，健脾化痰，芳香通窍。

陈皮 5 克，橘络 5 克，制半夏 9 克，茯苓 12 克，辛夷 6 克，苍耳子 10 克，藿香 9 克，砂仁 3 克（后下），白豆蔻 3 克（后下），炒莱菔子 10 克，连翘 10 克，炒枳壳 9 克，炒神曲 10 克，炒九香虫 9 克，炙百部 9 克。7 剂。

随访诸症缓解，中药调理后哮喘未再发作。

按语：患儿因外邪犯卫夹食，而发热吐泻。王霞芳教授以五苓散配合健脾和胃消食之品治之。五苓散可治疗太阳表证未解，又入太阳之腑，热与水结，以致膀胱气化不利，不能分清泌浊，水走肠间之泄泻，具有通阳利水、表里双解之功效。二诊，患儿热退，痰浊未清则咳嗽，阻滞中焦气机则胃脘不舒，日久化热耗伤津液则大便偏干，故改以止嗽散宣肺止咳。陈皮、半夏理气化痰；藿香、砂仁、白豆蔻、炒莱菔子、连翘、炒枳壳芳香化滞，上下分消；加神曲、九香虫消食开胃畅中。

病案 7

许某，男，7 个月。

2003 年 6 月 28 日初诊：高热、便泄 3 天。患儿发热无汗，体温最高 40℃，不咳，家长予自服清热解毒颗粒，致便泄 3 次，遂停服中成药。今日大便 2 次，色黄而糊，烦躁肤热，西医予服百服宁、先锋霉素等，药后汗出热降，继之汗闭又升，高热不退。刻下纳谷尚可，囟门大 2 指，舌淡红，苔薄白，指纹深红达风关。诊断：暑热，泄泻。乳儿质薄，暑邪外袭，膝闭热升，兼湿热下注，属太阳阳明同病。拟葛根芩连汤加味。

葛根 10 克，姜黄连 3 克，黄芩 9 克，清水豆卷 10 克，竹叶 10 克，炒扁豆 10 克，神曲 10 克，滑石 10 克，甘草 3 克。3 剂。

2003 年 7 月 5 日二诊：服上方 2 剂，汗出热退已净，大便转调，日 1 次，须努挣，神清安定，喉有痰声不咳，饮乳尚可，苔化薄润，指纹红达风关。高热泄泻均已向愈，然乳儿脾胃本虚，痰湿内生，肺气不足易感外邪。再拟健脾化痰，益气养胃，培土生金，防病于未然。

藿香 10 克，太子参 6 克，焦白术 9 克，茯神 9 克，白扁豆 10 克，姜半夏 6 克，陈皮 5 克，橘络 5 克，姜黄连 3 克，神曲 10 克，滑石 10 克（包煎），甘草 3 克。5 剂。

按语：婴儿高热 3 天，本为太阳病，应先从汗而解，但因家长予服清热解毒颗粒误下之，则表邪未解，传入阳明之腑而便泄，为太阳阳明同病，以葛根芩连汤加味解表清热止泻。此病类似于西医之急性肠胃型感冒发热。服药2剂，患儿即汗出热退已净，泄泻亦和，病已向愈，唯喉有痰声，是因乳儿脾胃本虚，痰湿内生，肺气不足易感外邪，改方健脾化痰，益气养胃，培土生金，防病于未然。

病案 8

刘某，女，6岁。

2008年6月28日初诊：发热3天。发热、无汗、肤烫3天，体温最高39.2℃，咽痛，咽峡处疱疹散发，阵咳有痰，夜眠欠安，纳呆。今大便稀薄，唇朱，舌红赤，苔薄白花剥，脉浮数。诊断：热病，疱疹性咽峡炎。证属邪热壅盛，里传阳明，太阳阳明表里同病。治拟葛根芩连汤合小柴胡汤加味，表里双解。

葛根9克，柴胡6克，黄连3克，黄芩9克，太子参9克，南沙参9克，半夏9克，陈皮6克，前胡6克，桔梗5克，炒牛蒡子9克，甘草3克，生姜3片。4剂。

2008年7月5日二诊：药后热退已清，大便转调，腹泻已愈，尚有鼻塞涕阻，偶咳闻及痰声，夜寐欠安。热邪虽去，肺络未清，再拟清化止咳宁神，兼补气阴，扶正达邪。改拟二陈汤加味。

陈皮6克，半夏9克，茯苓9克，甘草3克，太子参9克，南沙参9克，炙苏子9克，桔梗5克，白芷6克，黄芩9克，竹叶9克，龙齿15克（先煎）。7剂。

2008年7月12日三诊：邪化鼻通，偶咳少痰，纳谷仍少，舌红，苔已薄布，无剥苔，脉转濡细。病邪虽祛，患儿素体脾虚，气阴不足。再拟益气润肺，扶脾养胃，巩固疗效。

上方去白芷、黄芩；加砂仁3克，炒鸡内金9克，生谷芽15克。7剂。

按语：患儿发热兼大便稀薄，辨为表证未解，邪陷阳明之协热下利，以葛根芩连汤治之。其中葛根为君，轻清升发，外解肌表之邪，内清肠胃之热；芩、连为佐，苦寒直清里热，坚肠止利，临床治疗因热而下利者有显效；柴胡、黄芩、半夏、太子参、南沙参开合枢机，扶正御邪，和解退热。药后热邪虽去，但肺络未清，尚有咳痰，舌红苔剥，为素体阴虚，热病后气阴耗伤，改投二陈汤加太子参、沙参益气润肺、化痰止咳，砂仁、鸡内金、谷芽健脾养胃，巩固疗效。

病案 9

赵某，女，3岁半。

2003年11月5日初诊：发热咳嗽1天。患儿1周前曾发高热，经服青霉素、利巴韦林治疗 3 天后热降。昨又发热，体温达 38.5℃，汗出热降未净，咳嗽痰阻，纳少面㿠，目下青暗，山根青筋多，大便干结，舌质赤红，舌苔厚腻微黄，脉小滑。西医诊断：急性支气管炎。中医诊断：热病，咳嗽。患儿自幼体弱，容易感冒，近日外感风邪，腠疏入里化热。治拟宣肺清热化痰，和解退热。小柴胡汤合二陈汤加减。

柴胡 6 克，黄芩 9 克，姜半夏 9 克，陈皮 5 克，橘皮 5 克，茯苓 10 克，苏子 10 克，苏梗 6 克，杏仁 6 克，川贝母 5 克，浙贝母 10 克，前胡 6 克，炙百部 6 克，炒莱菔子 10 克，连翘 10 克，炒枳壳 6 克。5 剂。

2003 年 11 月 12 日二诊：药后热退已净，咳减，打嚏流清涕，纳增，大便转调，舌淡红，苔中白腻，脉细滑。听诊：两肺（-）。二陈汤合三仁汤加减。

姜半夏 9 克，陈皮 5 克，橘皮 5 克，茯苓 9 克，甘草 3 克，杏仁 6 克，砂仁 3 克，白豆蔻 3 克，苏子 9 克，苏梗 6 克，川贝母 5 克，浙贝母 9 克，炙百部 6 克，前胡 6 克，荆芥 6 克。7 剂。

2003 年 11 月 19 日三诊：热退已净，咳和，纳增思食，脘腹微胀，便调，苔化根薄微腻。再拟六君子汤加味，健脾理气调理。

太子参 9 克，茯苓 9 克，白术 6 克，陈皮 6 克，半夏 9 克，藿香 10 克，苏梗 6 克，炒枳壳 6 克，木香 6 克，生谷芽 15 克，生麦芽 15 克。7 剂。

随访病愈。

按语：患儿自幼腠疏汗出，易感风邪，传里则发热咳嗽，以小柴胡汤合二陈汤和解表里，化痰止咳，通腑泻热。王霞芳教授重视望诊。患儿面㿠少华，目下青暗，山根青筋多，苔白厚腻，乃为肺脾两虚，痰湿内阻，虚实夹杂，故再选二陈汤合三仁汤化痰利湿以治本。脾土为肺金之母，外感发热咳嗽后期，王霞芳教授善用六君子汤培土生金，以巩固善后，防病复发。

病案 10

穆某，男，3 岁。

2003 年 11 月 28 日初诊：发热、咳喘 4 天。患儿半年前入幼儿园后经常感冒咳嗽。近 4 天，咳嗽，痰上气促，夜间伴发热起伏，服泰诺热降，今晨汗闭热复升。纳减，大便 3 ~ 4 日一行，常需用开塞露通便，咽红，舌红，苔薄白腻，脉滑数。听诊两肺痰鸣音，少量哮鸣音。诊断：热病，喘息性支气管炎。辨属外邪传里化热，发热咳喘。治则宣肺化痰，和解退热。小柴胡汤合三拗汤加减。

炙麻黄6克，苦杏仁9克，甘草3克，柴胡6克，黄芩9克，姜半夏10克，陈皮6克，橘络6克，僵蚕10克，前胡6克，炙百部9克，紫菀6克，款冬花10克，连翘9克，炒莱菔子12克，炒枳壳9克。3剂。

2003年12月1日二诊：药后汗出热退已净，喘和，尚有微咳，痰难咳，大便干结，2日一行，纳可，苔化薄白。听诊两肺（－）。再拟健脾化痰，降气平喘。二陈汤合三子养亲汤加味。

半夏9克，陈皮6克，茯苓9克，莱菔子9克，苏子9克，赤芍12克，蝉蜕6克，杏仁6克，薏苡仁20克，浙贝母5克，连翘10克，炒枳实10克。5剂。

2003年12月6日三诊：药后大便转调，咳痰大减，转入稳定期治疗，以六君子汤加味，益气扶正以御外邪。

按语：患儿因入幼儿园后容易感受外邪而反复感冒发热，痰热内伏，腑气不通，则肺气上逆引发痰逆咳嗽、气促夜喘。风热犯肺而无恶寒，兼有纳差，大便不畅但无腹满硬痛，为邪在半表半里。王霞芳教授故选小柴胡汤和解退热，合三拗汤加味以宣肺化痰、通腑止咳。服药3剂，即热退净，喘促平，仅有微咳、痰难出，再拟二陈汤合三子养亲汤加味，健脾化痰，降气平喘。热净咳瘥后，以六君子汤巩固，预防复发，乃中医治未病之意也。

病案 11

梁某，男，2岁。

1993年12月15日初诊：发热3天。现肛温39℃，热势起伏，大便秘结，肢末清凉，咳嗽痰多，纳呆，脉滑，苔根薄腻。证属邪郁少阳，腑有实积。拟大柴胡汤加味，表里双解。

柴胡5克，黄芩6克，半夏9克，杏仁6克，浙贝母9克，厚朴6克，前胡6克，生大黄3克（后下）。3剂。

1993年12月18日二诊：咳减便通，其热退清。

按语：本例见发热痰咳，大便秘结，苔腻脉滑，热势起伏不退，为邪已传少阳，兼有里积，乃少阳阳明并病。大柴胡汤主少阳郁热未解，阳明里热腑结，切合本病，和解通腑，表里同治，便通而热清。大柴胡汤乃小柴胡汤去人参、甘草，加大黄、枳实、芍药组成。柴胡、黄芩治往来寒热，胸胁苦满等少阳症；大黄、枳实治里热郁结，胸腹胀满，大便不通或下利不畅（通因通用）等阳明症；芍药和里，善治腹痛，配黄芩可治热性下利；另有生姜一味配半夏功能化痰止呕，配大枣可调和营卫。本方治少阳阳明同病，和解与攻下并用。本案中王霞芳教授据症对大柴胡汤进行加减，加入止咳化痰药。现代常用大柴胡汤治疗胆囊炎、胆结石等。若兼胸闷气机不利，加郁金、青皮、木香；出现黄疸，加茵陈、山栀子；胸胁痛，加川楝子、旋覆花、延胡索；有结石，加金钱草、海金沙、鸡内金等。

病案 12

胡某，女，4 岁。

2015 年 2 月 11 日初诊：低热、咳嗽痰多 6 天。患儿低热 37.8℃左右，反复 6 天，咳嗽痰多，色黄难咳，纳减，大便干结，唇朱咽红，舌红苔根黄腻，脉细小滑，精神尚可。有高热惊厥史。辨属外邪传里，痰热阻滞。先拟和解退热，消导化痰，表里兼治。大柴胡汤加减主之。

柴胡 6 克，黄芩 9 克，制半夏 9 克，桔梗 6 克，炒牛蒡子 10 克，杏仁 9 克，瓜蒌仁 9 克，炒莱菔子 10 克，连翘 10 克，前胡 6 克，炙百部 6 克，生姜 3 片，甘草 3 克。4 剂。

2015 年 2 月 15 日二诊：药后低热已净，咳亦大减，尚有痰声，咽红，纳谷复常，大便亦调，神振活泼，眠安，无盗汗，苔化根尚薄白，脉细带滑。再拟化痰通络止咳，以二陈汤合三子养亲汤，仍加柴、芩透表清热，预防复感发热。

陈皮 6 克，制半夏 9 克，茯苓 9 克，炙苏子 10 克，白芥子 6 克，炒莱菔子 10 克，连翘 10 克，炒枳壳 6 克，柴胡 6 克，黄芩 9 克，生甘草 3 克，生姜 2 片。7 剂。

家长来电，药后症愈。

按语：患儿病在少阳兼有阳明腑实证，王霞芳教授宗大柴胡汤之意表里同治。柴胡、黄芩和解清热，透少阳之邪外达；又患儿质薄不耐攻伐，故去大黄，枳实改为枳壳，加莱菔子、瓜蒌仁、杏仁利气润肠通腑，兼以化痰止咳。此为王霞芳教授活用经方之巧思。药后，患儿低热平，咳大减，但痰热未清，改选二陈汤合三子养亲汤化痰止咳，仍加柴、芩透表清热，预防症情复发。

病案 13

洪某，女，6 岁。

1995 年 4 月 24 日初诊：发热、便秘 2 天。患儿体温 39.6℃，不恶寒，咳嗽，不大便 3 天，舌红，苔薄白微腻，脉滑数。诊断：热病，便秘。辨属外邪传里，腑气不通，乃少阳阳明并病。先予服大柴胡汤加减。

柴胡 6 克，黄芩 9 克，半夏 9 克，炒枳实 6 克，生大黄 3 克（后下），炒莱菔子 9 克，连翘 9 克，生姜 3 片，大枣 3 枚。2 剂。

1995 年 4 月 27 日二诊：药后热度退净，大便通畅，尚咳有痰，舌红，苔化薄润。改化痰止咳，兼清余邪。桑杏汤合二陈汤加味。

桑叶 9 克，杏仁 9 克，陈皮 6 克，半夏 9 克，茯苓 9 克，甘草 3 克，浙贝母 9 克，桔梗 6 克，柴胡 4.5 克，黄芩 4.5 克。5 剂。

1995 年 5 月 4 日三诊：热退未起，咳减痰少，唯乳蛾肿大，大便偏干时或秘结。再拟清肺利咽通腑。

桑叶 9 克，杏仁 9 克，太子参 9 克，桔梗 6 克，甘草 3 克，炒牛蒡子 9 克，薄荷 3 克（后下），炒枳实 6 克，黄芩 4.5 克，茯苓 9 克。7 剂。

按语：一分恶寒，一分表证。患儿发热不恶寒，邪已不在表，而在半表半里，便秘而无腹满硬痛，此非阳明腑实，乃少阳阳明并病，故以大柴胡汤加味表里兼顾，和解退热，内泻热结。2 剂药后即热退便通，但尚咳有痰，改以桑杏汤合二陈汤加减健脾燥湿，清肺化痰。三诊，患儿乳蛾肿大，大便干结，以桑杏汤合桔梗汤加减清肺利咽通腑以防复发。

病案 14

程某，男，6 岁。

2003 年 5 月 12 日初诊：低热 5 个月。体温 37.5～38.5℃，夜间升高，四末不温，纳少便干，夜有寝汗，舌苔浮腻。多次就诊，西医理化检查均无阳性发现。西医诊断：发热待查。中医证属肝失条达，气机不舒，热郁于内。治宜四逆散加味。

柴胡 5 克，赤芍 6 克，枳壳 6 克，甘草 3 克，青蒿 9 克，地骨皮 9 克，陈皮 3 克，茯苓 9 克，生姜 2 片，大枣 3 枚。5 剂。

2003 年 5 月 17 日二诊：药后夜热渐降，刻下体温 37.2℃，舌苔化薄，脉细软。低热渐降，症情改善，守方加减。

柴胡 5 克，赤芍 6 克，枳壳 6 克，甘草 3 克，青蒿 9 克，地骨皮 9 克，白薇 6 克，石斛 10 克，甘草 3 克。5 剂。

后随访，半年低热，未再复发。

按语：患儿低热日久，四末不温，为邪热内陷，阳气郁遏不能外达而四肢厥冷之"热厥"。《伤寒论》曰："少阴病，四逆，其人或咳，或悸，或小便不利，或腹中痛，或泄利下重者，四逆散主之。" 王霞芳教授方选四逆散调畅气机，疏达运枢，解郁泻热，正合契机，如钥开锁，虽是久热，亦能一拨即开，解郁退热。

病案 15

许某，男，3 岁。

2007 年 12 月 7 日初诊：高热 5 天。昨夜体温 40.0℃（肛），经静脉抗感染治疗后，汗出热退，4 小时后热复升。现仍热盛，面萎口干，纳少，大便间日 1 次，干结臭秽，舌边红，苔薄白腻，脉浮细数。乳蛾红肿Ⅱ°，上有白点。诊断：急性化脓性扁桃体炎。证属风温上袭，汗闭热高，邪结咽喉。拟辛凉解表，清热透邪。

金银花 10 克，连翘 10 克，竹叶 9 克，桔梗 6 克，牛蒡子 10 克，甘草 3 克，大青叶 15 克，芦根 30 克，黄芩 9 克，荆芥 9 克，淡豆豉 10 克，薄荷 5 克（后下）。3 剂。

2007 年 12 月 12 日二诊：服上方 1 剂，汗出热退已净，未再复升，咽红蛾肿Ⅰ°，单声咳嗽，纳少，中脘不舒，欲呕不得，大便转调，日 1 次，舌红苔薄白腻，脉细小滑。再拟化痰利咽，理气消瘰。

姜黄连 3 克，瓜蒌皮 9 克，半夏 6 克，枳壳 6 克，竹茹 9 克，柴胡 6 克，牛蒡子 9 克，莱菔子 9 克，连翘 10 克，赤芍 9 克，甘草 3 克，炒鸡内金 9 克。6 剂。

药后诸症均和。

按语：风温上袭咽喉，导致患儿汗闭高热持续，乳蛾红肿渗出，病在上焦。治上焦如羽，王霞芳教授以银翘散为主方。本方质轻浮走上焦，辛凉解表，清咽喉之热邪。药后随即热退身净，乳蛾消小。二诊时，患儿咳嗽纳少，中脘不舒，欲呕不得，为痰热结于下，胸脘痞闷，以小陷胸汤加味开胸散结，清热化痰，消积通腑治之。

病案 16

朱某，男，3 岁。

2009 年 7 月 24 日初诊：壮热 1 天。就诊时体温 39.4℃，无汗，不恶寒，夜咳阵作，咽红痛，舌红苔薄白，脉浮数。证属风热上袭，肺气失宣。治宜辛凉解表，和解退热。银翘散合小柴胡汤加减。

金银花 10 克，连翘 10 克，竹叶 9 克，薄荷 4.5 克（后下），柴胡 6 克，黄芩 9 克，制半夏 9 克，前胡 6 克，陈皮 5 克，橘络 5 克，炒莱菔子 10 克，太子参 9 克，生姜 3 片，甘草 3 克。3 剂。

2009 年 7 月 27 日二诊：服药 2 剂热即退净，咳嗽仍作，痰黏咳痰不爽，纳减便调，舌苔白腻，脉细滑。再以宣肺化痰止咳为治。止嗽散加味。

荆芥6克，炒牛蒡子10克，杏仁6克，川贝母6克，浙贝母10克，甘草3克，制半夏9克，陈皮5克，橘络5克，白前9克，炙紫菀6克，炙百部9克。5剂。

2009年7月31日三诊：药后咳和，无涕，唯盗汗多。再以六君子汤加味，补肺固表，健脾化痰。

太子参9克，白术9克，茯苓9克，甘草3克，制半夏9克，陈皮5克，橘络5克，杏仁6克，川贝母6克，麻黄根9克。7剂。

按语：小儿肌肤疏薄，藩篱不固，寒暖不知自调，护理不当，易感六淫外邪，温邪上受客于肺，而现高热、不恶寒、咳嗽阵作、舌红苔薄、脉浮数，急当银翘散合小柴胡汤辛凉解表，和解退热。服方2剂即热退，仍咳嗽，痰黏难咯，再予宣肺止咳清热，方用止嗽散。止嗽散可用于外感初期咳嗽。王霞芳教授曰：本方温润和平，不寒不热，客邪易散，肺气安宁，为治疗小儿咳嗽的平稳之剂。

病案 17

袁某，女，21个月。

2002年4月10日初诊：反复感冒发热近3周。近日高热，体温达39.2℃，服退热药后汗出热不退，咽红蛾肿，唇干口燥，溲黄便干，稍咳，舌红苔腻，指纹紫红。诊断：上呼吸道感染，发热。辨属阳明经热证。治宜白虎汤加味。

生石膏30克（先煎），知母6克，甘草3克，粳米30克（包煎），金银花9克，连翘9克，薄荷3克，黄芩6克，芦根30克，六一散10克（包煎）。3剂。

2002年4月13日二诊：服上方其热即降，3天热已净。

按语：患儿高热反复，汗出热不退，热势较盛，口燥唇干，溲黄便干，舌红苔腻，脉浮数，为阳明经表里俱热，兼夹湿热，拟白虎汤加味。王霞芳教授认为高热急重症，加金银花、连翘、薄荷、黄芩可以快速截断热势，防邪深入；芦根、六一散清热利湿，邪热自下而出，湿化则热无所依。

病案 18

邓某，男，11个月。

2004年5月13日初诊：高热3天，体温40.0℃。经服退热药，刻下体温38.5℃（肛），舌绛红边尖碎痛，苔薄黄，大便干结，小便短赤。诊断：上呼吸道感染，发热。辨属阳明经热证，心胃火炎。治拟泻火。

生石膏 30 克（先煎），知母 6 克，竹叶 9 克，甘草梢 9 克，炒鸡内金 2 克，金银花 9 克，连翘 9 克，通草 5 克，六一散 12 克，制大黄 6 克。3 剂。

2004 年 5 月 16 日二诊：热清口疮未愈，便下尚坚。再服 2 剂而愈。

按语：患儿感受外邪，热势鸱张不退，煎灼胃中津液，心胃之火上炎，高热炽盛，呈现舌绛红，边尖碎痛，苔薄黄，大便干结，小便短赤。王霞芳教授以白虎汤加减，清阳明热邪，滋已耗之津液；加竹叶、甘草梢、黄连清心胃之火，以平口炎；通草、六一散、制大黄下火清热。诸药合用，前后分消，热邪得有出路，诸症均和。

病案 19

邱某，女，2 岁。

2004 年 8 月 12 日初诊：高热 1 周，体温 39.0～40.0℃。汗出遍体，渴饮溲黄，便秘 4 天，腹部硬满，咽红蛾肿，有白斑（渗出液），舌红，边尖碎痛，苔薄腻，指纹紫绛达风关。诊断：高热，便秘。证属阳明热结腑实证。急拟通腑泻火解毒。小承气汤加味主之。

枳实 6 克，厚朴 4 克，生大黄 6 克（后下），石斛 15 克，连翘 9 克，大青叶 15 克，桔梗 5 克，炒牛蒡子 9 克，六一散 12 克（包煎），通草 6 克。2 剂。

2004 年 8 月 14 日二诊：药后大便通畅，其热旋降，但渴饮烦吵，腹满食少。再拟清热消食，导滞通腑。予服保和丸加减巩固之。

半夏 9 克，陈皮 6 克，茯苓 9 克，连翘 9 克，莱菔子 9 克，桔梗 5 克，炒牛蒡子 9 克，六一散 12 克（包煎），芦根 15 克，枳实 6 克，厚朴 4 克。7 剂。

随访，药后病愈。

按语：患儿感邪后热盛不退，传入阳明，而见高热持续不降、汗多渴饮、腹满便结、脉洪大数实、苔腻蛾肿等一派阳明腑实证候。幼儿壮热，病情急重，据证亟须选小承气汤攻下热结，2 剂药后，便通热退获佳效。某些高热重症，体实者也可将白虎汤与承气汤同用，再加芩、连、翘、栀等清热解毒。在多种高热，包括传染性疾病，如中毒性肺炎、流行性脑膜炎等，凡症见热结阳明，大便秘结，高热不退者，据症施以本法，釜底抽薪，可使邪热下泻，化险为夷，立挽危重。在诊治流行性乙型脑炎时，王霞芳教授以本法为主，加羚羊角粉另蒸服，釜底抽薪，攻逐邪毒，确有显效。即喻嘉言所谓："《金匮》治痉用大承气汤，乃死中求生之法。"

病案 20

陆某，男，17 个月。

1993 年 3 月 9 日初诊：发热陡起，体温达 40.2℃。咳逆气促，面颊红赤，喉间痰鸣，小溲深黄，舌红苔黄，指纹紫滞。病属风温犯肺，痰热郁闭，肺失宣肃。选麻杏石甘汤，宣泻肺热。

炙麻黄 3 克，石膏 30 克（先煎），杏仁 6 克，甘草 3 克，黄芩 9 克，牛蒡子 9 克，连翘 9 克，芦根 30 克，前胡 6 克。2 剂。

药后次日，高热渐降，续用 3 剂，其症告平。

按语：叶天士曰："温邪上受，首先犯肺，逆传心包。"温热之邪由口鼻而入，上焦先受，袭肺化热，肺胃热盛，则壮热咳嗽，气粗而喘，或口渴烦躁。本方选麻黄辛温宣肺，婴幼儿用量宜轻；杏仁、甘草协麻黄宣肺化痰，止咳平喘；石膏辛凉，清泻肺热，辛温与辛凉配伍，加重宣肺清热之力。本方常用于急性上呼吸道感染、急性支气管炎、支气管肺炎或慢性支气管炎急性发作等病症。热盛则加黄芩、山栀子、金银花、连翘等；痰多稀白加葶苈子、白芥子、车前子；痰多黄稠则加川贝母、浙贝母、冬瓜子、芦根；咳痰不爽加桔梗、瓜蒌皮、橘络；咳痰带血丝加黛蛤散、白茅根等。

病案 21

马某，男，2 岁。

2004 年 8 月 9 日初诊：发热持续 4 天。暑月感邪，体温 39.5℃左右，持续不退，曾服退热药未效。刻下，头重发热无汗，肤热灼手，哭诉头部不适，纳呆，溲赤，大便尚调，舌质红，苔黄腻，指纹红紫细达风关。诊断：夏季热。辨证暑热夹湿袭卫，腠闭邪热不透。治则解表清暑，化湿透热。香薷饮加味治之。

香薷 3 克，厚朴 5 克，白扁豆 15 克，清水豆卷 12 克，金银花 9 克，连翘 9 克，茯苓 10 克，车前子 9 克（包煎），生甘草 3 克，黄芩 6 克，山栀子 9 克，神曲 10 克。3 剂。

2004 年 8 月 13 日二诊：服药 2 剂后，汗出热退，继之咳嗽又起，胃口不开，两便调，苔薄白微腻，指纹转红细达风关。尚有痰热阻络。拟温胆汤加减，清疏化痰止咳。

陈皮 6 克，橘络 6 克，半夏 6 克，茯苓 9 克，甘草 3 克，炒枳壳 6 克，竹茹 6

克，桑叶 6 克，枇杷叶 9 克，竹叶 6 克，车前子 9 克（包煎）。7 剂。

2004 年 8 月 20 日三诊：暑热退尽，痰化咳和，胃口已开，苔化薄润。再拟调理肺脾，益气养胃，巩固疗效。

太子参 6 克，石斛 9 克，谷芽 10 克，陈皮 3 克，制半夏 6 克，茯苓 10 克，甘草 3 克，甜杏仁 6 克，竹茹 6 克。7 剂。

随访，家长告知病愈。

按语：患儿年幼，质薄不耐暑月高温，暑热袭卫夹湿，腠闭不能透邪，高热不退，选香薷饮加清水豆卷、金银花、连翘、山栀子、黄芩等味，解表祛暑，清热化湿。服药 2 剂，高热退净，后咳嗽又起，投温胆汤加清肺止咳药合用收效。王霞芳教授临证善用温胆汤清化痰热，配桑叶、枇杷叶宣肃肺气，痰热自清。暑热极易伤津耗气，故暑热退后，以二陈汤健脾化痰，兼太子参、石斛、谷芽益气生津养胃，调理巩固。

病案 22

陶某，女，5 岁。

2006 年 8 月 4 日初诊：高热 1 周。西医应用抗生素及退热药后，热降，但低热迁延不清。刻下体温 37.7℃，鼻塞流涕，打喷嚏，微咳有痰，纳减恶心，大便偏干，2 天 1 次，舌红，苔微黄腻，脉濡小数。诊断：低热，湿温。患儿素体脾虚夹湿，感邪后湿热滞留于内，低热起伏难消。先拟上、中、下三焦分消湿热。选三仁汤合六一散加减。

藿香 10 克，苏梗 10 克，厚朴 6 克，杏仁 9 克，薏苡仁 30 克，砂仁 3 克（后下），白豆蔻 3 克（后下），黄芩 9 克，桔梗 5 克，牛蒡子 10 克，辛夷 10 克，薄荷 5 克（后下），六一散 12 克（包煎）。7 剂。

2006 年 8 月 11 日二诊：药后低热已清，自诉中脘胀痛，恶心纳呆，口臭，额头多痱，大便转调，间日 1 次，尚有涕嚏咳嗽，脉濡，舌红苔厚腻黄绿。再以上法加减。

藿香 10 克，佩兰 10 克，厚朴 9 克，杏仁 9 克，薏苡仁 30 克，砂仁 3 克（后下），白豆蔻 3 克（后下），茯苓 15 克，苍术 10 克，姜黄连 6 克，辛夷 10 克，蝉蜕 9 克，炒枳壳 9 克，莱菔子 10 克，连翘 10 克。7 剂。

2006 年 8 月 18 日三诊：上方颇合，纳增胃开，知饥索食，脘腹不痛，大便转调，鼻炎大瘥，尚有晨嚏 1 ～ 2 次，苔化薄润，脉细。症渐向和。上法加益气扶土之品进治。

藿香10克，佩兰10克，砂仁3克（后下），白豆蔻3克（后下），太子参10克，沙参10克，焦白术10克，茯苓15克，蝉蜕9克，姜黄连3克，炒枳壳9克，莱菔子10克，连翘10克，生谷芽15克。7剂。

2006年8月25日四诊：胃口大开，苔化薄润，咳和。病症向愈，要求巩固治疗。

陈皮6克，太子参9克，白术9克，茯苓9克，甘草3克，辛夷9克，蝉蜕9克，赤芍9克，麦冬9克，五味子9克，莲子9克。7剂。

按语：患儿素体脾虚夹湿，感邪后湿热滞留难消，辨属湿热弥漫上、中、下三焦，故三焦病症俱见，先拟上、中、下三焦分消湿热，三仁汤合六一散加减治之。二诊时，热清初效，药已中病，但苔尚厚腻，脘痛纳呆恶心，守方加苍术、黄连辛散苦寒，加重燥湿运脾；炒枳壳、莱菔子、连翘行气消导，通腑泻热。药后，上、中、下三焦湿热自表里分化，苔化纳增，热净便通，守方加益气扶土之品调治之。末诊，苔化薄润，咳和，胃口大开，病症向愈，改以异功散合生脉散加味，益气运脾，兼扶肺胃以善后。

病案 23

曹某，男，3岁。

2011年6月13日初诊：发热起伏5天。现发热，体温近40℃，汗出不彻，口臭，纳谷不多，小便短数，大便偏干，近来便秘，3天1次，形瘦，咽蛾肿痛，舌质红，苔薄白腻，脉细滑数。有反复感冒发热史4个月。检查血、尿常规均正常。诊断：暑热。辨属过敏体质，汗出易感外邪而发热，近感暑邪，服西药后，汗出而暑热未彻。先拟透发清暑，通腑泻热。

清水豆卷10克，滑石12克（包煎），甘草3克，杏仁6克，生薏苡仁30克，柴胡5克，黄芩6克，桔梗5克，炒牛蒡子10克，金银花10克，大青叶15克，炒莱菔子10克，连翘10克。5剂。

2011年6月18日二诊：药后暑热已清，苔化薄白，纳谷略增，大便通调。再拟四君子汤加味，扶正达邪，预防复发。

太子参9克，南沙参9克，生白术9克，茯苓9克，甘草5克，桔梗6克，炒牛蒡子10克，金银花10克，大青叶15克，炒莱菔子10克，连翘10克，谷芽15克，鸡苏散10克（包煎）。10剂。

按语：幼儿过敏易感体质，汗出易感外邪而发热，近感暑邪，有汗而暑热未彻，先拟透发清暑、通腑泻热。清水豆卷清透暑热利湿，多用于暑热不解诸症；柴胡、黄芩疏表清里；桔梗、炒牛蒡子、金银花、大青叶清热解毒利咽；杏仁、炒莱菔子、连翘宣上通腑泻热；生薏苡仁、甘草、滑石淡渗利湿。全方上下分消，使邪有出路以退暑热。药后暑热已清，以四君子汤加味健脾养胃，扶正达邪，预防复发。

病案 24

李某，男，7 岁。

2003 年 5 月 19 日初诊：午后低热 1 个月。患儿 1 个月前无明显诱因出现午后低热，体温 37.5 ～ 37.7℃，至夜不退，晨起热平，经抗生素治疗无效。无咳，纳便正常，舌红，苔微黄腻，脉小数。既往有低热史，已排除肺结核、肿瘤、风湿、血液系统疾病等。诊断：发热待排。证属湿温，里热蕴郁，湿热不清。治宜清热化湿，芳香辟秽。三仁汤加减。

藿香 9 克，佩兰 9 克，厚朴 6 克，杏仁 6 克，薏苡仁 30 克，黄芩 6 克，青蒿 9 克，白薇 9 克，猪苓 10 克，茯苓 10 克，甘草 3 克，青皮 3 克，陈皮 3 克，甘露消毒丹 6 克（包煎）。7 剂。

药后低热消退，未再起伏。

按语：患儿以往素有低热史，近来午后低热难解 1 个月，辨属里热蕴郁，湿热不清，属湿温证。王霞芳教授常用三仁汤治疗湿热互结，低热缠绵不退，芳香化湿，兼清里热，佐藿、朴合甘露消毒丹加减治之。邪热日久，潜入阴分，投青蒿、白薇领邪外出，专清阴分余邪，选方确切而奏效。

病案 25

蒋某，男，2 岁。

1983 年 8 月 10 日初诊：发热 3 周。体温 39℃左右，口渴引饮，小便次多，舌淡红，苔光净，肢凉汗少，小便清长，大便尚调。诊断：夏季热。上渴下消。治拟清上温下。

黄连 2 克，制附片 6 克，石斛 10 克，天花粉 9 克，青蒿 9 克，白薇 9 克，西瓜翠衣 12 克，菟丝子 9 克，缩泉丸 9 克（包煎），荷叶 1 角。7 剂。

1983 年 8 月 17 日二诊：7 剂药尽，热度渐平，渴消亦减，面色萎黄，舌苔薄黄，但尚有咳嗽，胃口不开，大便秘结。

黄连 1.5 克，制附片 4.5 克，菟丝子 9 克，覆盆子 9 克，西瓜翠衣 12 克，白薇

9克, 石斛9克, 炒谷芽9克, 瓜蒌仁9克, 六一散10克 (包煎)。7剂。

1983年8月24日三诊：药后热退净, 渴消亦瘥, 再拟巩固。

上方去西瓜翠衣; 加太子参9克。7剂。

按语：患儿禀赋本虚, 年幼肾阳不足, 难耐暑热熏蒸, 耗气伤津, 肾津亏耗不能上济于心, 心火上炎则发热。方中黄连少量上清心火, 制附片下温肾阳, 合菟丝子、覆盆子、缩泉丸等温肾固涩小溲, 青蒿、白薇清阴分虚热, 西瓜翠衣、荷叶解暑清热, 天花粉、石斛生津养胃, 六一散清暑利湿。药后热度已和, 渴消亦瘥, 暑热证获愈。三诊, 加太子参扶正巩固之。

病案26

孔某, 男, 5岁。

1983年8月11日初诊：高热连续3周, 起伏不退。刻下体温39.4℃, 汗少纳呆, 舌质淡红, 苔微黄腻, 腹满便调, 小便短数。诊断：夏季热, 湿温。中医辨证属暑热夹湿, 阻滞中下二焦。姑拟芳化透热, 清利暑湿。三仁汤加减。

厚朴6克, 白蔻仁6克, 薏苡仁30克, 清半夏6克, 通草6克, 淡竹叶15克, 藿香10克, 佩兰10克, 淡豆豉9克, 猪苓10克, 茯苓10克, 炒鸡内金2克, 山栀子6克。10剂。

1983年8月21日：上法进退, 服药10剂, 体温渐降, 纳增汗多, 小便通利, 大便反溏, 苔化薄润, 脉濡细数。脉苔合证相参, 乃知正虚邪恋, 湿化余热未清。再拟李氏清暑益气汤加减。

党参6克, 黄芪9克, 白术9克, 神曲9克, 生薏苡仁15克, 炒薏苡仁15克, 猪苓10克, 茯苓10克, 炒鸡内金2克, 黄芩6克, 煨木香4克, 六一散12克 (包煎)。10剂。

1983年8月31日：中药调治数诊, 服药20剂, 热和便调, 神振面润, 诸症向愈。

按语：夏季热是婴幼儿特有的病症。小儿先天禀赋不足, 或后天调护不当, 或者久病正虚, 均可导致不耐暑热而发, 发热甚至持续月余不退, 有连续数年每逢夏季则发热, 病程缠绵。该患儿高热3周不退, 苔腻纳呆, 乃暑热夹湿, 湿热阻滞中下焦, 先拟芳化透热、宣畅气机、清利暑湿, 以三仁汤加减治之。药后体温渐降, 纳增汗多, 小便通利, 大便反溏, 苔化薄润, 脉濡细数, 属正虚邪恋, 湿化余热未清, 再拟李氏清暑益气汤加减。药后神振面润, 纳开便调, 诸症向愈。

病案 27

瞿某，女，9 岁。

2000 年 10 月 15 日初诊：高热连续 53 天。患儿于上海儿童医学中心住院已 40 天，每天壮热 40℃以上，予抗菌治疗，加服美林始得大汗而热降，约 5 小时后又寒战高热无汗。ESR：63 ～ 105mm（1 小时末）。腹部 B 超：肝门后腹膜大血管周围淋巴结增大。骨髓穿刺涂片：粒系增生较明显，部分细胞退行性病变；各种培养均无阳性发现。西医诊断：发热待查。刻下形体羸瘦，面黄虫斑明显，舌质红，苔薄白腻，脉细弦数，体温 40.1℃，自诉胸脘不舒，食欲不振，溲黄便调，先寒战后壮热，畏寒时盖被 2 条，颈淋巴结肿大。证属温病，邪热传里，与湿相合，胶结难解。先拟芳化疏解透达。藿朴三仁汤加减。

藿香 10 克，佩兰 10 克，厚朴 6 克，杏仁 6 克，薏苡仁 20 克，砂仁 3 克（后下），白豆蔻 3 克（后下），柴胡 6 克，黄芩 9 克，青蒿 9 克，白薇 9 克，薄荷 3 克（后下），滑石 30 克（包煎），甘草 3 克。3 剂。

2000 年 10 月 18 日二诊：服药 2 剂，周身微汗出，热退转平，不再寒战，苔化根尚薄腻，知饥索食不多，近有咳嗽盗汗。再拟芳香益气，化痰止咳。

藿香 10 克，厚朴 6 克，杏仁 9 克，薏苡仁 20 克，砂仁 3 克（后下），白豆蔻 3 克（后下），太子参 9 克，黄芩 6 克，青蒿 9 克，白薇 9 克，滑石 15 克（先煎），甘草 3 克，姜半夏 9 克。4 剂。

2000 年 10 月 22 日三诊：热势转平后未再起伏，已出院。痰咳黄稠，舌红苔微黄腻，纳少汗减。湿痰阻滞中焦。再拟芳香化痰醒胃。

藿香梗 10 克，苏梗 10 克，厚朴 6 克，杏仁 6 克，薏苡仁 20 克，砂仁 3 克（后下），白豆蔻 3 克（后下），太子参 9 克，黄芩 6 克，姜半夏 9 克，陈皮 5 克，橘络 5 克，茯苓 15 克，滑石 15 克（包煎），甘草 3 克，青蒿 9 克，谷芽 15 克。12 剂。

其后以六君子汤加味调理善后返乡。

按语：患儿寒战壮热无汗，持续月余，舌红苔腻，纳呆腹胀，病为湿温。高热虽久，表尚未解，里热炽盛，邪尚郁于卫、气之间。方选藿朴三仁汤，轻清宣化湿邪；加柴胡、黄芩以旋运少阳之枢机，透开表里，使伏遏之邪，得以外达；酌加芳化淡渗之品，湿化则热无所依，热去则湿浊易化。服药 3 剂，湿热两解，壮热迎刃而解，病自向愈。

病案 28

张某，男，6岁。

2002年5月15日初诊：反复发热2个月。患儿因高热惊厥住新华医院已2个月，曾昏迷2小时，惊厥、抽搐8次。检查发现脑脊液有异常细胞84个，白细胞 3.1×10^9/L，余项均正常。诊断：病毒性脑膜炎。中医诊断：发热。刻下盗汗淋多，食欲不振，乳蛾红肿，面黄神慢，舌淡红，苔薄白，脉濡细小。辨属病久正虚，邪热留恋，营卫不和。先拟调和营卫，祛邪退热。拟桂枝汤加味。

桂枝3克，炒白芍9克，甘草3克，青蒿9克，白薇9克，太子参9克，黄芩6克，茯神10克，钩藤9克（后下），浮小麦15克，生姜3片，大枣5枚。5剂。

2002年5月20日二诊（代诊）：患儿服前方上午热退，午后潮热，体温37.7～38℃。近进食冷饮、西瓜，加之劳累，病复呕吐，昏迷4小时，再次住院，经抢救后苏醒。现仍有低热，抽搐缓解，汗多，嗳气，入睡难，性躁易怒，舌红苔薄白，脉细滑小数。拟上法加减。

桂枝3克，白芍6克，甘草3克，龙齿30克（先煎），煅牡蛎30克（先煎），黄芩9克，钩藤9克（后下），太子参10克，麦冬9克，五味子5克，炒牛蒡子10克，生姜3片，大枣5枚。7剂。

2002年5月27日三诊：药后低热退净，胃和不呕，唯汗多，性躁易怒。近日热势又高，左手抖动，再住新华医院，作腰脊穿刺未见异常。脑电图提示有慢棘波。拟诊：痫证可能。予服德巴金片。中医辨证前法颇合，仍宗前义。

上方去炒牛蒡子；加茯神12克，竹叶10克。7剂。

2002年6月3日四诊：中药调治后，抗力增强，2个月未感冒发热，痫证未发，左手不抖，夜寐转安，汗减神振，学习成绩进步，尚有流涎。德巴金减至每日半片。前法加减，巩固疗效。2002年5月27日方，继服7剂。

按语：中医学本无病毒性脑膜炎病名，本例据证候分析当属"温病""急惊风"等范畴。患儿外感温热病毒，初起热高，神昏抽搐，痰热壅盛，上扰脑窍，须清热泻火解毒，豁痰息风重剂急救之。患儿虽经西药抢救苏醒，但症情反复，再次昏迷呕吐，热势起伏不清，是为病久正虚，邪热留恋，营卫不和，今选桂枝汤调和营卫，以青蒿、白薇诸药领邪外出，药投数剂，久热即获退清。考吴鞠通《温病条辨》下焦篇第33条："温病后，脉迟，身凉如水，冷汗自出者，桂枝汤主之。"此条曾备受后世医家质疑。但经王霞芳教授数十年临床实践探索，认为该论点颇合现代临床：温病经抢救治疗后，壮热虽降，往往余热缠绵起伏，汗多肢凉神慢，乃病后营卫已耗而邪热未彻，用桂枝汤加味调和营卫，扶正祛邪，余热加蒿、芩、白薇，汗多加龙骨、牡蛎，不失为温病恢复期的一种特定治法。

病案 29

翁某，男，3 岁。

2000 年 11 月 24 日初诊：午后发热半年。患儿半年前腹泻，继发支气管肺炎，咳愈泻停后，发热有汗持续不退，由外地转院来沪，已住院 3 次，每天下午发热 38.3℃，午夜增至 39℃，凌晨热自降未净。血常规 20 余次均正常，全身检查（包括 CT、核磁共振）各项均无阳性发现。瑞金医院诊断：发热待查。刻下患儿面色淡白少华，纳少便干，舌红，苔薄白腻，脉细数。辨为体虚久热，有汗不解，邪尚在表。先拟调和营卫，解肌退热，兼化湿热。方选桂枝汤加味。

桂枝 3 克，炒白芍 6 克，甘草 3 克，生姜 3 片，大枣 3 枚，黄芩 9 克，藿香 10 克，薄荷 3 克（后下），六一散 10 克（包煎）。2 剂。

2000 年 11 月 26 日二诊：药后微汗出，热降，午后发热仍达 38.5℃，近检查发现双肾轻度积水，面色淡黄，咽痛，汗出怕风，舌红，苔薄白腻，脉细小数。表证未罢，里热起伏。再拟柴胡桂枝汤加减。

柴胡 6 克，黄芩 6 克，太子参 9 克，桂枝 3 克，炒白芍 6 克，甘草 3 克，桔梗 5 克，炒牛蒡子 9 克，生姜 3 片，大枣 3 枚。3 剂。

2000 年 11 月 29 日三诊：药后汗出递减，热势渐降，苔化薄润，胃纳已馨，大便转调，脉细小数。改投桂枝汤加味。

桂枝 3 克，炒白芍 6 克，甘草 3 克，生姜 3 片，大枣 3 枚，青蒿 9 克，黄芩 6 克，太子参 9 克，防风 6 克，仙鹤草 15 克。7 剂。

2000 年 12 月 6 日四诊：服上方 4 剂热退已净，病情向愈，神振面淡。方用桂枝汤合四君子汤、玉屏风散，调扶正气，增强体质。

桂枝 3 克，炒白芍 6 克，甘草 3 克，生姜 3 片，大枣 3 枚，太子参 9 克，白术 9 克，茯苓 9 克，当归 9 克，黄芪 6 克，防风 6 克，糯稻根 15 克。15 剂。

按语：患儿发热虽久，热势不高，查无内病，结合面色苔脉观之，辨为太阳中风营卫不和，兼夹湿热，首诊用桂枝汤加黄芩，调和营卫，解肌化湿退热。药后患儿汗出怕风，热降未净，午后热升，是表证未罢，邪已传入少阳，太阳少阳并病，故改投柴胡桂枝汤，和解少阳，兼散表邪。三诊时，患儿汗出递减，热势已弱，但病久正气已虚，余热深居难透，故加太子参、仙鹤草扶助正气，助桂枝汤解肌透邪，加青蒿可领邪外出而祛余热。患儿发热虽已半年，根据症状辨证分析，前后服药9剂，辨证选方步步为营，终能热尽病愈，扶正御邪防病反复。

病案30

彭某，男，4岁。

2003年11月23日初诊：低热1个月。患儿午后潮热，入夜自退1个月，体温处于37.8℃左右，动则汗出，夜寐安，盗汗，纳少厌食，面㿠形瘦，嗜咬甲，两便调，无咳，咽红乳蛾肿，轻度鸡胸，心肺听诊正常，舌红赤，苔薄白微腻，脉濡细。西医诊断：低热待查。中医诊断：低热，厌食。证属脾运失司，营卫不和。治拟调和营卫，健脾开胃退热。桂枝汤加味。

桂枝3克，炒白芍9克，甘草3克，生姜2片，大枣3个，青蒿9克，白薇9克，地骨皮10克，石斛9克，谷芽15克，生麦芽10克，青皮6克，陈皮3克，炒五谷虫10克。7剂。

2003年11月30日二诊：药服3剂，低热即退，汗出减少，胃纳稍增，舌红苔薄腻，脉濡。前方颇合。拟桂枝加龙骨牡蛎汤加味。

桂枝3克，炒白芍9克，甘草3克，煅龙骨30克（先煎），煅牡蛎30克（先煎），石斛9克，生谷芽10克，生麦芽10克，炒神曲10克，青皮6克，砂仁3克（后下），炒五谷虫10克，浮小麦15克，生姜2片，大枣3个。7剂。

随访，诸症向和，病愈。

按语：患儿素体腠疏，夜寐盗汗，午后低热反复不退已有1个月，久之运化失司，纳少厌食，证属脾胃虚弱，营卫不和，发热反复难清，方选桂枝汤加味调和营卫，加青蒿、白薇、地骨皮、石斛、谷芽滋阴清热，养胃生津。患儿服药3剂，潮热退净，纳谷也增，但盗汗仍多，改投桂枝加龙骨牡蛎汤加味巩固疗效。

病案31

葛某，女，15岁。

2011年2月11日初诊：高热2天。2天前开始发热，体温39℃以上。外院检查血常规提示病毒感染。诊断：上呼吸道感染。用退热剂后，汗出淋多，昨晚热暂退，刻下体温37.6℃，不咳，纳可，大便偏干，月经超前10天，量可，色鲜有瘀块，面色苍白，咽红疱疹，舌质红，苔薄白，脉细小弦。中医诊断：经期发热。辨属素体虚弱，气血不足，经期复感风热。治则辛凉解表，兼补气活血调经。

荆芥6克，淡豆豉9克，薄荷3克（后下），竹叶10克，黄芩6克，川芎6克，当归9克，丹参10克，牡丹皮10克，太子参10克，白术9克。3剂。

2011年2月16日二诊：药后发热已退，面㿠少华，经水已净，余无不适，纳可，舌质红，苔薄白，脉细小弦。证属气血亏虚。再拟归脾汤加减，调补扶正。

太子参10克，白术10克，黄芪12克，甘草3克，陈皮6克，柴胡5克，川芎6克，当归9克，枸杞子10克，丹参10克，牡丹皮10克，莲子10克。7剂。

2011年2月23日三诊：诸症悉和，面尚少华，药后纳可，大便转调，舌红苔薄，脉细软。再复查血常规正常。上方调护尚合。上方去莲子；加生地黄10克，龙眼肉9克。7剂。

随访热平未升，纳佳，面色转润，症已向愈。

按语：本例患者素体虚弱，气血不足，又逢经期复感风热，当先辛凉解表退热，同时兼顾其本虚。故王霞芳教授以荆芥、淡豆豉、薄荷、竹叶、黄芩解表退热，同时配伍益气养血活血之品，使正气充沛，扶正祛邪，3剂后热退。二、三诊时，患儿邪退，经水已净，但面㿠少华，为气血亏虚，当健脾益气，再拟归脾汤加减养血调经，扶正御邪。药后经调病愈。

本案少女当值二七之期，肾精初盈，质薄，气血未充，月经提前来潮，抗邪无力，故于经期感冒发热。王霞芳教授初诊时即予太子参、白术、黄芪、当归、枸杞子以补中益气，养血调经，扶正祛邪退热；考虑经期超前，血室有热，故加牡丹皮、丹参、川芎凉血活血调经。

病案32

李某，女，12岁。

2000年9月27日初诊：不明原因连续发热40天。患儿发热须服退热药热度方降，5小时后又寒战高热，已住院35天。检查：血沉68mm（1小时末），OT试验阳性，腹部B超及CT检查发现肠系膜淋巴结肿大。西医拟诊为发热待查、结核病待排。除抗生素外，加用抗结核药1周，未收效。转来中医门诊，就诊时见患儿体胖形高，面色萎黄，唇甲淡红，热高神清，咽红微咳，纳可，大便3日1次，舌胖红，苔白厚腻，脉浮濡带数。证属邪热久羁，表证未罢，先拟和解通阳退热，柴胡桂枝汤加减。药后仍壮热不退，反致便下清稀，1日3次，畏寒神静，脉反沉细，故改辨为少阴发热，选用附子汤加减，治疗仍未果。刻下胃纳转呆，神萎乏力，苔薄白腻，热发则寒热往来如疟状。细思再辨：此乃邪热与湿胶滞于里，证属湿温，改用达原饮加减，和解燥湿退热。

草果6克，常山6克，黄芩9克，焦白术9克，党参10克，柴胡6克，厚朴6克，青蒿9克，白薇9克，姜半夏9克。3剂。

2000年9月30日二诊：发热如前，服退热药后12小时热势又升，患儿已现神萎肢软无力，苔化前净，中薄白，根黑腻，舌转红绛，脉沉细尺弱。乃是湿浊渐化，久热气阴虚耗，邪已入营分。转拟青蒿鳖甲汤加减。

青蒿10克，炙鳖甲12克，党参12克，西洋参15克（另炖），白薇9克，川贝母6克，浙贝母10克，生地黄10克，石斛10克，玉竹10克，竹叶10克，滑石30克（包煎），甘草5克。3剂。

2000年10月3日三诊：服上方药后汗出遍身热退净，神振纳增，舌绛苔薄微腻，已出院5天。药中病所，效不更方。拟益气扶元，滋阴祛热。上方去玉竹、川贝母、浙贝母；加当归10克，黄芪10克。14剂。

连服2周，余热已清，恢复上学。

按语：患儿发热已久，仍恶寒无汗，形体壮实，大便秘结，舌胖红，苔白厚腻，脉浮濡带数，先从伤寒六经辨证，表证未罢，邪热羁留，选柴胡桂枝汤加减和解通阳退热，3剂后寒热未解，神静不躁，大便溏薄，脉反沉细，恶寒甚，疑为邪入少阴，阴寒内盛，改用附子汤温里散寒，加青蒿、白薇欲领邪外出以退热，但未奏效。两诊均告失败。王霞芳教授反省细思：患儿服柴胡桂枝汤及附子汤后，其舌质红，苔仍白腻，胃纳反呆，神萎，寒热往来如疟状，此乃湿温，邪热与湿胶滞于膜原，蕴结难解，前从六经辨证，必成败笔，后改从卫气营血辨证，速投达原饮加减，疏利透达膜原湿浊之邪。3剂后，湿浊渐化，发热未退，唯舌转红绛，辨为温邪已入营分，久用药物发汗，使患儿气阴亏耗，为温病后期之虚热，以青蒿鳖甲汤滋阴清营，透泻邪热，重用西洋参益气扶元养阴。3剂后，药中病所，壮热即退。

第六节　其他疾病

一、头晕、头痛

病案 1

宋某，女，10 岁。

2015 年 3 月 6 日初诊：头晕反复 2 年。嗜食甜品，原有鼻炎、咽炎，偶有发热，入睡难有梦，无盗汗，纳佳，口臭，体胖超标，大便干粗如羊屎。有肛裂史。自诉近数天头晕，肢体倦怠嗜睡，脘腹胀满，昨起呕吐 2 次，腹痛腹泻 3 次，脉濡细，舌红苔薄腻微黄。诊断：头晕，呕吐，泄泻。证属脾虚运化乏力，水湿内盛。治拟温阳化气，利气化湿。方用五苓散合香连丸。

桂枝 3 克，焦白术 10 克，猪苓 10 克，茯苓 10 克，泽泻 10 克，砂仁 3 克（后下），白豆蔻 3 克，藿香 10 克，黄连 3 克，木香 10 克。14 剂。

医嘱：忌生冷、油炸食品，控制甜品及凉性果蔬。

2015 年 3 月 13 日二诊：体检血常规、尿常规均正常，无器质性疾病发现。药后头晕已和，吐止，小便通利，大便成形，运动后腹胀已消，肢体轻松，心情转平悦，诸恙均大有改善，舌红苔腻微黄，脉细小滑。乃脾运失健，水湿尚未化尽。改投四苓散合三仁汤加味。

苍术 10 克，猪苓 10 克，茯苓 10 克，泽泻 10 克，藿香 10 克，砂仁 3 克，白豆蔻 3 克，滑石 15 克，甘草 3 克，厚朴 10 克，黄芩 10 克，苦杏仁 10 克，薏苡仁 10 克。14 剂。

2015 年 3 月 27 日三诊：自诉恙和，身无所苦，以往神困嗜睡，服中药后神振，不再困倦，心情愉悦。病情向愈，再拟清化湿热。上方去砂仁；加薏苡仁至 30 克；加白术 10 克。14 剂。

2015 年 4 月 10 日四诊：症情向愈，唯肢体困重，嗜睡，二便已调，喉有痰声，舌红，苔白腻，脉细滑。方药中的。再拟芳香益气，健脾化湿。

苍术 10 克，白术 10 克，猪苓 10 克，茯苓 10 克，泽泻 10 克，藿香 10 克，厚朴 10 克，杏仁 10 克，薏苡仁 15 克，砂仁 3 克，白豆蔻 3 克，车前子 10 克，党参 10 克，制半夏 10 克。14 剂。

2015 年 5 月 29 日六诊：纳佳，大便已调，苔化薄白润，脉细和，唯体形偏胖矮。四苓散加补肾壮骨助长之品。

苍术 9 克，白术 9 克，猪苓 9 克，茯苓 9 克，泽泻 9 克，薏苡仁 30 克，黄芩 9 克，杜仲 9 克，桑寄生 9 克，狗脊 9 克，川牛膝 19 克，菟丝子 9 克。14 剂。

按语：患儿素体胃强纳佳能食，然脾虚运化乏力，水湿泛滥，肢体肥胖，水饮上逆则头晕，近日表邪内传脾胃致上吐下泻，辨属阳虚水湿内盛，兼感外邪，先拟温阳化气、化湿调中。方选五苓散温阳解表，化气利水；加砂仁、薏苡仁、白豆蔻芳香淡渗，清中焦湿热；合香连丸燥湿理气，止吐泻。药后小便通利，大便成形，吐泻止，头晕已和，但水湿未净。二诊改选四苓散，白术易为苍术，加厚朴、黄芩清中焦湿热，薏苡仁合六一散淡渗利湿，使湿邪从小便而去。四诊时，症情向愈，加党参益气补中扶正。末诊时，病已向愈，唯身形偏矮，加杜仲、寄生、狗脊、牛膝、菟丝子补肝肾、强筋骨以助长。

病案 2

黄某，男，9 岁。

2014 年 1 月 17 日初诊：头晕、头痛反复 3 个月。既往有过敏性鼻炎史 8 年，哮喘史 4 年。3 个月前，患儿因咳嗽、小便滴漏，家长予服紫河车 1 条，继之拒食，精神亢奋，小便失禁，经常湿裤，上课好动，注意力不集中，成绩直线下降（由优良至倒数十名以内），自诉头晕、头痛（颠顶）欲吐。EEG：轻度异常，左颞区偶见病性活动（7 岁时发热后，EEG 曾轻度异常）。刻下新感 1 周，发热虽退，流涕打嚏咳痰，眠可梦呓，口干引饮，嗜冷饮，纳佳，大便难行 2 天 1 次，颊红唇红，生长发育良好，舌红苔中大剥，两侧苔黄微腻，脉细弦滑。诊断：头晕，头痛，痫证待排。证属素体阴亏阳亢，兼有痰热上扰心神。先拟泻火平肝息风，养阴宁神，兼治外感。

白蒺藜 10 克，石决明 30 克（先煎），黄连 6 克，黄芩 9 克，制半夏 10 克，石斛 10 克，乌梅 6 克，北沙参 10 克，桑叶 10 克，苦杏仁 9 克，陈皮 6 克，橘络 6 克，南沙参 10 克，茯神 12 克，生谷芽 15 克。7 剂。

2014 年 1 月 24 日二诊：服上方后头晕、头痛未作，咳止，鼻塞严重，纳谷略增，唇红，口干引饮，大便偏干，2 ～ 3 天一行，量少，夜眠易醒盗汗不多，舌红，苔前化净后薄白，脉细小弦。痰浊已化，阴虚象露。改投百合地黄汤加味。

生地黄 10 克，百合 15 克，白蒺藜 10 克，石决明 30 克（先煎），石斛 10 克，乌梅 6 克，北沙参 15 克，生谷芽 15 克，石菖蒲 10 克，炙远志 6 克，淡竹叶 10

克，生龙齿 30 克（先煎），茯神 12 克。7 剂。

2014 年 2 月 21 日三诊：头痛、头晕已和，鼻炎减轻，有涕，仍好动，唇红，口渴改善，胃口一般，眠可，大便转调，舌红苔净，脉细带弦。再拟滋阴养胃，平肝息风巩固之。

白蒺藜 10 克，石决明先 30 克，石斛 10 克，乌梅 5 克，北沙参 10 克，生地黄 10 克，百合 15 克，太子参 10 克，山楂 15 克，蝉蜕 6 克，辛夷 6 克。7 剂。

按语：患儿既往有过敏性鼻炎、哮喘病史，素体痰浊内伏，后因误补紫河车，导致内热阳亢，心肝火旺夹痰上扰，出现上课好动、注意力不集中、头晕、头痛；痰浊郁久化热，耗伤胃阴，兼夹外邪，故见舌红苔剥、两侧苔腻、脉细弦滑。此为虚中夹实，治先拟清肺化痰止咳、泻火平肝息风。方选仲景之半夏泻心汤，泻心火，蠲痰浊，因无寒象则去干姜；白蒺藜、石决明、竹叶、茯神、石菖蒲、远志平肝息风，清心宁神，豁痰开窍；南沙参、北沙参、石斛、乌梅、生谷芽润肺滋阴，养胃扶元；桑叶、杏仁、陈皮络兼顾外感咳嗽。二诊时，患儿头晕、头痛未作，鼻塞严重，纳少口干引饮，阴虚象露，改投《金匮要略》百合地黄汤加味，益心营，清虚热，安神定魄。三诊时，患儿头痛、头晕已愈，鼻炎减轻有涕，加蝉蜕、辛夷疏风通窍，加山楂酸甘化阴开胃，太子参以调扶巩固之。

病案 3

唐某，男，12 岁。

1988 年 5 月 18 日初诊：反复头痛伴呕吐 4 年。患儿初生有婴儿吐乳史；1985 年外院 GI 示幽门痉挛，脑电图检查无异常；1988 年 3 月，X 线片检查见胃食管返流。近 1 周内，患儿每天下午头痛、呕吐一次，舌红苔净，脉细小弦。诊断：头痛，呕吐，胃食管返流。辨属肝阳上亢，胃气上逆。先予董氏指压法外治，1 次。

1988 年 5 月 24 日二诊：本周内未呕吐，头痛未发，舌红苔净，脉细小滑。病已向愈。予董氏指压法 1 次。嘱观察 1 个月。

1988 年 7 月 6 日三诊：1 个月内，患儿曾发头痛、呕吐 3 次，症情较前减轻一半，口渴引饮，唇朱面红，纳呆厌食，苔净中裂。辨属胃阴不足，肝阳上亢。改拟滋阴潜阳。平肝息风方药治之。

白蒺藜 9 克，石决明 24 克（先煎），珍珠母 30 克（先煎），生龙骨 15 克（先煎），生牡蛎 30 克（先煎），竹叶 9 克，龙齿 15 克（先煎），蔓荆子 9 克，北沙参 9 克，石斛 9 克，生地黄 12 克，谷芽 15 克，白扁豆 12 克。6 剂。

1988年7月13日四诊：头痛、呕吐发作1次，胃纳欠佳，大便干结，小便正常，舌红，苔净中裂，脉弦。守方加减。上方去竹叶、龙齿；加脾约麻仁丸15克（包煎），山楂9克。7剂。

1988年7月20日五诊：看彩色电视2小时后头痛发作一次，因痛而呕吐，目赤，舌红苔薄净，脉细小弦。

白蒺藜9克，石决明30克（先煎），珍珠母30克（先煎），蔓荆子9克，石斛9克，白芍9克，谷芽12克，山药12克，牛膝10克。14剂。另吞服知柏地黄丸，每次8粒，日2次。

1988年8月3日六诊：药后苔化薄润，胃纳已馨，头痛未发，呕吐不作，脉细小弦。病已向愈，守方巩固。上方去山药；加枸杞子9克。7剂。

1988年8月29日复查X线片未见胃食管返流。

按语："董氏指压法"是儿科泰斗董廷瑶教授创立的独特疗法，原治婴儿吐乳，简便安全效佳。经大量临床实践，王霞芳教授证实此外治法能及时止吐，保障了婴幼儿营养供给，还将此法扩大应用于治疗小儿功能性呕吐，也获佳效。此患儿属肝阳上亢，胃失和降，导致头痛呕吐，先行董氏指压法治疗2次，观察1个月。三诊时，患儿诉头痛、呕吐较前减轻一半，唯口渴引饮，唇朱面红，纳呆厌食，舌红苔净中裂，再辨属胃阴不足、肝阳上亢，再拟清养平肝。白蒺藜、珍珠母、石决明平肝息风；龙骨、牡蛎、竹叶、茯神重镇降逆，清心宁神；配蔓荆子泻肝清利头目，用治偏、正头痛效显；佐石斛、生地黄取滋水涵木之意；谷芽、白扁豆、北沙参益气补脾养胃。四诊时，患儿头痛、呕吐减少，加脾约麻仁丸润肠通便，配山楂酸甘开胃。五诊时，患儿因看彩色电视引发头痛、呕吐，目赤，舌红苔净，脉细小弦。此乃肝阳亢于上，肾阴亏于下，治拟滋水涵木、平肝潜阳。上方加入知柏地黄丸、牛膝以滋肾水、泻相火，白芍柔肝敛阴和胃。末诊时，患儿胃纳已馨，头痛未发，呕吐不作，X线片复查胃食管未见返流，加枸杞子滋水涵木，治其根本巩固之。

二、肢节疼痛症（痹症）

张某，女，8岁。

2002年12月11日初诊：四肢指节疼痛剧烈3周。患儿素体健康，生长发育良好，喜凉不畏寒，上月尚在−20℃的雪地上跑玩；近3周来，患儿突发双手腕至指端疼痛，双下肢自膝至趾端红肿疼痛剧烈，浸入冷水、冰水自觉痛减，在上海儿童医学中心住院治疗10天。诊断：结节性红斑肢痛症。已予服激素，症情未见缓解。

现因痛极昼夜不能睡卧，哭吵不宁，由其父亲请假抱来求医。刻下两手色紫暗，掌面紫暗间有如黄豆大白色斑点，下肢胫骨下 1/3 处微红肿，按之不凹陷，疼痛剧，足背紫红，足背至趾端触之痛剧，足底色如掌面，怕热多汗，纳可尿频，大便散泄日 2 次，舌红赤，苔白腻多芒刺，脉浮紧尺沉细。辨属因贪凉受寒，湿气弥漫，气滞血瘀，瘀久化热发为历节痛，属风湿热痹。急先活血化瘀通络，祛风清热宣痹。选桂枝芍药知母汤加减。

桂枝 6 克，赤芍 15 克，知母 9 克，炙麻黄 5 克，当归 10 克，党参 10 克，甘草 5 克，川芎 9 克，白术 15 克，黄芪 15 克，防风 9 克，桑枝 15 克，薏苡仁 30 克，川牛膝 10 克。2 剂。

2002 年 12 月 13 日二诊：服上方 1 剂，疼痛减半，不再哭吵，夜能入睡，手指脚踝肿减，自诉双膝下胫骨旁肌肉痛，足背肿痛肤色紫暗，汗出，鼻上尤多，大便软散，日 2～3 次，溲通，怕热，舌紫红，苔化薄白微腻，左脉细紧尺沉，右手尚埋留置针，呼痛拒按。药已中病，原法加重。上方改白术为焦白术 15 克，加桂枝、炙麻黄均至 9 克，加丹参 15 克。3 剂。

2002 年 12 月 16 日三诊：药下自觉腹中燥热，大便软散，日 3～4 次，汗出淋多，手足怕冷，指肿渐消，左手渐转红，疼痛大减，右手如前，腿胫部痛差。出院 3 天，强的松减至每次 10mg，每日 3 次。苔脉如上。再予上方去知母；加虎杖 15 克，徐长卿各 15 克。3 剂。

2002 年 12 月 18 日四诊：手足肿减微温，由紫转淡红，不动不痛，自觉肘膝手足如有虫蚁爬，不能伸直，过度伸展则痛。药入则大便散泄，日 4～5 次。上方加茯苓 15 克。4 剂。

12 月 23 日五诊：手指温暖，手背皮肤转淡紫红，掌面白斑显减，自诉两膝下如有虫爬，足趾麻木色紫暗，按如冰冷，肢节疼痛虽已缓解，但夜难平卧，必须足踏着地着冷才能入睡，舌红，苔化根薄白微腻，脉细小弦数。再拟益气活血，温通经脉。患儿即将返温州，要求配方带药。

桂枝 10 克，赤芍 18 克，炙麻黄 9 克，丹参 15 克，焦白术 15 克，当归 10 克，党参 15 克，黄芪 15 克，川芎 9 克，防风 9 克，桑枝 15 克，牛膝 10 克，薏苡仁 30 克，甘草 5 克，虎杖 15 克，徐长卿 15 克。7 剂。

2003 年 2 月，患儿同乡来沪求医，带来感谢信，告知患儿服完中药已康复，停服激素，赴校上课。

按语：该患儿素体健壮，赴北方探亲，连日在雪地上奔跑玩雪，风寒湿三气杂至侵入，合而流注于筋骨，搏结于关节，发为痛痹。四肢指节肿痛剧烈，色转紫暗，浸入冰水则痛减，怕热汗多，乃因风湿寒邪入络，日久郁而化热，转成风湿热痹。宗《金匮要略·中风历节病脉证并治第五》"诸肢节疼痛，身体魁羸，脚肿如脱，头眩短气，温温欲吐，桂枝芍药知母汤主之"，王霞芳教授选桂枝芍药知母汤通阴阳，和气血，祛风除湿。桂、麻配防风、白术通阳祛风，兼除表里之湿；芍药、知母、甘草养血和阴调中；因患儿恶热，得冷则痛减，故去附子、干姜之辛热；加黄芪、川芎、当归益气行血通络；薏苡仁淡渗利湿效佳；桑枝、牛膝引药直达四肢指节，气行血活，风湿俱蠲。诸药合用，1剂而痛减，经方之效验立显。复诊时，患儿自诉两膝下如有虫爬，乃药力已入经脉，气血畅行脉中之佳兆，原法加重，顽痛迅即向愈。

三、自闭症

沈某，男，3岁。

2005年8月5日初诊：语迟，不理人1年。少言寡语，能识人、唤人，组句难，肢体活动尚可，但不与小朋友玩，胃纳欠佳，厌荤腥，大便日行易散，夜惊，哭眠不安，舌红，苔薄白微腻，脉沉细涩。面黄形瘦，囟门早闭，骨缝未平，易感咳嗽，1～2周1次。查EEG无异常，脑CT未见明显异常。先天疾患，气血亏虚，脑髓不足，发为五迟，兼有自闭现象。先拟益气养血，滋肾升清，化痰通窍。针四逢穴，3指有液。予董氏开胃散外敷1周。

党参10克，焦白术10克，黄芪9克，石菖蒲10克，远志6克，川芎9克，赤芍10克，茯神12克，竹叶10克，半夏10克，陈皮5克，橘络5克，甘草3克，益智仁10克。7剂。

2005年9月2日二诊：药后胃纳渐增，大便转调，入睡难，梦惊叫，能理解，但不听教导。

葛根10克，太子参10克，焦白术10克，黄芪10克，茯神10克，石菖蒲10克，远志6克，川芎6克，淮小麦30克，甘草5克，大枣5枚。7剂。

2005年9月9日三诊：痰化神宁未咳，语言困难，能听懂，不回答，独自玩，不理小朋友，纳增胃和，大便已调，每晚夜尿1次，时尿床。肾元本弱，气血两虚，髓海空虚。再拟益气生血升阳，滋肾益元充髓。圣愈汤合龟鹿二仙汤加味。

党参10克，黄芪15克，川芎9克，赤芍10克，白芍10克，当归10克，生地黄15克，益智仁10克，菟丝子10克，龟甲9克，鹿角片6克，石菖蒲10g，远志 6 克，葛根 10 克，陈皮 6 克，核桃肉 10 克。14 剂。

2005 年 12 月 3 日四诊：至冬季来复诊，家长诉以上方加减转方断续服中药调理，智力渐有进步，能简单组词表达，但尚不能成句，性格内向，仍不合群，夜寐转安。要求膏方调理。

党参 150 克，黄芪 150 克，川芎 90 克，赤芍 100 克，白芍 100 克，当归 100 克，生地黄 150 克，益智仁 100 克，菟丝子 100 克，石菖蒲 100 克，远志 60 克，葛根 100 克，陈皮 60 克，炒白术 60 克，柴胡 50 克，升麻 60 克，丹参 90 克，茯苓 90 克，山药 120 克，南沙参 90 克，北沙参 90 克，佛手 60 克，淫阳藿 90 克，枸杞子 90 克，黑芝麻 90 克，阿胶 60 克，鹿角胶 60 克，龟板胶 60 克，莲子肉 120 克，冰糖 250 克。煎熬成胶一料，早晚空腹用温开水冲服各一匙。

按语：本例患儿因先天因素，损伤胎元之气，精气不充，髓脑未满，脏气虚弱，筋骨肌肉失养而见五迟及交流障碍等症状。患儿伴见胃纳欠佳，夜惊，易感等症，诊为气血亏虚、脑髓不足，故先拟健脾开胃、益气养血，予用外敷董氏开胃散，及党参、黄芪、白术、茯神、甘草等益气健脾，川芎、赤芍养血活血，石菖蒲、益智仁开窍益智，远志、竹叶、茯神、半夏、陈皮宁心化痰。患儿药后胃纳渐增，余症如前，故二诊加强调补，并加用葛根。葛根虽入脾胃经，但能升发脾胃清阳之气，使脑髓得养。三诊，患儿胃纳更有好转，语言困难，但能听懂，继加生地黄、菟丝子、龟甲、鹿角片、核桃肉等滋肾充髓。是年冬季复诊，王霞芳教授又予患儿益肾健脾、充精填髓之膏方调补，病情渐有起色。

本病虽为先天肾气不足，但后天脾胃失健是关键。脾胃为气血生化之源，脾胃失健，脑髓失养，病症难愈。故王霞芳教授调其脾胃在先，使气血充盛，脑髓得养，继而滋肾充髓，使脑窍得养，病情才能得以好转。

四、肥胖

居某，男，10 岁。

2008 年 3 月 7 日初诊：形体肥胖 5 年。患儿素体偏胖，纳佳嗜食，近年来自觉肢体困重，易感疲乏，口有异味，喉中常有痰鸣，鼻炎常发，舌淡红，苔薄白腻，脉沉缓。证属纳食过度伤脾，痰湿内盛。治拟益气健脾，利湿消肿。四苓汤合六君子汤加味治之。

白术 10 克，猪苓 15 克，泽泻 15 克，茯苓 10 克，陈皮 5 克，姜半夏 10 克，甘草 3 克，太子参 10 克，炙苏子 10 克，炒莱菔子 10 克，辛夷 10 克，石菖蒲 10

克，赤芍 10 克。7 剂。

医嘱：调整饮食结构，忌食高糖、高脂等食物，忌各类零食、甜味饮料，每天必须进行适当的运动锻炼。

2008 年 3 月 14 日二诊：鼻塞涕少，痰减色白，体胖汗多，两颊皮疹红痒，舌淡红，苔薄白腻。乃因脾运失司，土不生金，邪热蕴于肌表而发疹。治宜健脾化湿，凉血祛风散邪。守方加减。

白术 10 克，猪苓 15 克，泽泻 15 克，茯苓 10 克，陈皮 5 克，姜半夏 10 克，甘草 3 克，太子参 10 克，炙苏子 10 克，炒莱菔子 10 克，辛夷 10 克，石菖蒲 10 克，赤芍 10 克，牡丹皮 10 克，丹参 10 克，蝉蜕 9 克。7 剂。

2008 年 3 月 21 日三诊：药后痰化神清，精神转佳，口气亦除，舌淡红，苔薄白，脉沉缓。诸症好转，体重虽有减轻，但仍超标，继以上方加减巩固治疗。

按语：《脾胃论》云："脾胃俱旺，则能食而肥……或食少而肥，虽肥而四肢不举，盖脾实而邪气盛也。"本例特点为虚实夹杂。患儿能食而脾气不足，运化失司而痰湿内生，体胖而肢体困重疲乏，喉痰有声，病自内生，属本虚标实。治疗当以补虚泻实为法。予四苓散利湿消肿治其标，六君子汤健脾化痰治其本。全方益气健脾行气，化痰利湿，活血化瘀，标本兼治，以祛除体内多余之水湿、痰热、瘀滞等内邪而获效。患儿肥胖形成多年，非一日之功，尚须持续服药一段时期，更要注重饮食宜忌及节制总量，并积极进行体育锻炼，以提高疗效。其中祛湿化痰法是治疗本病的最常用方法。

五、胆道阻塞合并胰腺炎

方某，女，5 岁。

1995 年 11 月 1 日初诊：上腹疼痛反复 1 个月。患儿胆管阻塞后（有泥沙样结石）引发胰腺炎 2 次，前后相隔 1 个月余。胃纳尚可，大便尚调，色深，眠安，舌苔薄黄，脉细小弦。辨属湿热内壅，肝胆不利。治拟疏肝利胆和胃。

柴胡 6 克，黄芩 6 克，青皮 6 克，陈皮 3 克，赤芍 10 克，甘草 3 克，川楝子 9 克，茵陈 12 克，金钱草 15 克，神曲 10 克，生内金 9 克，海金沙 12 克（包煎）。7 剂。

嘱忌油腻、不易消化食物。

1995 年 11 月 8 日二诊：药后小便通长，纳便均调，夜间磨牙，苔化薄润，脉细。上法尚宜，仍守前义。上方去神曲；加车前草 30 克。7 剂。

1995 年 11 月 15 日三诊：药后小便通利，色清，纳佳，痛和，苔薄白润，大便尚调，夜间磨牙，睡眠不宁。

柴胡 6 克，黄柏 9 克，黄芩 6 克，生内金 9 克，海金沙 12 克（包煎），金钱草 30 克，川楝子 9 克，茵陈 15 克，赤芍 10 克，生甘草梢 5 克，车前草 30 克。7 剂。

1996 年 1 月 24 日四诊：胆道阻塞，药后痛和不作，纳增，便干难行，需用开塞露，舌红苔薄，脉细小弦。再拟双解。方用大柴胡汤加减。

柴胡 6 克，黄芩 6 克，生内金 9 克，枳壳 9 克，槟榔 9 克，川楝子 9 克，瓜蒌仁 10 克，金钱草 30 克，海金沙 12 克，杏仁 9 克，生甘草 5 克，生大黄 3 克（后下）。7 剂。

1996 年 1 月 31 日五诊：痛和，纳可，大便自行，苔薄根腻。

柴胡 6 克，枳壳 9 克，甘草 3 克，川楝子 9 克，青皮 6 克，生内金 9 克，黄芩 9 克，杏仁 9 克，槟榔 9 克，瓜蒌仁 10 克，火麻仁 10 克，木香 6 克。7 剂。

1996 年 3 月 6 日六诊：气机通调，纳增便通，腹痛已和，苔根薄腻，脉细小弦。再拟疏肝理气，消食开胃。

柴胡 6 克，赤芍 9 克，白芍 9 克，枳壳 9 克，炙甘草 3 克，郁金 9 克，川楝子 9 克，生内金 9 克，金钱草 30 克，瓜蒌仁 12 克，青皮 6 克，泽泻 10 克，大腹皮 9 克。7 剂。

1996 年 3 月 20 日八诊：诸恙均和，脘腹已舒，纳便均调，苔净脉细。再拟调扶。

柴胡 6 克，赤芍 9 克，白芍 9 克，炙甘草 3 克，青皮 6 克，陈皮 3 克，金钱草 30 克，生内金 9 克，川楝子 9 克，枳壳 6 克，大腹皮 9 克，当归 6 克。7 剂。

按语：小儿因泥沙样结石阻塞胆道引发胰腺炎。此肝胆湿热壅滞，气机不利，病久血必因之而结，气滞血瘀，肝气乘脾，脾失运化，其病因有肝胆壅结之实，经络瘀阻之实，气滞血瘀之实。王霞芳教授取大柴胡汤疏肝利胆，通腑泻热。大柴胡汤载于《伤寒论》，主治少阳阳明同病。黄芩、柴胡、茵陈清热除结，以祛肝胆之结；青皮、陈皮行气活血化瘀，以祛气血经络之结；金前草、海金沙、车钱草清热利湿。数诊后，患儿脘腹气机已通，大便通调，诸恙向愈。

六、肠套叠

赵某，男，4 岁。

1994 年 6 月 8 日初诊：反复肠套叠 11 次。患儿自幼肠套叠时发，发时腹痛剧烈，便秘或大便夹血，至今已复发 11 次，空气灌肠复位。患儿夜寐欠安，易醒，面色青黄，形瘦，漏斗胸，肋骨外翻，腹大如蛙，龋齿严重，苔薄微腻，脉细。血红蛋白 115g/L。

柴胡 5 克，赤芍 9 克，白芍 9 克，当归 9 克，川芎 6 克，桃仁 10 克，红花 5 克，枳壳 6 克，木香 5 克，青皮 6 克，陈皮 3 克，生地黄 9 克，牛膝 9 克。6 剂。

1994 年 6 月 15 日二诊：药后夜寐转安，腹满渐减，得屎，便调，龋齿。仍守前义。上方去牛膝；加丹参 12 克。6 剂。

1994 年 6 月 22 日三诊：药后气血运行，腹软，夜寐转安，大便通调，面润苔薄，纳可。

当归 10 克，川芎 9 克，桃仁 10 克，红花 6 克，赤芍 15 克，丹参 10 克，枳壳 6 克，木香 6 克，柴胡 6 克，川楝子 9 克，青皮 6 克，陈皮 3 克，小茴香 5 克。7 剂。

1994 年 7 月 20 日五诊：药后大便通调，腹痛亦和，苔薄纳佳，漏斗胸。再拟理气活血通腑之法。

柴胡 9 克，小茴香 5 克，广木香 6 克，茯苓 10 克，青皮 9 克，枳壳 9 克，桃仁 12 克，赤芍 15 克，丹参 15 克，五灵脂 9 克，川楝子 9 克，当归 9 克。12 剂。

1994 年 8 月 3 日六诊：纳佳，腹痛已和，面转红润，大便间隔尚调。仍拟活血利气通腑。

当归 9 克，赤芍 10 克，丹参 12 克，桃仁 12 克，枳壳 6 克，青皮 9 克，川楝子 9 克，大腹皮 9 克，蒲黄 9 克，五灵脂 9 克，柴胡 6 克。12 剂。

1994 年 8 月 17 日七诊：诸恙均和，舌红苔净，脉细，肋骨外翻，左目红赤。再拟调气活血巩固。上方去大腹皮；加黄芩 6 克。12 剂。

1994 年 9 月 7 日八诊：腹痛未作，大便通调，纳可挑食，漏斗胸渐有好转。

柴胡 6 克，赤芍 10 克，当归 9 克，川芎 6 克，桃仁 10 克，丹参 12 克，枳实 6 克，大腹皮 9 克，生蒲黄 9 克，五灵脂 9 克。7 剂。

按语：本例肠套叠，发作频繁，因气血瘀滞肠之络脉，局部闭阻不通而引起腹痛。考方书谓：久痛在络，络主血，不独肢体之痛在络，即胸腹之痛、癥积之痛亦均在络，皆宜治血，络主血。治以活血利气，方以血府逐瘀汤加减，使通而不痛。药以柴胡，枳壳疏气开结，当归、生地黄、赤芍、白芍行血和营，桃仁、蒲黄、五灵脂祛瘀止痛。数诊后痛止，未再复发。

七、疝气

沈某，女，4岁。

2015年10月16日初诊：左下腹疝气发作反复1个月。1个月前，患儿左下腹直立或哭吵时有疝下坠，质软如鸽蛋大小。患儿平时性情急躁易怒，纳谷不多，挑食，近来夜餐递减，大便尚调，时或间隔，小便可，夜寐欠安，舌红苔薄润，脉细小弦。辨属肝气郁结，清气下陷。治拟补气升清，疏肝理气消疝。补中益气汤合四逆散加减。

太子参9克，白术9克，黄芪9克，升麻9克，橘核9克，荔枝核9克，柴胡9克，白芍9克，枳壳9克，甘草6克，陈皮9克，制半夏9克。7剂。

2015年10月23日二诊：服药1周，腹疝减轻一半，纳谷略增，大便转软，日1次，新感流涕2天，咳嗽已有1个月余，舌红苔薄润，脉细滑。治需兼顾外感咳嗽。上方去升麻、枳壳；加桔梗6克，蝉蜕6克，辛夷6克。7剂。

2015年10月30日三诊：邪化无涕，偶有单咳，哭时左少腹疝偶有1次下坠，纳可，大便日行，入水则散色黄，小便通利，无盗汗，舌苔化润，根薄白，脉濡。治从原法。10月16日方去半夏；加桔梗6克；太子参改为党参9克，白术改为炒白术9克。14剂。

2015年11月13日四诊：药后腹疝未发12天，昨天因运动比赛跳动后，左少腹疝微突2次；咳愈痰净，两颊淡红，发育良好，小便通利，大便成形，日1次，舌淡红苔薄润，脉濡细。症情全面向愈，仍宗前义。上方14剂，巩固之。

2015年11月27日五诊：新感咳嗽3天，痰声漉漉，鼻塞夜作，疝气复发3天，二便均调，舌红，苔中白厚腻，脉小滑。此为外感咳嗽引发疝气。治拟兼顾。

太子参9克，白术9克，柴胡9克，白芍9克，枳壳9克，甘草6克，陈皮9克，制半夏9克，茯苓9克，炙苏子9克，炒莱菔子9克，浙贝母9克，苦杏仁6克，桔梗6克。7剂。

2015年12月4日六诊：咳少，喉痰未清，左腹疝偶坠，纳可便调，夜尿1次，舌红苔根薄白腻，脉细小弦。邪化症和。再拟巩固治疗，防其复发。

太子参9克，苍术9克，黄芪9克，柴胡9克，桔梗9克，甘草6克，橘核9克，荔枝核9克，苦杏仁6克，川贝母3克，浙贝母9克，荷叶6克。14剂。

按语：疝气发病部位多为肝经所循行之处，故曰"诸疝皆归肝经"。本案疝气病机乃肝气郁结、清气下陷所致，治拟益气升清、疏肝理气散郁，方选补中益气汤合四逆散加减。黄芪、白术、太子参补益中气；升麻、枳壳一升一降，调畅气机，所谓"治疝必先治气"；柴胡引药入肝经；白芍柔肝止痛；橘核、荔枝核疏肝理气散结；佐陈皮、半夏理气健脾。二诊时，患儿腹疝减半，又有新感流涕，酌加桔梗、蝉蜕、辛夷，宣肺疏风，宣通鼻窍，兼治标病。上方随症加减1个月，后因患儿饮食厚味，痰湿内生，兼感外邪咳嗽，疝气复发，故去温补之黄芪、荔枝核，改投茯苓、浙贝母、炙苏子、炒莱菔子、苦杏仁宣肺祛痰止咳。六诊时，患儿左腹疝偶坠，喉痰未清，继予补中益气汤加减，白术改为苍术燥湿健脾力强，荷叶轻清，升脾胃之气而利湿。末诊时，患儿疝气偶有小发，再拟前方加减以巩固之。

八、鞘膜积液

病案1

俞某，男，4岁。

2015年7月10日初诊：左侧睾丸反复下坠2年。患儿腹部胀满，哭吵时睾丸下坠，B超检查示左侧睾丸鞘膜积液。平时纳佳，饮奶量多（每日600mL），大便日行尚调，小便尚利，舌常，苔薄润，脉细。辨属中气虚陷，水湿下注。拟益气升清，温阳化气，兼以利湿。

太子参9克，生白术9克，黄芪9克，茯苓9克，桂枝3克，甘草3克，猪苓9克，泽泻9克，柴胡6克，陈皮9克。6剂。

医嘱：减少奶量，增加米面主食；勿使其大哭，运动适量。

2015年7月17日二诊：睾丸下坠次减，症情略有好转，苔薄润，小便通利，上法尚合。上方加升麻9克。8剂。

2015年7月24日三诊：症情递减，但哭吵时仍有睾丸下坠，舌红苔润。仍从前义。上方去桂枝；加葛根9克。14剂。

2015年8月7日四诊：哭闹、活动后睾丸肿胀明显，苔薄中微腻，食欲欠佳，服上方后大便稀薄，日2～3次，小便欠畅。

藿香9克，焦白术9克，猪苓9克，茯苓9克，泽泻9克，桂枝3克，陈皮6克，橘核6克，砂仁3克，滑石10克，乌药9克，小茴香6克。14剂。

按语：本案为中气虚陷、水湿下注阴囊所致，先拟益气升清、温阳化气利湿，方选补中益气汤益气升清，合五苓散温阳化饮。二诊，睾丸下坠次减，症情略有好转，增升麻加重益气升清之力。三诊，症情递减，但哭吵时仍有睾丸下坠，原方去桂枝，加葛根升发清阳。四诊，患儿哭闹、活动后睾丸肿胀明显，大便稀薄日2～3次，小便欠畅，乃气机失利，水湿下滞。王霞芳教授以五苓散加藿香、砂仁、焦白术调畅中焦气机，温阳化饮，燥湿健脾；橘核、乌药、小茴香疏肝行气，温肾散寒止痛；滑石通利小便，使邪有出路。诸药合用，气行寒化湿除，诸症自和。

病案 2

宋某，男，4 岁。

2008 年 8 月 19 日初诊：右侧精索鞘膜积液 3 个月。患儿于 3 个月前发现右侧阴囊逐渐肿大，阴囊有下坠感，肿物大小不随体位变化，经某院诊断为右侧睾丸鞘膜积液。检查：右侧阴囊可触及 4cm×3cm 大小圆形肿物，质软，光滑，无压痛，囊性感明显，睾丸及附睾均未触及。患儿形体瘦小，面色少华，纳食不佳，舌红苔薄白，脉象沉细。辨属水湿内聚，下注阴器。中医诊断：水疝。治则温阳化气，利水渗湿。五苓散加味。

1.桂枝 3 克，茯苓 10 克，猪苓 10 克，泽泻 10 克，白术 10 克，车前子 10 克，大腹皮 10 克，木香 6 克，乌药 6 克，橘核 6 克。14 剂。

2.外洗剂：金银花 30 克，蝉蜕 30 克，紫苏叶 10 克。14 剂。水煎待水温降，外洗患处。

2008 年 9 月 3 日二诊：积液虽减，右侧阴囊尚偏大，纳可，每日嗜饮奶制品，大便偏干。上方加太子参 10 克，14 剂；外洗剂同上方，14 剂。

2008 年 9 月 17 日三诊：右侧阴囊肿块明显缩小，纳可，大便偏干难行，舌红苔薄润。上方去车前子、橘核；加连翘 10 克，莱菔子 10 克。14 剂。

服 14 剂后，肿块消失，复查 B 超正常。随访 1 年，未见复发。

按语：患儿素体脾虚，津液输布失司，水湿内聚，下注阴器而致病。五苓散中，桂枝通阳化气；白术健脾助运，化湿利水；猪苓、茯苓、泽泻利尿渗湿，促使津液输布正常。现代研究证实：五苓散有促进血液循环利尿等作用。车前子、大腹皮加强利尿作用，消除水肿。积液位居阴囊，是肝经循行之处，局部寒凝，水液停聚而成，加之小儿尿溢不自晓，阴部更易受凉，故肝经易被寒邪凝滞，药选乌药暖肝散寒。阴囊肿痛，乃气机运行阻滞，经脉不通所致，故用橘核、木香理气散结止痛。又小儿阴囊皮肤薄嫩，宗脉汇聚，血运丰富，故王霞芳教授常配合外治疗法。外治法可使药物易于渗透和吸收，见效快，缩短疗程，提高疗效。药选紫苏叶辛温，加强桂枝之温阳化气利水之功效；金银花甘寒，气味芳香，既可清透疏表，又能解血分热毒；蝉蜕祛风。全方温阳散寒行水，在照顾肝脾的同时，还兼顾肾阳，暖肝散寒、行气通络、利水消肿三法同施。方药切中病机，标本兼顾，内外并治，故收良效，使小儿避免手术治疗的痛苦，值得提倡和应用。

九、湿疹

病案 1

倪某，男，1 岁。

2015 年 10 月 23 日初诊：皮肤湿疹 4 个月余。患儿足月顺产，出生体重 3.6kg，初生时黄疸明显，服复旦大学妇产科医院院内制剂一个疗程后逐渐退黄。母乳喂养 8 个月后，患儿继发头面奶癣，四肢肘部及膝腘部湿疹密布，迄今仍剧，皮肤色红，肤痒严重，搔之出血颇多，夜间惊哭，纳谷尚可，嗜奶粉（600～1000mL），大便偏干，动则汗出，怕热踢被，舌红，苔中薄白腻，指纹红细未达风关。

荆芥 4.5 克，赤芍 9 克，牡丹皮 9 克，丹参 9 克，金银花 9 克，苦参 9 克，白鲜皮 9 克，地肤子 9 克，乌梢蛇 9 克，蒲公英 9 克，蝉蜕 9 克，生地黄 9 克，薏苡仁 15 克。14 剂。

医嘱：停饮奶粉，饮食宜清淡，忌海鲜、鸡、鸽子、甜品及热带水果。

2015 年 11 月 6 日二诊：服中药 1 周后，皮疹渐隐，继之又有反复，服用滋补食物则面红发疹觉痒，半小时后自隐，纳谷一般，大便通调，夜眠转安，尚有盗汗，舌红减淡，苔薄润。上法尚合，仍宗前义。上方去薏苡仁；加紫花地丁 9 克。14 剂。

医嘱：饮食注意防过敏。

2015 年 11 月 20 日三诊：四肢皮疹大减，湿疹转干无新发，未见细红皮疹，胃口已开，舌红常，苔润净。再拟巩固，忌发物。上方去蒲公英；加北沙参 9 克。14 剂。

2015 年 12 月 11 日四诊：湿疹渐隐，怕热，纳佳，舌红苔润。症情好转，继以前法调治月余，皮疹痊愈。

按语：王霞芳教授认为小儿湿疹常与风、湿、热有关，患儿先天不足，初生即患黄疸，脾失健运，湿热内蕴，与风邪相搏是其主要病机，因而以清热、燥湿、祛风为治疗原则，以其验方荆蝉祛风汤治之。方中金银花、蝉蜕疏风清热；赤芍、牡丹皮、丹参、白鲜皮、地肤子、苦参清热解毒，凉血止痒；荆芥辛以趋表，配乌梢蛇祛风行血通络；薏苡仁、蒲公英利湿化浊，清热解毒。二诊时，患儿皮疹渐隐，舌转淡红，苔化薄润，加紫花地丁增清热解毒之力。三诊时，患儿湿疹转干，皮疹无新发，症情改善十之七八，为顾护其津液，加北沙参滋阴顾护胃津，调治月余，婴幼儿顽固性湿疹终获痊愈。

病案 2

刘某，男，2 岁。

2013 年 6 月 6 日初诊：湿疹反复 1 年半。患儿为双胞胎（小），早产 2.5 个月，出生体重 1.5kg，身高 40cm，因肺发育不成熟，新生后即住上海市儿科医院 54 天，诊断为新生儿呼吸窘迫综合征、败血症、动脉导管未闭、卵圆孔未闭。患儿系混合喂养，身高、体重达标，肢体活动、语言正常，唯有奶癣反复发作，以面部、颈、胸、两手为多。过敏原、微量元素测试未见阳性结果。刻下皮疹细红痒，纳可，大便偏干，厌水果，眠可，盗汗多，舌红苔腻微黄，指纹紫红方达风关。中医诊断：奶癣，湿疹。辨属肺气本虚，脾蕴湿热而现湿疹，泛发于肌肤。先拟疏解风邪，清热化湿解毒。

1. 荆芥 4.5 克，金银花 9 克，赤芍 9 克，牡丹皮 9 克，丹参 9 克，蝉蜕 9 克，蒲公英 9 克，生甘草 3 克。8 剂。

2. 外洗剂：荆芥 9 克，牡丹皮 12 克，金银花 15 克，紫花地丁 20 克，苦参 10 克，赤芍 15 克。3 剂。

医嘱：衣被宜宽大而薄；饮食宜清淡，忌油炸食品、巧克力、糖果等。

2013 年 6 月 13 日二诊：药后皮疹逐步减少，纳可，大便软烂，盗汗减，五心烦热，头汗多，两颊皮疹红痒严重，搔之肤破，耳后及颈侧淋巴结可及。守方加减。

1. 荆芥 4.5 克，金银花 9 克，赤芍 9 克，牡丹皮 9 克，丹参 9 克，蝉蜕 9 克，蒲公英 9 克，甘草 3 克，白鲜皮 9 克，地肤子 9 克。14 剂。

2. 外洗剂：金银花 20 克，牡丹皮 15 克，丹参 15 克，苦参 15 克，猪苓 15 克，紫花地丁 20 克。7 剂。

2013 年 6 月 27 日三诊：上方颇合，药后湿疹减半，尤其头面部皮疹红痒转隐，苔化薄润，纳佳，大便软烂量可，日 2～3 次，小便清利。效不更方。

1. 金银花 9 克，赤芍 9 克，牡丹皮 15 克，丹参 15 克，蝉蜕 9 克，蒲公英 9 克，甘草 3 克，荆芥 4.5 克，白鲜皮 9 克，地肤子 9 克，滑石 15 克。14 剂。

2. 外洗剂：金银花 15 克，豨莶草 15 克，苦参 15 克，牡丹皮 15 克，赤芍 15

克，茯苓 15 克，紫花地丁 30 克。7 剂。

2013 年 7 月 11 日四诊：湿疹大减，稀疏色淡，纳佳，大便次减，日 1 ～ 2 次，尚稀薄，小便尚利，舌红苔化薄润。方药奏效，守方加重。

1. 金银花 9 克，赤芍 9 克，牡丹皮 15 克，丹参 15 克，蝉蜕 9 克，甘草 3 克，荆芥 4.5 克，白鲜皮 9 克，地肤子 9 克，滑石 15 克，茯苓 9 克，紫花地丁 9 克。14 剂。

2. 外洗方：金银花 15 克，豨莶草 15 克，牡丹皮 15 克，赤芍 15 克，紫花地丁 30 克，土茯苓 30 克，黄芩 15 克。7 剂。

2013 年 7 月 25 日五诊：湿疹已十去其九，仅手背腕部尚有，舌淡红，苔薄白，纳佳，昨日大便 5 ～ 6 次，软烂。病已向愈，守法巩固之。

1. 金银花 9 克，牡丹皮 15 克，丹参 15 克，蝉蜕 9 克，荆芥 4.5 克，白鲜皮 9 克，地肤子 9 克，滑石 15 克，炒鸡内金 3 克，炒白术 9 克，甘草 3 克。14 剂。

2. 外洗剂：金银花 15 克，豨莶草 15 克，牡丹皮 15 克，赤芍 15 克，土茯苓 30 克，黄芩 15 克。7 剂。

按语：王霞芳教授指出患儿早产，先天肺脾发育未全。肺主气，候于皮毛，肺气虚则肌腠疏松，易为风湿所乘；脾虚酿湿，湿浊内蕴，与热相搏而成湿疹。治拟清热解毒，活血祛风止痒。首诊方中荆芥、金银花、蝉蜕疏风祛邪热；配赤芍、牡丹皮、丹参凉血活血，祛风止痒，行血分之血；蒲公英清热解毒；生甘草味甘清热，又能调和诸药。外洗剂加苦参、紫花地丁增强清热燥湿之力。二诊时，患儿皮疹减少，有五心烦热，头汗多，加白鲜皮、地肤子清热燥湿止痒。三诊时，患儿湿疹减半，大便软烂，小便清利，加滑石清热利湿，使湿邪自下而出。末诊时，湿疹已十去其九，大便软烂，日 5 ～ 6 次。此为湿疹后期病已向愈，脾气尚虚，守方加炒白术补脾益气，燥湿利水巩固之。

病案 3

俞某，女，2 岁 8 个月。

2013 年 6 月 7 日初诊：面部、耳垂湿疹反复 2 年余。患儿自幼反复皮肤湿疹，迁延难愈，伴厌食、口臭，每餐进主食小于 1 汤勺，每日饮奶 180mL，形体渐瘦，反复感冒发热，时常恶心呕吐，大便干结，1 ～ 3 天 1 次，肛裂出血，寝汗淋多，舌红苔薄微黄，指纹淡红未达风关。5 月 24 日查血常规：白细胞 9.5×10^9/L，血红蛋白 113g/L。辨为先天脾弱运化失司，酿湿化热上泛头面部出现湿疹。先拟清热凉血通腑，化湿运脾和中。

1.针刺四缝穴，3指有液。

2.荆芥5克，金银花9克，连翘9克，蝉蜕6克，牡丹皮9克，赤芍9克，炒莱菔子9克，炒枳实9克，青皮9克，生谷芽9克，生麦芽9克，瓜蒌仁9克。7剂。

2013年6月14日二诊：药后大便1～2天1次，由干结转偏干，湿疹仍剧，色红而痒，口臭厌食，身高体重均差，喉有痰声，咽红微肿，舌边红，苔薄白根腻，指纹淡红未达风关。守法加减。

1.针刺四缝穴，1指有液。

2.荆芥5克，金银花9克，连翘9克，白鲜皮9克，地肤子9克，甜杏仁9克，牡丹皮9克，丹参9克，生谷芽9克，生麦芽9克，炒莱菔子9克，薏苡仁15克，土茯苓9克，苦参9克，蝉蜕6克。14剂。

2013年6月28日三诊：药后湿疹减少，唯耳根皮疹红痒，纳谷略增，口微臭，咽和，夜卧尚有痰声，大便偏干，舌红，苔化薄润，指纹紫红细方达风关。守方加减。患儿嫌药苦，抗拒服药。上方减去苦参、土茯苓、薏苡仁；加炒鸡内金9克，枳实9克，蒲公英15克。14剂。

2013年7月12日四诊：湿疹递减转干，纳谷略增，大便转调，苔薄润，脉濡细，指纹同上。

白术9克，猪苓9克，茯苓9克，泽泻9克，薏苡仁30克，金银花9克，黄芩9克，蒲公英9克，炒鸡内金9克，牡丹皮9克，丹参9克，生谷芽9克，生麦芽9克。14剂。

2013年8月16日五诊：皮疹大减，右耳下尚红痒，纳少，恶心，厌服中药，大便干结，日行一次，舌红，苔根薄腻。症已向愈，只需外洗剂巩固之。

外洗剂：金银花15克，赤芍10克，牡丹皮10克，苦参10克，蒲公英30克，土茯苓20克。5剂。

3个月后随访，湿疹向愈未发。

按语：王霞芳教授认为患儿乃过敏体质，素体血分有热，加之幼小，家长以高蛋白喂养过多，损伤脾胃，脾运失健，痰湿内生，湿热相搏引发湿疹。针刺四缝穴有液，可知湿滞脾胃故厌食。先拟清热燥湿，凉血止痒。方选王霞芳教授经验方荆蝉祛风汤加减。方中金银花、连翘、蝉蜕、荆芥疏风清热止痒，行血分之血；合赤芍、牡丹皮凉血活血而不留瘀；炒莱菔子、生谷芽、生麦芽消食和胃；炒枳实、瓜蒌仁润肠通便，使湿热之邪从魄门而出。二诊时，患儿湿疹色红而痒，加白鲜皮、地肤子、薏苡仁、土茯苓、苦参增强清热燥湿止痒之功。三诊时，患儿湿疹减少，大便偏干，加枳实、炒鸡内金消导通便，佐蒲公英清热解毒。四诊，患儿湿疹递减，改予四苓散加味，增其运脾祛湿之力。末诊，皮疹大减，仅予中药外洗方以资巩固。

病案 4

张某，男，13 岁。

2018 年 5 月 11 日初诊：湿疹反复发作 10 余年。患儿新生 1 个月背部皮疹红痒，喷用西药（药名不详），1 天自愈；3 岁时，耳郭背面发皮疹红痒 2 周，未用药自退；6 岁时，右耳背、外踝、大腿内侧湿疹反复瘙痒。过敏原检测：牛羊肉、奶类、尘螨、灰尘及霾，均呈阳性。刻下两眼上下睑皮疹红肿成圈，项背、臂肘内侧、下肢腘窝皮疹红痒，搔之出血有滋，口腔溃疡，口角生疮，纳佳，嗜食海鲜，自幼怕热，近感新邪，咳嗽有痰 2 周，夜间口渴喜饮冷开水，两便均调，脉弦滑，舌胖淡红边有齿痕，苔薄白腻中裂。诊断：湿疹。辨证属湿热内蕴，血热风盛。治拟疏风清热，凉血化湿。王霞芳教授验方荆蝉祛风汤加减。

荆芥 9 克，牡丹皮 18 克，丹参 9 克，金银花 9 克，苦参 9 克，黄芩 9 克，川芎 9 克，赤芍 9 克，蝉蜕 6 克，土茯苓 30 克，紫花地丁 15 克，豨莶草 9 克，青葙子 9 克，生地黄 9 克。14 剂。

2018 年 5 月 25 日二诊：两眼皮疹肿痒减半，未见新发，搔之出血少，四肢皮疹大半已隐，痒减，胸部皮疹已消，口角疮、口炎亦平，怕热喜凉，纳便均调，舌苔前化，根微腻罩灰，脉细弦滑。上法颇合，湿浊大化，血热未清，再拟清热化湿，凉血祛风。上方酌加泻白散治之。

桑白皮 18 克，地骨皮 9 克，荆芥 9 克，牡丹皮 18 克，丹参 9 克，苦参 9 克，赤芍 9 克，青葙子 9 克，金银花 9 克，黄芩 9 克，生地黄 9 克，土茯苓 30 克，紫花地丁 15 克，蝉蜕 6 克。14 剂。

2018 年 6 月 8 日三诊：两眼睑肿消尚红痒，右眼下睑有睑板腺囊肿 1 个，胸部及四肢肘内、腘窝凹皮疹均消，口炎、口角疮未复发，舌胖红，苔薄微腻，脉细小弦。症已向愈，尚须巩固。上方去荆芥；加蒲公英 15 克。14 剂。

按语：患儿过敏体质，易感外邪，又嗜食海鲜，湿热内蕴，风邪合血热趋于肌表，故周身多处皮疹红痒，搔之出血，口腔溃疡，口角生疮，病已十余年，反复不愈。首诊，王霞芳教授以验方荆蝉祛风汤加减疏风清热，凉血化湿治之。荆芥走表入血分，配蝉蜕疏风解表透疹；重用牡丹皮，配川芎、赤芍、丹参、金银花、紫花地丁凉血活血，清热解毒；苦参、土茯苓、豨莶草清热利湿止痒；考虑药物苦寒太过，防其伤伐脾胃，故取黄芩既清上焦肺热，又可坚肠止泻；患儿眼睑湿疹严重，王霞芳教授喜用青葙子专入肝经泻其郁热；苔见中裂，阴分已伤，故加生地黄凉血护阴。方药全面兼顾，二诊获睑部水肿、皮疹瘙痒减半，湿祛大半，上焦血热未清，外泛于皮毛，故加泻白散清泻肺热。三诊，患儿眼睑肿消，皮疹未净，眼部睑板腺囊肿为原发病灶，仍需巩固治疗，原方加蒲公英加强清热解毒而收效。

病案 5

苏某，男，5 岁。

2010 年 4 月 2 日初诊：湿疹反复发作 4 年。患儿幼有奶癣，反复红痒，易发于双臂和大腿内侧。有哮喘病史 2 年。现常反复咳嗽，痰不清，形体壮实，大便偏干，汗出较多，舌红苔薄腻，脉小滑。诊断：湿疹（湿热内蕴）。治拟清热燥湿，祛风止痒。荆蝉祛风汤加减。

荆芥 6 克，金银花 12 克，连翘 12 克，赤芍 15 克，牡丹皮 10 克，丹参 10 克，杏仁 9 克（后下），薏苡仁 10 克，苦参 10 克，黄芩 9 克，地肤子 10 克，白鲜皮 10 克，土茯苓 30 克。7 剂。

2010 年 4 月 9 日二诊：咳嗽减少，喉痰大减，手足湿疹红痒成片，如鸡蛋大小。再拟前法，加重祛风止痒药物。

荆芥 6 克，金银花 15 克，赤芍 15 克，桔梗 6 克，牡丹皮 10 克，丹参 10 克，杏仁 9 克，蝉蜕 6 克，薏苡仁 10 克，黄芩 9 克，苦参 10 克，蛇床子 10 克，地肤子 10 克，白鲜皮 10 克，土茯苓 30 克，乌梢蛇 10 克，蒲公英 10g 克，黄柏 10 克，南沙参 10 克。7 剂。

2010 年 4 月 20 日三诊：药后湿疹面积稍有减少，但仍反复发作。直至夏季嘱其加用老秋蝉，1 个月后，湿疹明显消退，患儿咳喘发作也减少。

按语：患儿为过敏体质，表虚不固，易感外邪，湿热郁于肺经，发于皮肤。王霞芳教授每多采用清热解毒、祛风透表的方法治疗。药用金银花、连翘、蒲公英等清热解毒；荆芥、蝉蜕、地肤子、白鲜皮、乌梢蛇等祛风止痒；血分热重，加赤芍、牡丹皮、丹参等清热凉血；薏苡仁、苦参、蛇床子等清热利湿止痒。经随症调理后，患儿皮疹消退，咳喘发病亦减少，可谓有异病同治之妙。

病案 6

殷某，女，7 岁。

2008 年 10 月 28 日初诊：湿疹反复发作 7 年。周身皮疹红痒，下肢皮疹密布，搔之流滋多，出血结痂，舌胖，苔薄白润，脉细弦。辨属湿热内蕴，血热风盛。治则清热利湿，凉血祛风。

荆芥 6 克，防风 6 克，赤芍 15 克，蝉蜕 9 克，苦参 10 克，白鲜皮 10 克，丹参 10 克，牡丹皮 10 克，地肤子 10 克，紫草 10 克，甘草 5 克，金银花 15 克，乌梢蛇 12 克，蒲公英 15 克。7 剂。

2008 年 11 月 11 日二诊：服上方后，湿疹渗出液明显减少，皮疹收干，仍瘙痒。上方加丹参至 15g，牡丹皮至 15g；加杏仁 6g，薏苡仁 30g。7 剂。

2008 年 11 月 18 日三诊：皮疹基本消退，皮肤转润，仍有轻度瘙痒，能控制不抓，心情愉悦，家长甚慰。继服 2 周以巩固。

按语：患儿湿疹反复发作 7 年，湿邪留恋，血热风盛，现急性发作，皮疹红肿糜烂，渗液严重，显示风、湿、热三邪搏结于皮肤。急则治其标，王霞芳教授以王氏荆蝉祛风汤加减治之。荆芥、防风、蝉蜕、苦参、白鲜皮、地肤子、乌梢蛇祛风除湿止痒；金银花、赤芍、生地黄、蒲公英、紫草清热凉血解毒，直折其火。二诊后，风邪渐散，血热得减，唯久病脾土已损，里湿滋生，病本未祛，方已收效，再加重牡丹皮、丹参用量以凉血活血，加杏仁、薏苡仁分消三焦湿热，针对病因以治本巩固之。

病案 7

毕某，男，10 岁。

2009 年 6 月 5 日初诊：皮疹反复发作 8 年。患儿手腕、肘部湿疹红痒，搔之出血，春季多发，唇周肿而痒，口角生疮，厌食蔬菜，嗜食肉类，纳佳便调，形体壮实，舌红苔黄腻，脉细滑。

荆芥 6 克，金银花 15 克，丹参 10 克，牡丹皮 10 克，苦参 10 克，白鲜皮 10 克，地肤子 10 克，土茯苓 30 克，蚕沙 10 克，紫花地丁 15 克，豨莶草 10 克，竹叶 10 克，生地黄 10 克，黄芩 10 克。7 剂。

2009 年 6 月 12 日二诊：皮疹红痒，搔之出血，纳佳便调，厌食蔬菜。上方去豨莶草；加蝉蜕 9 克，甘草 3 克。7 剂。

外洗方：金银花 30 克，赤芍 15 克，牡丹皮 15 克，丹参 15 克，蒲公英 15 克，土茯苓 30 克，蝉蜕 10 克，僵蚕 10 克。7 剂。

2009 年 6 月 19 日三诊：皮疹红痒递减，嗜肉，厌蔬菜，舌红，苔薄黄腻。上方加赤芍 12 克。14 剂。

外洗方：金银花 30 克，赤芍 15 克，牡丹皮 15 克，丹参 15 克，土茯苓 30 克，蝉蜕 10 克，僵蚕 10 克，紫花地丁 30 克。14 剂。

按语：王霞芳教授认为患儿嗜食肥甘，脾胃受损，脾失健运，湿热内蕴，加之春令外感风热之邪，内外合邪，浸淫肌肤而成湿疹。湿疹易诊而难治，尤其是湿疹急性发作，皮肤出现红斑、丘疹、糜烂、渗出，往往伴有剧烈的瘙痒。治宜祛风止痒，清热除湿，方用消风散加减治疗。荆芥解表散风；蚕沙、豨莶草祛风湿，通经络；土茯苓、苦参、地肤子、白鲜皮清热燥湿，祛风止痒。二诊时，症状同前，王霞芳教授以清热解毒、祛风止痒之汤剂外洗，配合中药内服，治疗后湿疹明显减少，疗效显著。后巩固治疗 1 个月，患儿湿疹基本痊愈。王霞芳教授在临床中常应用清热解毒、祛风利湿之药外洗，结合内服中药，治疗湿疹疗效显著。外治药物可直达病所，发挥局部的直接治疗作用，内外合治，故能效如桴鼓。

病案 8

王某，男，8 岁。

2009 年 2 月 15 日初诊：湿疹 2 年。患儿过敏体质，有奶癣史。2 年前，患儿海南旅游回来后，全身皮疹瘙痒，春季多发，手足掌面发红，躯干部红色丘疱疹，痒而搔抓，滋水流溢，痒痛交作，虽经多方治疗，症情仍反复不愈，心烦不宁，夜寐不安，纳少浸黄，大便偏干，舌红苔黄腻，脉细滑。

荆芥 6 克，防风 6 克，苍术 10 克，苦参 10 克，蝉蜕 9 克，茯苓 15 克，薏苡仁 30 克，白鲜皮 10 克，地肤子 10 克，黄柏 10 克，川牛膝 10 克，金银花 10 克。7 剂。

2009 年 2 月 22 日二诊：症状同前，两颊红疹，面色欠润，手足掌面红，手足汗多，易蜕皮，舌红苔薄黄腻。

荆芥 9 克，防风 9 克，苦参 10 克，蝉蜕 9 克，茯苓 15 克，薏苡仁 30 克，白鲜皮 10 克，地肤子 10 克，黄柏 10 克，川牛膝 10 克，金银花 10 克，木瓜 9 克。7 剂。

2009 年 3 月 2 日三诊：全身湿疹递减，滋水渐收，夜眠转安，面色转润，纳增便调，近日流涕嚏少，舌红苔薄腻。

陈皮6克，清半夏6克，太子参6克，茯苓10克，炒白术6克，蝉蜕6克，苏梗6克，薏苡仁30克，赤芍10克，牛膝10克，桑枝10克，当归10克，牡丹皮10克，丹参10克。14剂。

2009年3月16日四诊：躯干部皮疹基本消退，手足湿疹少发，手足汗减，手指蜕皮，纳便均调。

荆芥6克，赤芍15克，蝉蜕9克，金银花10克，薏苡仁30克，当归10克，牡丹皮10克，丹参10克，太子参10克，黄芩10克，桑枝10克，川牛膝10克。14剂。

按语：患儿湿疹反复发作2年，湿邪留恋，现急性发作，风、湿、热三邪搏结于皮肤而致渗出瘙痒，急则治其标，以消风散加减治之。荆芥、防风、蝉蜕、苦参、白鲜皮、地肤子祛风除湿止痒；金银花清热解毒；四妙丸清热利湿，使湿邪从小便而出。二诊，症状无明显改善，王霞芳教授认为上方辨证准确，故继守原方加减治疗，加大荆芥、防风剂量增强祛风止痒效果，加黄芩清上、中二焦之火以清热燥湿，加木瓜化湿和胃。诸药配伍，药症合拍，故复诊时症状明显好转，湿疹减少。病久脾虚失运，不能制水，水湿内生，而外湿未蠲，病转慢性期。方用六君子汤，加黄芩、当归、赤芍、牡丹皮等补气养血活血之品，以补气健脾除湿、养血活血祛风。王霞芳教授认为湿疹表现虽在皮肤，其根源则在中焦脾胃，脾胃功能正常与否，直接关系到症状的轻重，所以健脾养胃十分重要。若长期使用苦寒燥湿之品易伤阴耗血，故在临床中王霞芳教授多选用生地黄、当归等滋阴养血而不助湿，茯苓、薏苡仁健脾除湿而不伤阴的药物，用于反复不愈的湿疹，以顾护脾胃之本，清除湿热积聚之根，标本兼治，寓意颇深。

十、荨麻疹

沙某，男，6岁。

2014年2月21日初诊：荨麻疹1周。患儿幼有奶癣病史；3岁时曾发湿疹，哮喘，受凉则咳；曾患血管炎、鼻炎、结膜炎、疱疹性咽炎等。过敏原检查：尘螨、屋尘、牛奶过敏。已服抗过敏药（仙特明、开瑞坦），未果。上周又发荨麻疹，目下睑、两颊细疹红痒，形瘦面黄，多嚏，纳可，厌蔬果，入睡难，流涎磨牙，大便干粗肛痛，1～2天1次，舌边尖红，苔微黄腻，脉细小滑。辨属过敏体质，腠疏易感外邪，内有湿热，外泛肌表引发荨麻疹。先拟祛风清热解毒，凉血止痒。

1.荆芥 6 克，防风 5 克，赤芍 12 克，牡丹皮 10 克，丹参 10 克，金银花 9 克，苦参 10 克，蝉蜕 6 克，辛夷 10 克，苍耳子 6 克，川芎 6 克，蒲公英 15 克，紫花地丁 15 克，桔梗 3 克。7 剂。

2.针刺四缝穴，5 指有液。

医嘱：忌海鲜、羊肉、鸡肉等发物；多食凉性蔬菜、水果。

2014 年 2 月 28 日二诊：服上方 3 剂后，肤痒递减，荨麻疹未发，夜间怕热踢被，皮肤干痒喜搔。近日打嚏流涕，偶咳，入睡改善，纳可，口臭，尿道口红痛，二便尚调，舌红苔薄微黄，脉细小弦。症情减轻，守方加减。

1.针刺四缝穴，1 指有液。

2.荆芥 6 克，赤芍 15 克，牡丹皮 10 克，丹参 10 克，金银花 9 克，苦参 10 克，蝉蜕 6 克，苍耳子 6 克，川芎 6 克，蒲公英 15 克，紫花地丁 15 克，桔梗 3 克，黄芩 9 克，甘草 5 克，滑石 10 克（包煎）。14 剂。

2014 年 3 月 14 日三诊：荨麻疹未发，颈、面部皮肤干痒微红，下阴肤痒，鼻炎过敏，涕少，纳谷近减，大便日行微黏，舌红减淡，苔根薄腻，脉细小滑。仍宗前义。

1.针刺四缝穴，无液。

2.荆芥 6 克，赤芍 15 克，牡丹皮 10 克，丹参 10 克，苦参 10 克，生地黄 10 克，川芎 9 克，蝉蜕 6 克，金银花 10 克，蒲公英 15 克，滑石 12 克（包煎），甘草 3 克。14 剂。

2014 年 4 月 11 日四诊：荨麻疹未发，面、颈部皮疹渐隐，皮肤干糙，唇周红痒，鼻痒打嚏涕少，自诉阴囊红痛，纳谷一般，大便成形，舌红，苔黄腻罩灰，脉沉细小数。症情改善，守方加减，巩固治疗。

荆芥 6 克，赤芍 15 克，牡丹皮 10 克，丹参 10 克，金银花 18 克，蝉蜕 6 克，苦参 10 克，乌梢蛇 15 克，辛夷 10 克，蒲公英 15 克，土茯苓 30 克，甘草 5 克。14 剂。

2014 年 4 月 25 日五诊：因发热引发荨麻疹 2 次，皮疹虽隐，但皮肤干痒，尚咳有痰，咽红，纳谷不多，嗜零食，大便偏干，舌边尖红，苔薄腻罩灰，脉细小滑。内因为本，风邪外袭为标。拟标本兼治。

苍术 10 克，黄柏 9 克，荆芥 6 克，金银花 10 克，牡丹皮 10 克，丹参 10 克，苦参 10 克，蝉蜕 6 克，乌梢蛇 15 克，赤芍 15 克，土茯苓 30 克，紫花地丁 15 克，杏仁 9 克。7 剂。

2014年5月16日末诊：上月底又发热3天，但未发荨麻疹，查血象白细胞高。刻下面部皮疹又发红痒，搔之出血，舌边红赤，苔薄白腻，脉细小数。虽曾发热而荨麻疹未现，病渐向和。再拟清热凉血，祛风止痒，治其病本。

荆芥6克，牡丹皮12克，丹参12克，赤芍15克，苦参10克，蝉蜕6克，乌梢蛇15克，蒲公英15克，紫花地丁15克，地龙12克，白茅根30克，川芎9克。14剂。

按语：患儿过敏体质，表虚失固易感外邪，故反复感冒、发热、咳嗽；内有湿热郁于肺经，发于肌肤，引发荨麻疹。王霞芳教授先拟清热燥湿、祛风止痒，以王氏荆蝉祛风汤加减治之。荆芥、防风、蝉蜕祛风燥湿止痒；金银花、苦参、蒲公英、紫花地丁清热凉血解毒；赤芍、牡丹皮、丹参、川芎凉血活血，祛风止痒；配桔梗、辛夷、苍耳子载药上行，宣通鼻窍。二诊时，患儿肤痒递减，荨麻疹未发，风邪渐散，血热亦减，唯湿热留滞下注，则现尿道口痛，故加黄芩苦寒燥湿，滑石、甘草取六一散之意，使湿热之邪从小便而解。三诊时，患儿荨麻疹未发，方药初效，酌减防风，加生地黄滋阴凉血清热。四诊时，患儿荨麻疹未发，但唇周红痒，鼻痒打嚏，舌红苔腻罩灰，酌加解毒利湿之土茯苓。五诊时，患儿又因外感发热引发荨麻疹，咳嗽有痰，舌边尖红，苔薄腻色灰。患儿为湿热体质，内因为本，风邪外袭为标，拟标本兼治。故王霞芳教授加苍术、黄柏苦寒燥湿祛风，苦杏仁宣肺化痰止咳。末诊时，患儿虽曾发热，但未发荨麻疹，乃因过敏体质易感风邪，常发皮疹，经中药数诊调治病渐向和，再拟清热凉血、祛风止痒，治其病本，防其复发。

十一、睑板腺囊肿

病案 1

张某，女，6岁。

2015年3月15日初诊：右眼睑板腺囊肿2个月。右眼上睑小疱疹如绿豆大，色红少，纳佳，大便服中药方能下，舌尖红，苔根微黄腻紧，脉濡细。诊断：睑板腺囊肿。

金银花10克，连翘10克，蝉蜕6克，薏苡仁30克，荆芥6克，赤芍10克，牡丹皮10克，丹参10克，桑白皮10克，黄芩9克，厚朴6克，苦杏仁6克，蒲公英15克，地骨皮10克，土茯苓30克。7剂。

2015年3月21日二诊：睑板腺囊肿已破头，有少量白色分泌物，咽红微痛，纳佳，大便通调，舌红，苔根薄腻，脉濡细。上方去杏仁、蝉蜕、厚朴，加苦参10克，甘草3克。7剂。

2015年5月6日三诊：右眼睑板腺囊肿按之稍软，唇红，纳佳，便调，舌尖红，苔化薄微腻，脉沉细小弦。前法尚合，上方加重。上方加赤芍至15克，黄芩至10克；加藿香12克。7剂。

2015年5月19日四诊：睑板腺囊肿消小一半，舌苔根薄黄腻，脉细小弦。

蝉蜕6克，薏苡仁30克，赤芍5克，牡丹皮15克，丹参15克，桑白皮15克，黄芩12克，白芷9克，皂角刺10克，桔梗9克，生甘草5克，青葙子10克，白茅根30克。7剂。

2015年6月9日五诊：睑板腺囊肿消小，皮色尚红，液少，小便短数，夜尿，纳佳，苔根薄微腻，脉细和。上方去白芷；加柴胡6克，车前子12克（包煎），滑石10克（包煎）。10剂。

按语：王霞芳教授认为睑板腺囊肿病机主要为风热毒邪侵袭胞睑，或者因饮食不节导致脾胃积热，或肝火循经上炎，或脾虚湿热上攻，热毒阻于胞睑而发。治疗则以祛风清热、解毒散结为主，佐以清肝泻火或健脾祛湿等法。小儿脏腑娇嫩，形气未充，风热之邪易袭胞睑，发为此病；又脾常不足，运化失司，水湿内生，郁久化热，故患儿苔根微黄腻紧。王霞芳教授方选金蝉脱衣汤加减。方中金银花、连翘、蝉蜕清热疏风；赤芍、牡丹皮、丹参、地骨皮清热凉血，配伍荆芥辛温祛风，入血分行血，凉血而不留瘀；桑白皮清泻肺热；薏苡仁、厚朴清化湿浊；黄芩、蒲公英、土茯苓清热解毒。二诊时，睑板腺囊肿已破头，有白色少量分泌物，纳佳，便调，加苦参增其清热燥湿之功。三诊，患儿唇红，舌尖红，苔化薄但仍微腻，前法尚合，血分之热未清，加赤芍凉血活血，黄芩、藿香清热化湿。四诊时，睑板腺囊肿消小一半，故将前方调整，酌加软坚散结之皂角刺，清泻肝火之青葙子。五诊时，睑板腺囊肿消小，皮色尚红，液少，小便短数，夜尿，增车前子、滑石清热利湿，使湿热之邪从小便而走。

病案2

朱某，女，18个月。

1990年2月16日初诊：两目上下睑肿块数个4个月余。1年前，患儿因车祸脑外伤后导致脑瘀肿（至今尚有鸡蛋大囊性肿块），服用激素、抗生素半年后，停服，后发现目上下睑红肿起粒成块上有脓点。上海市眼耳口鼻喉医院、中山医院及瑞金医院拟诊为睑板腺囊肿炎性肉芽肿块、眼结膜充血，建议手术刮除（须全身麻醉），家长难以接受。龙华医院诊断为多发性睑板腺囊肿，曾应用洁霉素、硼酸外洗，中药（金银花4.5克，甘草1.5克，黄芪5克）治疗均未能消散。刻下纳可，大便干，舌苔薄白，指纹细紫红达风关。中医诊断：针眼。辨证属外伤后肝旺血瘀，夹湿毒上壅。治拟泻肝消肿，活血化瘀，软坚散结。自拟方。

白蒺藜9克，青葙子9克，夏枯草12克，赤芍15克，当归9克，丹参12克，桃仁12克，红花6克，泽兰9克，皂角刺9克，冰球子12克。6剂。

医嘱：饮食清淡，忌辛温、海腥、鸡、羊肉、巧克力、咖啡、热带水果等。

1990年2月23日二诊：药后下睑疖肿消小，出脓水少量，大便前干后软，舌红苔薄，指纹同上。湿毒渐化，瘀热未清，前方颇合，加重泻肝泻热。

荆芥6克，赤芍15克，当归9克，白蒺藜9克，青葙子12克，夏枯草12克，冰球子12克，桃仁12克，红花6克，泽兰9克，皂角刺9克，龙胆草4.5克。6剂。

1990年3月1日三诊：眼睑内外疖肿递减，昨日破裂出血量多，肿减，右鼻孔生热疖如绿豆大，纳减便干，舌红苔净。再拟泻肝清胃，活血散结。

竹叶9克，生石膏30克（先煎），白蒺藜9克，青葙子12克，赤芍15克，当归9克，桃仁10克，红花6克，皂角刺9克，冰球子12克。6剂。

1990年3月9日四诊：外眼睑疖肿消半，内眼睑疖小色红，症情大减，舌红转淡，苔润，纳可，便间。血热未清。再以清肝凉血活血。

白蒺藜9克，青葙子12克，决明子12克，赤芍15克，丹参15克，当归6克，桃仁12克，皂角刺9克，牡丹皮9克，谷芽20克。6剂。

1990年3月30日五诊：前因外感停药2周，疖肿尚余1/3，舌红苔净，指纹红细未达风关。

白蒺藜9克，青葙子12克，赤芍15克，丹参15克，当归6克，桃仁12克，皂角刺9克，蒲公英15克。10剂。

1990年4月25日六诊：服用上药8剂，疖肿已平，舌红苔润，指纹同上。再以清肝凉血活血，以防复发。

白蒺藜9克，青葙子12克，赤芍15克，丹参15克，当归6克，桃仁12克，皂角刺9克，牡丹皮9克。6剂。

按语：患儿被多喂食奶粉及甜品、膏粱厚味汤类，导致饮食积滞，湿热内生；

小儿为纯阳之体，肝常有余，目乃肝窍，肝火引动脾胃湿热，邪毒上犯，结于眼睑；又因车祸后瘀血未消，肝火夹瘀客于眦间，则发为"针眼"。本案病因为食积有余导致肝胃火旺，又外伤后瘀热上炎，出现多发性睑板腺囊肿。辨证应分期施治：初期选用白蒺藜、青葙子、夏枯草、冰球子清泻肝经火毒，赤芍、丹参、桃仁、红花、泽兰活血化瘀消肿，皂角刺走窜入血、软坚散结；中期用竹叶、石膏泻心胃之火；后期投蒲公英、决明子加强清热解毒消散之力。全程治疗选桃红四物汤加减养血活血，祛瘀生新，气血调畅，热毒消散，使顽固的多发性针眼得以消散根治。

十二、舌上小舌

左某，女，2岁。

2006年1月14日初诊：舌上新生小舌2个月。舌面溃疡反复发病，屡敷锡类散，后出现舌面增生物，如米粒大。上海新华医院拟诊为乳头状病毒疣待排，血管瘤肿待排；上海市第九医院颌面外科诊断为舌背肿块，建议手术（须全身麻醉）。家长拒绝手术，转求中医诊治。刻下，观视舌面上有舌组织样小粒，色同舌质，触之痛，能自然进食，咀嚼时常出血，指纹红未达风关，舌红苔薄白微腻，纳可，大便偏干，间日1次；新感10天，尚有微咳。辨证类似中医学"重舌"范畴。选导赤散合泻白散加减。

桑白皮10克，地骨皮10克，淡竹叶10克，生地黄10克，甘草5克，赤芍10克，牡丹皮10克，薏苡仁30克，炒枳壳9克，炒莱菔子10克，金银花10克，连翘10克，南沙参10克。5剂。

2006年1月24日二诊：舌上小舌略有缩小，色转鲜红，不痛，苔薄白腻，纳减，便干难行，2～3天1次，须用开塞露方解。

桑白皮10克，地骨皮10克，淡竹叶10克，甘草5克，赤芍10克，牡丹皮10克，薏苡仁30克，炒莱菔子10克，金银花10克，连翘10克，枳实9克，丹参10克，莪术6克，桃仁10克，炒鸡内金9克，谷芽15克，生大黄3克（后下）。5剂。

2006年2月8日三诊：纳增胃开，大便仍秘，须加大黄方解，舌上小舌如前。

竹叶10克，生地黄10克，焦栀子10克，牡丹皮15克，丹参15克，赤芍15克，煨三棱6克，煨莪术6克，桃仁10克，枳实10克，甘草5克，生大黄3克（后下），炒鸡内金9克，谷芽15克。7剂。

2006年2月25日四诊：药后大便日行尚调，小舌消小如粟米大，脉细弦，眠易醒，口干。已获微效，守方加减。

竹叶 10 克，生地黄 10 克，焦栀子 10 克，牡丹皮 15 克，丹参 15 克，赤芍 15 克，煨三棱 6 克，煨莪术 6 克，桃仁 10 克，枳实 10 克，甘草 5 克，生大黄 3 克（后下），谷芽 15 克，柏子仁 10 克，牡蛎 30 克（先煎）。7 剂。

2006 年 3 月 17 日五诊：舌上小舌已转平，色泽形态正常，苔润，指纹红细短，未达风关。若不加大黄则仍便秘，加泡大黄后解便转稀。守方加减。

竹叶 10 克，生地黄 10 克，焦栀子 10 克，牡丹皮 15 克，丹参 15 克，赤芍 15 克，煨三棱 6 克，煨莪术 6 克，桃仁 10 克，枳实 10 克，甘草 5 克，谷芽 15 克，柏子仁 10 克，牡蛎 30 克（先煎），茯神 10 克，火麻仁 10 克。7 剂。

2006 年 12 月 1 日，患儿因外感咳嗽来复诊，观视小舌已平，舌色正常，未再复发。

按语：患儿饮食不节，嗜食厚味甜品，纳佳体壮，阳盛有余，大便干结或秘，心胃火旺上炎，引发口炎、舌面碎痛，用锡类散外敷泻肝清火力微，然心胃火盛上炎肺经蕴热，故舌上增生小舌（近似重舌）。舌为心之苗，亟须泻心胃之火，清上焦肺热。王霞芳教授选导赤散合泻白散乃遵钱乙五脏辨证之旨。陈飞霞曰："心者，手少阴火也……热甚……舌破成疮，又为重舌木舌。"导赤散泻心经实热；泻白散泻肺清热；金银花、连翘、枳壳、莱菔子、生大黄通腑泻热，上病下治，心火得以下彻；三棱、莪术、桃仁、丹参、牡蛎活血化瘀，消肿散结。心火泻，瘀肿消，其病自愈。

十三、中耳炎

病案 1

孙某，男，14 岁。

2017 年 2 月 17 日初诊：右耳耳鸣痛、听力下降 6 个月。患儿于去年 8 月出现右耳耳痛，听力明显下降，口角疮时发，咽痛、额痛。外院鼻内镜检查示鼓膜内陷、积液、鼻窦炎。予西药治疗（欠详），症状未缓解，建议耳内置管引流。因出国游学在即，家长未接受置管，转求中医治疗。刻下右耳耳鸣、耳痛、失聪，舌红常，苔薄白，脉沉弦实。患儿平素纳佳嗜肉，体壮怕热，手汗多，渴喜饮冷，二便尚调。中医诊断：耳闭失聪、鼻渊。辨证属气虚湿盛化热，饮邪上袭清窍。治拟清热化湿，益气升清通窍。补中益气汤主之。

黄芪 10 克，太子参 9 克，北沙参 9 克，白术 9 克，柴胡 6 克，黄芩 5 克，赤芍

9克，石菖蒲9克，川芎6克，桔梗6克，甘草6克，竹叶9克，生地黄9克。7剂。

医嘱：忌食生冷、辛辣、烧烤、油腻厚味之品；饮食宜清淡；不能游泳。

2017年2月24日二诊：右耳时有耳鸣，如蚊子叫，药后时感右耳鼓膜微振有声，听力可恢复几分钟到半小时，额痛大减，咽痛瘥，鼻塞涕少，偶有鼻衄量少，纳佳便调，渴喜饮冷，舌尖红，苔薄白，脉细小弦。上方尚合，守方继进。

黄芪10克，太子参9克，北沙参9克，白术9克，柴胡6克，黄芩5克，赤芍9克，石菖蒲9克，川芎6克，桔梗6克，甘草6克，生地黄9克，白茅根30克，白芷9克。7剂。

2017年3月3日三诊：今觉右耳闻声较响，听觉时敏时差，耳鸣减轻，额痛递减，鼻炎重，涕多堵塞，鼻衄少，唇干裂微出血，怕热汗多，口渴引饮，舌边尖深红多芒刺，苔薄白润。治宗前义。

黄芪20克，太子参9克，白术9克，柴胡6克，黄芩5克，石菖蒲9克，川芎6克，甘草6克，生地黄9克，白茅根30克，白芷9克，滑石20克。14剂。

2017年3月17日四诊：头痛停发，右耳听觉稍有改善，耳鸣如蚊叫，鼻塞涕稠，舌红减，苔薄腻微黄，脉濡代滑。再拟健脾祛湿，补气升清通窍。方拟四苓散加味。

苍术9克，白术9克，茯苓15克，猪苓9克，泽泻9克，黄芪20克，太子参18克，薏苡仁20克，黄芩9克，姜黄连3克，白芷9克，桔梗6克，石菖蒲9克，川芎9克。14剂。

2017年3月31日五诊：自诉近日右耳气通，听觉恢复正常约2小时，鼻塞涕阻，咳痰白稠臭秽，舌胖淡红，苔化薄腻而松，脉小弦滑。上方颇合，毋庸更张。

苍术9克，白术9克，茯苓15克，猪苓9克，泽泻9克，黄芪20克，太子参18克，薏苡仁20克，黄芩9克，白芷9克，桔梗6克，石菖蒲9克，川芎9克，焦山栀子9克，白茅根30克。14剂。

2017年4月7日六诊：主诉右耳自通，闷感消失6小时左右，尚有耳鸣，鼻塞减半，涕少色白，鼻衄止，舌胖淡红，苔薄白根微腻，脉沉濡。治疗有效，继续守方加减。

苍术9克，白术9克，茯苓15克，猪苓9克，泽泻9克，黄芪30克，薏苡仁20克，黄芩9克，姜黄连3克，白芷9克，桔梗6克，石菖蒲9克，川芎9克，焦山栀子9克，白茅根30克。14剂。

2017年4月21日七诊：听觉恢复已稳定，自觉右耳道通畅灵敏，鼻炎大有改善，涕少色淡黄，舌胖淡红，苔根薄腻紧微黄。上法颇合，仍宗前义。

苍术9克，白术9克，茯苓15克，猪苓9克，泽泻9克，黄芪30克，薏苡仁20克，黄芩9克，姜黄连3克，白芷9克，桔梗6克，石菖蒲9克，川芎9克，焦山栀子9克，滑石20克，甘草6克。14剂。

2017年5月19日八诊：耳闷缓解20余天，入夜有时仍觉听觉欠敏，舌胖淡红，边有齿痕，苔腻紧微黄，脉濡带弦。湿浊未净，中气尚弱，症情改善，尚未痊愈。加重益气升清，清热健脾化湿。

苍术9克，白术9克，茯苓15克，猪苓9克，泽泻9克，黄芪30克，薏苡仁20克，黄芩9克，姜黄连3克，白芷9克，桔梗6克，石菖蒲9克，川芎9克，焦山栀子9克，滑石20克，甘草6克，太子参9克，陈皮6克。14剂。

药后患儿自觉右耳全天通气，听觉复常，鼻通无涕，纳便均调，病已向愈，即将出国求学，要求续方，继予补中益气、健脾升清方药7剂，带药出国巩固治疗。

按语：患儿平素渴喜饮冷，纳佳，嗜食膏粱厚味，损伤脾胃，脾失健运，痰湿内盛，中焦阳气被遏，难以鼓舞清阳之气上升；又肺气不足，敷布津液失司，饮邪浸淫于上，凝于耳窍致病；此外，痰湿壅于肺窍而成鼻渊。患儿虽诉耳病，实则鼻渊为本。病因乃肺脾中气不足，清阳被遏，浊阴不降，饮邪上袭清窍致病。七窍本相通，鼻窍为浊涕阻塞，流注于鼻耳腔内，致耳膜内陷积液、耳鸣失聪。故治须耳鼻兼顾，脾肺同治，补益中气，升清降浊，利湿化饮，活血通窍。首诊选补中益气汤加减，以柴胡、白芷、桔梗引参、术、芪上行直达少阳、阳明病所，配川芎、赤芍、石菖蒲等芳香活血行气，以通窍道，治耳痛、头痛之症。三诊后，头痛、耳痛虽和，然鼻塞严重，听觉尚欠聪，改以健脾除湿与益气升清并行，选四苓散。苍术与芩、连同用，苦寒合辛温，更增燥湿化浊之力；加黄芪、太子参用量，峻补中气，气盛则湿自化；少佐川芎、赤芍活血通络，气行血活以通窍。诸药合用，则耳鼻之病均愈。王霞芳教授以中医整体观为指导思想，宗八纲辨证、脏腑经络辨治，透过现象看本质，治病求本，推理论治，终获病愈。

病案2

王某，女，5岁。

2012年4月25日初诊：反复鼻塞、耳胀痛1年余。他院诊断为分泌性中耳炎、腺样体肥大，已行耳道引流术及腺样体手术，但症情仍反复引发。刻下喷嚏少涕，或咳，鼻塞夜鼾，纳少恶心，二便调，寐中盗汗，唇红赤，舌红苔薄润，脉细沉。

诊断：耳闭（邪袭少阳）。证属病在少阳，气机不利。拟和解少阳。方取小柴胡汤加减。

柴胡 6 克，黄芩 10 克，半夏 10 克，桔梗 6 克，南沙参 10 克，太子参 10 克，辛夷 10 克，蝉蜕 6 克，石菖蒲 10 克，白芷 10 克，杏仁 9 克，薏苡仁 10 克，炙甘草 5 克。7 剂。

2012 年 5 月 14 日二诊：药后咽痛缓解，大便干结 2 日未解，耳胀不适仍有发作，但程度减轻，舌淡红，苔薄白，脉弦细。再拟前法治之。

柴胡 6 克，黄芩 10 克，半夏 10 克，桔梗 6 克，太子参 10 克，辛夷 10 克，蝉蜕 6 克，石菖蒲 10 克，白芷 10 克，杏仁 9 克，薏苡仁 10 克，炙甘草 5 克，金银花 10 克，连翘 10 克，丹参 10 克，远志 10 克。7 剂。

2012 年 5 月 21 日三诊：耳胀、鼻塞明显缓解，纳可便调，舌淡红，苔薄白，脉细。续予调理。

柴胡 6 克，黄芩 10 克，半夏 6 克，南沙参 10 克，辛夷 10 克，蝉蜕 6 克，石菖蒲 10 克，远志 10 克，大枣 10 克，杏仁 9 克，薏苡仁 10 克，炙甘草 5 克，丹参 10 克。14 剂。

2012 年 6 月 9 日四诊：患儿鼻塞大减，偶有单声咳，感风则喷嚏流涕，纳可便调，舌红苔薄白，脉细。予五苓散加减善后。

桂枝 6 克，白术 10 克，泽泻 10 克，猪苓 10 克，茯苓 10 克，川芎 10 克，柴胡 10 克，黄芩 10 克，石菖蒲 10 克，蝉蜕 6 克，辛夷 10 克。14 剂。

按语：王霞芳教授认为此案为风热邪毒侵及足少阳胆经，循经上犯，停聚耳窍，气机不利，则见耳胀痛不适等症；其病在少阳经，肝胆相连，肝郁乘脾，脾胃不和，则恶心不欲食。王霞芳教授选用小柴胡汤为主方和解少阳，调和气机。黄芩清热泻火，柴胡循经入肝胆，以解郁疏肝，两味合用清泻少阳之火，升降配合，则清升浊降而上清耳窍；南沙参、太子参益气和中，助柴胡升发之力；石菖蒲、远志芳香开窍；薏苡仁渗湿利水；予白芷等上行祛风通络，消肿排脓；耳闭日久，气机不和，气滞血凝，故加丹参清热养阴、活血化瘀。服药后，患儿症情大减，故以五苓散温阳化气利水，化饮健脾以防再发。

十四、病毒性脑炎

林某，男，11 岁。

2003 年 9 月 12 日初诊：神萎易怒，反应迟钝 1 个月。患儿因病毒性脑炎于

2003年7月1日—2003年7月10日，住浙江台州医院治疗；继之又往上海儿童医学中心住院（2003年7月12日—2003年9月1日），当时反复呕吐10天，肢体抽搐，言语不清。实验室检查：脑脊液COXIgM(+)，EBVIgG(+)。7月12日，查脑MRI（－）；7月31日，复查脑MRI示轻度脑萎缩；8月26日，复查MRI示轻度脑萎缩。诊断：病毒性脑炎、癫痫。予抗惊厥，及氢化可的松、强的松治疗后肺部感染已被控制，但消化道应激出血，转来中医儿科求诊。刻下面色青暗少华，神萎思睡，神志昏迷，时渐有意识，但语言困难，反应迟钝，健忘，纳可，大便偏干，2～3天1次，睡眠不安，手足时抽动，舌质红，苔薄白腻，脉细滑弦。尚服用鲁米那、氯硝安定、丙戊酸钠。中医诊断：痫证。辨证为温毒犯脑，邪入营血，气机失运，清阳不升，痰瘀阻络，脑络失清，继发癫痫。先拟活血化瘀，益气升清，豁痰开窍。宗王清任氏解毒活血汤加减。

葛根10克，柴胡6克，川芎9克，当归10克，赤芍15克，桃仁10克，红花6克，炒枳壳9克，连翘10克，炒莱菔子10克，太子参15克，竹沥半夏10克。3剂。

医嘱：暂停服安定；若有突发情况应去急诊求治。

2003年9月15日二诊：药后神志转清，四肢未再抽搐，已能发声，语音欠清，能睁眼看书及电视，读书较难，纳食尚可，不再呕吐，大便转调，性躁易怒，夜寐梦呓，舌红苔化薄白润；左手腕内侧湿疹史，每年夏季均发。上法初效，再拟加重益气活血，升清通窍。

葛根10克，柴胡6克，川芎9克，当归10克，赤芍15克，桃仁10克，红花6克，炒枳壳9克，太子参15克，竹沥半夏10克，僵蚕10克，丹参15克，黄芪10克。4剂。

2003年9月19日三诊：药后神志恢复正常，语言清晰，对答正确，时喜伸张手指如抓物状，两脚摆动，心烦易怒，纳可便调，夜寐梦多，湿疹转干，舌红苔根微黄腻。仍宗前义。

葛根10克，柴胡6克，川芎9克，当归10克，赤芍15克，桃仁10克，红花6克，炒枳壳9克，太子参15克，竹沥半夏10克，石菖蒲12克，丹参15克，僵蚕10克。4剂。

另麝香一支，每日吞服1/10支。

2003年9月22日四诊：头晕、头痛已除，神清，目有精光，语言对答如流，能看书，看电视，读漫画书，但厌学习，心烦易怒，纳可，嗜蟹、虾、肯德基，厌蔬菜，大便尚调，舌红，苔根尚腻，脉细弦滑。症情大有改善，病至后期，气虚窍阻，痰瘀未清。再拟益气升清通窍，活血化痰健脑。家长请求带方药回家。拟补中益气汤加味主之。

太子参 15 克，白术 10 克，黄芪 15 克，葛根 10 克，柴胡 6 克，川芎 9 克，赤芍 15 克，丹参 15 克，当归 10 克，石菖蒲 10 克，竹沥半夏 15 克，炒枳壳 9 克，全蝎 3 克，僵蚕 15 克。7 剂。

按语：本例病毒性脑炎后症见神萎思睡、语言困难、反应迟钝健忘、手足时有抽动等症，辨证为温毒犯脑，清阳不升，痰瘀阻络，脑络失清，故方选王清任解毒活血汤加减治疗。方中当归、川芎、赤芍、桃仁、红花活血化瘀；连翘、葛根、柴胡清热解毒；枳壳宽中理气；莱菔子、竹沥半夏清利痰浊；太子参益气扶元。此方清热活血解毒，益气升清化痰。二诊，患儿神志转清，未再抽搐，语音欠清，性躁易怒，夜寐梦呓，加僵蚕、丹参、黄芪益气活血，通络化痰开窍。三诊后，患儿病情好转，加服麝香，以开窍醒脑。四诊时，患儿已神清，目有精光，语言对答如流，但厌学习，心烦易怒。王霞芳教授认为患儿症情大有改善，但病至后期，气虚窍阻，痰瘀未清，拟益气升清通窍、活血化痰健脑，以补中益气汤加味调理善后。

十五、传染性软疣

陈某，女，3 岁。

2005 年 2 月 5 日初诊：面部、四肢、臀部软性小疣，反复频发 2 年余。经夹治后复发，体胖颊红，鼻痒挖之出血，大便干结，难行，肛痛，舌红苔薄润，脉细数。治以清热解毒，凉血化瘀。

荆芥 6 克，金银花 12 克，连翘 12 克，赤芍 15 克，焦山栀子 10 克，蝉蜕 9 克，苦参 12 克，牡丹皮 10 克，丹参 10 克，蒲公英 15 克，马齿苋 15 克，甘草 6 克。7 剂。

2005 年 2 月 14 日二诊：软性小疣未见新发，上有白点，挤之即平，苔润舌红，纳可，大便偏干。

荆芥 6 克，金银花 12 克，连翘 12 克，赤芍 15 克，焦山栀子 10 克，蝉蜕 9 克，苦参 12 克，牡丹皮 10 克，丹参 10 克，蒲公英 15 克，马齿苋 15 克，甘草 6 克，野菊花 15 克。7 剂。

2005 年 2 月 26 日三诊：小疣全隐，苔中薄腻，大便 2 天 1 次，干结，肛痛，咽痛。

荆芥 6 克，金银花 12 克，连翘 12 克，赤芍 15 克，蝉蜕 9 克，苦参 12 克，牡丹皮 10 克，丹参 10 克，蒲公英 15 克，马齿苋 15 克，甘草 6 克，野菊花 15 克，炒牛蒡子 10 克，莱菔子 10 克，薏苡仁 30 克。7 剂。

按语：患儿软性小疣频发，证属年幼正气不足，风、湿、热毒邪客于肌肤，以致腠理闭塞，气血运行不畅，内不得疏泄，外不得透达，致使湿毒与瘀血互结为患，故治以金银花、连翘、马齿苋、蒲公英、山栀子清热泻火解毒，荆芥、蝉蜕疏风清热，赤芍、丹参、牡丹皮凉血活血，苦参清热燥湿。二诊，王霞芳教授加用野菊花以增解毒之力。三诊，症见咽痛便干，王霞芳教授调整用药，以莱菔子、薏苡仁健脾消导化湿，牛蒡子清热利咽。寥寥三诊，诊法得当，药到病除。

十六、淋巴结炎

病案 1

虞某，女，15 岁。

2008 年 3 月 22 日初诊：左侧淋巴结肿痛伴发热 3 天。患儿颈部淋巴结反复肿痛 2 年，3 天前出现左侧淋巴结肿痛，体温波动于 39℃左右，在外院就诊口服抗生素治疗未见明显疗效，即转来中医科就诊。刻下左侧颈部淋巴结肿痛，咽痛，蛾肿如卵，咳嗽痰黄，发热高时无汗，纳食减少，大便偏干，2 日 1 次，舌红苔黄厚腻，脉滑数。检查：左侧颈部肿块 1.0cm×1.0cm 大小，质硬，活动度好。西医诊断：颈部淋巴结炎。中医诊断：臁核。辨证属外感风温邪毒，痰毒蕴结。治拟疏风清热解毒，软坚散结。

荆芥 6 克，柴胡 6 克，黄芩 10 克，姜炒鸡内金 5 克，夏枯草 12 克，浙贝母 10 克，金银花 10 克，连翘 10 克，薄荷 5 克，皂角刺 10 克，山慈菇 10 克，赤芍 10 克。5 剂。

2008 年 3 月 27 日二诊：药后 3 天，热已退净，左侧淋巴结稍有缩小，质硬，重按则痛，精神转振，咳嗽渐消，纳食增加，大便转调。仍宗前义。

荆芥 6 克，柴胡 6 克，黄芩 10 克，姜炒鸡内金 5 克，夏枯草 12 克，浙贝母 10 克，金银花 10 克，皂角刺 10 克，山慈菇 10 克，赤芍 10 克，牡蛎 30 克（先煎），牡丹皮 10 克，丹参 10 克。7 剂。

2008 年 4 月 4 日三诊：左淋巴结渐隐消小，按之不痛，质中，纳可便调，舌红苔薄腻。再拟清肺化痰，软坚散结。

桑叶 10 克，薏苡仁 20 克，南沙参 10 克，北沙参 10 克，柴胡 6 克，黄芩 9

克，夏枯草9克，浙贝母9克，牡丹皮10克，丹参10克，甘草3克。7剂。

随访1个月，未见反复。

按语：王霞芳教授认为该患儿素体痰火内郁，经常感冒发热，淋巴系统发育尚欠完善，邪热入侵与痰火交结于颈部引起急性淋巴结炎，而出现寒热、头痛项强等症。本病属于中医外科"臀核"范畴，常由于风温邪毒侵入，兼夹痰火郁于少阳，经脉壅滞，气血流行受阻，导致颈部、耳后、颌下肿块疼痛。正如《疡科心得集》中论述："颈痛生于颈之两旁，多因风温阻于少阳而发。"据此病机，王霞芳教授治以疏风清热解毒，软坚消肿散结，小柴胡汤加减。柴胡上行入颈部，可透泄少阳之邪，并能疏解气机之郁滞；黄芩苦寒，清泻少阳之热，合黄连泻火解毒，兼为黄连解毒汤之义。夏枯草苦寒泻热散结，配皂角刺、浙贝母走窜豁痰，软坚散结，专治肝郁化火，痰火凝聚之瘰疬。因其高热表证未解，故加银翘散之半，辛凉疏散风热，清热解毒。全方疏风泻火散瘀，凉血软坚散结，方药对证，效如桴鼓。

病案 2

汤某，男，4岁。

2004年6月9日初诊：咳嗽反复2个月，淋巴结肿大1周。近2个月，患儿反复外感咳嗽，经抗生素治疗后咳减，但淋巴结肿大未消退，右侧淋巴结肿大如鸡蛋大，按之有数粒，质中不痛，热平，纳可，便调，汗多，舌质红，苔薄白，脉小滑。血常规正常。诊断：淋巴结炎，痰核。辨证为患儿质疏易感，邪结少阳。治宜宣化和解散结。小柴胡汤加减。

柴胡6克，黄芩9克，半夏9克，陈皮5克，橘络5克，浙贝母10克，夏枯草9克，甘草5克，南沙参12克，杏仁6克，薏苡仁20克，冬瓜子15克，芦根30克，牡蛎30克。5剂。

2004年06月14二诊：咳已向和，右颈淋巴结明显缩小，质中，舌红苔薄白，脉小滑。再拟前法。上方去薏苡仁。10剂。

服药10剂后，患儿淋巴结明显缩小，已如花生米大小，治愈而停药。

按语：颈旁、耳后为少阳经脉循行部位，该患儿体质薄弱，近2个月反复感邪，痰热互结少阳，致淋巴结肿大，按之有数粒，质中不痛，故以小柴胡汤和解少阳、宣化痰核，加牡蛎软坚散结而收效。

第二章　医论医话

第一节　继承师志、兢兢业业
——忆恩师中医儿科泰斗董廷瑶

恩师已经仙逝 2 年，但董师的音容笑貌仍时时浮现在我的脑际。到恩师晚年，这 40 年的师生谊更显得浓。老师对吾辈的苦心栽培，循循善诱，言教身传，令我们终身受益，难忘师恩！在此叩拜谢师。

董师学识渊博，医术高超，医德高尚，医风严谨，临诊不问贫富贵贱，均一一细心视察，认真诊治，全心为患儿治病救护。他常说："医者仁心，才有仁术。"平素严肃的老师，面对患儿时十分慈祥和蔼，笑容满面，所以患儿对他都很亲，笑呼老公公万寿无疆！恩师也常说小朋友对我的信任和亲热是我最大的安慰。在 80 余年的临床中，他救治了无数重病患儿。我们深深被董师崇高的医德医风所感动。师风长存！敬爱的老师，我们一定谨遵师训，终生全心全意为病儿的康复服务。

恩师毕生热爱中医事业，身体力行，为发扬壮大中医队伍，他连续在静安区举办中医带徒班，担任市卫生局的中医研究班班主任 10 余届，并亲登讲台教学，培养了数百名高层次的中医人才，充实了全市各医院的中医科，提高了全市中医队伍的理论水平和临床疗效。董师在教学中谆谆嘱咐："一定要熟读中医典籍及方剂，领悟经旨，渗透经义，理论指导实践，才不致耽误病情，成为真正能救死扶伤的中医师。"记得由于我的怠惰，疏于书写论文，恩师曾严厉地指责："如果不及时将临床实践中的经验体会总结成论文，则不能上升为理论，今后又怎能指导临床？都如你这样，中医就没有进步，中医事业就无望发展了。"闻言，我面红耳赤，羞愧不已。从此，我屏弃其他娱乐活动，集中精力埋首苦读，勤奋学习写作，边写边改，往往经月才能写成一篇。恩师却立即批阅，连夜召我面授，红笔批注，指出不足之处，细致提出修改意见。望着白发苍苍已近九旬高龄的恩师专注关怀的神情，我不禁为之震撼：作为一代名医的恩师为培养我这差生，苦心孤诣，耗费多少心血，不就是期望中医儿科后继有人吗？我岂可懈怠，怎能辜负老师的殷切期望。资质差、起步晚、根底浅，我就复读经典，勤做临床，多写论文、多修改，从基础起刻苦修炼。恩师看到我有点滴进步，即写信鼓励我，更坚定了我学医的信心。有如此的名师指导点化，我万分珍惜，不但临诊要精心为患儿诊治，还要全面继承恩师丰富的学术理论和经验，努力收集资料总结成文，及时将老师临床确有实效的宝贵经验编写成文。通过这些论文，一则可与全国广大同仁交流，有益于中医学术继续繁荣昌盛，弘扬中医药特色，提高后辈的诊疗水平，使中医学术不断发展，更好地为广大病人服务；再则可流传于后世，使后学可进一步探索董氏儿科的学术精髓，更有待于将来的中医精英从中继承而有所发展创新，在 21 世纪使中医药走向世界，为全人类的健康服务。

恩师晚年，在病榻上困顿受苦，日见消瘦，但仍思路清晰，时刻关注着中医事业发展。每逢我去探望时，他总要问我些目前中医界的状况，常问董氏继承组年轻医生的学习与进步，常说："中医学精深奥妙，内含科学哲理，必须精勤苦研，不可浅尝辄止。既要读书累卷，又要临床万千，反复思考，心领神会，方能明理、识病、辨证、求因、立法、选方、配伍、适量、知变，此九点乃吾数十年临床的主要学术论点，今交代于你们，你们千万要自强，切不可一知半解地应用于临床，误儿生命。"20 多年来，在恩师的督教下，我深知自身根基浅薄，必须矢志不渝，钻研学问，谨遵师训，不断提高自身的学术修养及临床诊疗水平。中医科研困难重重，遥望彼岸艰辛跋涉，却是历史赋予我们的重大任务。在此，我向恩师敬谨奉告：我们一定要精诚团结，谨遵恩师遗训，承上启下，薪火相传，把董氏儿科精湛的学术经验毫无保留地传授给年青的中医接班人，代代传授，愿后来者居上，推陈出新，使祖国医学瑰宝光耀四方，永葆青春，推进人类医药事业发展，为儿童健康保驾护航。

敬爱的恩师，您的事业已有后来继承人，我们永远怀念您！请安息吧！

愚徒王霞芳敬书于 2002 年

第二节 中医医案是流派传承人学研导师学术经验的捷径

一、撰写中医医案的重要性

中医学博大精深，文化底蕴深厚，数千年来，代有名医辈出，经无数名医代代薪火相传，造福于国人健康繁衍，功不可没。然近数百年，西风东渐，西医药发展迅速，劲势传入；又由于中医自身的保守，固守家传，宝贵经验秘不外传；此外，旧社会不重视传统医学，导致中医医术频频失传，文献散迭、遗没，后继乏人，日渐衰退。幸有党中央领导英明重视，把中医提升到中西医并重的地位，及时成立了国家中医药管理局，颁布了《中华人民共和国中医药法》，有了振兴和发展中医药的专职机构和立法，全国相继成立了名老中医工作室，并挖掘近代中医各科的流派经验，组成流派基地建设，整合了各流派的渊源、分支、诊疗特色，以及学科奠基人、历届传承人及其后学者，老中青组成的团队集中思路，整理总结流派的学术理论和临床诊疗特色，从继承、发扬，再通过临床实践、科学研究，不断有所发现，有所改进，进而才有研究创新。

目前培养高层次的中医药优秀人才是刻不容缓的重要策略，唯有继承好，才能持续发展壮大。作为传承人除了需要继续精研中医经典著作，结合西医理论，梳理、解析、提炼，方能创新中医药理论。但理论的提高升华是不能脱离临床实践的，所以另一主要任务是传承当代导师的学术思路及临床经验特色。经典的中医医案记录了导师临床诊疗的全过程，内容翔实，文辞优美，历代医家均很重视记载编撰。诚如大学者章太炎言："中医之成绩，医案最著。欲求前人之经验心得，医案最有线索可寻。循此专研，事半功倍。"清代医家周学海曾言："宋以后医书，唯医案最好看，不似注释古书之多穿凿也。每部医案中必有一生最得力处，潜心研究最能汲取众家所长。"名家之言已道出中医医案的研究价值。

二、中医医案最能体现中医学辨证论治、理法方药的整体性

一份完整的中医医案除记录了病证，在明理、辨证、识病、求因、立法、选方、用药剂量的加减变化过程中，包含了天人相应、阴阳五行、脏腑经络、四诊八纲、方剂药物等知识，是中医特色"整体观"的最好体现。

三、中医医案对中医学理论的发展创新

历代医案著作均将《黄帝内经》《伤寒论》等经典中的思想内容贯穿其中，如叶天士所著的《临证指南医案》等。后世医家可从中汲取精华、经验，运用于自己的临床实践，加以论证，再总结上升为新经验、新论点、诊疗上的新体验、方药运用上的新见解，融入自身的医案之中。医案不仅是中医理论的有力验证，同时也丰富、发展、创新了中医理论。

四、中医医案是中医学术流派传承和发展的最好教材

医案能如实记载各流派独特的学术思想和临床技能，是流派传承人学习历代导师宝贵学术经验的捷径。尤其是濒临断代或已失传的小科学术流派，后辈仍可通过医案文献的学习，发扬流派精粹。

我们可以通过对医案的整理研究，继承大师、名医及流派的独到学术思想，探寻中医临床诊治规律的有效途径。医案学习对于提高临床疗效、发挥中医特色、培养临床优秀人才都有深层意义。

所以撰写医案是中医业者的重要基本功之一，对医案的整理研究是中医学的优良传统，在中医学术发展过程中突现了起、承、转、合的作用。

第三节　董氏儿科望诊概述

一、面诊分部色诊

（一）五脏分部，五色配五脏

儿为哑科，望诊为要。一望形神动态，以获整体印象；二望面色舌苔，兼视涕、痰、二便，以辨阴阳表里、寒热虚实。分部面诊尤有精邃意义，秉承《黄帝内经》经旨，面部以五脏分部，常以额配心，鼻配脾，颐配肾，左颊属肝，右颊属肺。又《灵枢·五色》："青为肝，赤为心，黄为脾，白为肺，黑为肾。"此皆五脏所主之常色，太过即是邪色，故曰："青黑为痛，黄赤为热，白为寒。"

董廷瑶教授精研钱乙创建的小儿面诊五脏分证，涉猎了之后的历代儿科医家之论说，经自身六十余年临床大量实践识辨，更有进一步发挥。他概括为山根属脾肺，印堂属心，太阳属肝胆，上下睑及唇四白皆隶属于脾胃，下颏属肾。又以五色

配五脏，若面部淡黄或萎黄，乃脾虚之候；鼻准色黄显，则从湿痰滞脾认证；印堂面颊红赤，是心肺病热为多；两颧红经常见于痰热阻肺之咳喘、发热，治拟清解泻肺；颧赤甚或紫暗，则常见于先天性心脏病或风湿性心脏病，《灵枢·五阅五使》曰"心病者，舌卷短，颧赤"，可辨证为心血瘀滞，投王清任氏血府逐瘀汤合清养之剂，每能缓解。麻疹逆证常现两颧青白，内合脏腑为左肝右肺，肝主血，肺主气，今两颧青白，即是气血郁滞，疹透不畅，邪毒不解，迅即转发肺炎、脑炎等危症，急用王氏解毒活血汤大剂抢救可获效。

小儿面颊红赤，为临床常见面诊之一，其间有一颊红赤较甚，或仅一侧红赤者，同时其色之分布，也有偏于两颧或两腮之别。从病种看，面颊红赤以上呼吸道感染、气管炎、哮喘，或伴发热者居多。临床亦多见风湿性及先天性心脏病等疾患的小儿，两颧红赤，甚则紫暗。

面部淡黄、萎黄或棕黄，在粗略望诊时都属面黄，然若加细察，则以见布于鼻，兼及二颊为多。经以鼻属脾，如《素问·风论》曰"脾风……诊在鼻上，其色黄"，《金匮要略》曰"鼻头……色黄者，胸上有寒"。鼻准色黄从湿痰、从脾胃认症，基本符合临床。

颜面部之青白或暗黑，就其分布言，除已提及的山根外，比较常见的部位尚有前额、上下眼胞及唇周。按经旨，前额为心肺所主的部位。如《素问·风论》曰："肺风……诊在眉上，其色白。"

人中从经旨言，有"面王以下者，膀胱子处也"，见于囟填（囟门高突）患婴，是属阳虚水逆。

（二）山根青筋，脾胃多病木横侮土

婴幼儿山根色诊，更有特征。平时山根青筋隐隐或连及鼻梁、眉心者，都为禀赋薄弱，肺虚脾弱，易罹疾患之体弱儿，故常谓："山根青黑，体弱多病。"当患病时，山根青筋横截或成团多见，其他如外眉梢、太阳穴、上眼睑等，亦常显布青筋，此又为小儿分部面诊的重要内容之一。山根青筋从部位辨证，当为脾胃受邪或脾胃不足为主，如中焦积滞或脾胃虚寒。又青为肝色，是脾虚木乘侮土，小儿多因乳食过度或胃气抑郁，邪客中焦，常见于厌食、疳积、腹痛、泄泻等病症。如《幼幼集成》有"山根，足阳明胃脉所起……倘乳食过度，胃气抑郁，则青黑之纹，横截于山根之位"之谓，常采用保和丸、胃苓汤等。董廷瑶教授组制消疳类方药，消积化滞，抑木扶土。若属脾胃虚寒，治用理中汤、钱氏益黄散之类，温运中阳，辄获良效。小儿肠套叠反复发病时，山根青筋深蓝，辨为肝气郁滞、肠道瘀阻，选用少腹逐瘀汤化裁，活血利气而整复肠套叠。

望色生克而知逆顺，辨证施治，药中窥机，症情向愈，异色自隐，临诊屡试屡验。故曰：诊视儿疾，当有"望而知之"方谓之神。

临诊常常应询问患儿睡中是否露睛。素体脾虚之小儿，必有此症。昔夏禹铸辨小儿惊风之虚实，曰"上胞属脾，肿则脾伤也；下胞属胃，青色胃有寒也；肿而露睛者，脾胃虚极也"，指出眼胞属脾，脾虚故眼不能合。睡时露睛乃小儿脾胃气虚之指征，于儿科临床有诊断参考价值。质薄脾虚之儿，病中尚见睡时露睛之症，因其脾胃中气暗伤，是为信号，常用益气健脾之剂取效；又常兼见自汗盗汗，面色淡白，脉象细弱，舌苔薄润等症，此乃脾胃先虚，致营卫失和，选用桂枝汤加防风、炒白术、黄芪、谷芽等，而能健脾苏胃，益气敛汗，是为调整脾胃虚弱患儿之良方。

二、望舌辨苔，探寒热虚实

辨舌苔为望诊中重要内容之一。章虚谷曰："观舌质可验其阴阳虚实，审舌苔即知邪之寒热深浅。"即所谓有诸内者，必形诸外。小儿3岁以内，脉气未充，脉象不足为凭，故望舌更显重要。病之本元虚实，须视舌质；邪之重轻，当辨舌苔；其病浅深，又须按胸腹，问饮食、二便，综合分析。

苔白为寒。白浮润薄，寒邪在表，拟辛温散寒。全舌白苔，浮腻微厚，刮而不脱者，此寒邪欲化热也。苔白薄呈燥刺者，或舌质红，此温病伏邪感寒而发，肺津已伤。初起卫闭则营气被遏，是为寒闭热郁，仍须辛温疏解，散发阳气，卫气开则营气通，白苔退而舌红亦减，所谓"火郁发之"是也。苔白黏腻，兼有伤食积滞。白滑而厚，又为痰湿阻遏，须于解表中佐入消导化滞或升降痰浊之品。满口生白花于新生儿，则为鹅口疮。近有因过用抗生素而滋生霉苔，属湿热，可用导赤散加味，泻心火、利湿热为治。也有曰卫分之病，现于舌苔，营分之病，现于舌质。

苔黄为热，黄深热亦甚。黄而滑者，湿热熏蒸也；黄而干燥，邪热伤津也。苔浮薄色浅黄者，其热在肺；苔厚深黄，则邪热已入胃；苔薄黄，舌色赤者，邪热渐入营分也。苔黄白相兼而舌绛红，此气分遏郁之热，烁灼津液，非血分病也，仍宜辛润达邪、轻清泻热之法，最忌苦寒阴柔之剂。邪热内陷，舌质纯绛鲜泽，神昏者乃邪传心包，宜清营解热，通窍开闭。又苔黄垢腻，口气臭秽，常因伤食积滞，湿郁化热，阻于肠胃，于清降里热中合化浊导滞兼泻腑热。

黑苔，有寒热虚实之异。黑而滑者，内有寒痰，身无大热大渴者，须用辛温通阳化浊；黑苔薄润或灰色，舌质淡白，此为阳虚寒凝，急须姜附温阳，桂苓化饮为法。苔黑而燥，或起芒刺，舌质红赤，乃邪实热甚，若腹满痛而拒按，为腑实热结，急须三承气汤攻泻实热；若苔黑干燥，腹不胀满，里无实结，是津液耗竭，又宜大剂凉润滋阴。临证时寒热虚实当须明辨，毋犯虚虚实实之弊。又有食酸而色黑，称"染苔"，与病无关，不可混淆。

小儿舌质淡白者，为心脾虚寒，气血不足，正虚为本，至其变化，必当参合脉证。舌质淡白，脉神尚可，虽有邪热病证，宜轻清邪热，忌用苦寒削伐，免伤气血。幼儿体弱，每见热盛伤阴，或阴损及阳，常见舌红倏忽转淡，此时急须扶阳，几微之间，辨之须清。而吐泻烦渴，舌淡白者，非用温补不可也。上述仅举望舌经验之大纲，临床变化虽多，若能明理，撮其大纲而随症应变，自可类推隅反也。

人体舌苔的生长乃由脾胃之气蒸化体内浊气所形成，是受人体内部寒热虚实的影响而改变其形色。舌质红淡、胖瘦往往能反映患儿的体质属性，与气血的变化。观察苔的有无或变化，首先可以初步了解病变的性质深浅，属表属里，属虚属实，属热属寒，阴虚或湿热，痰浊或积滞等。一般而论，舌尖部分反映上焦心肺之病变，舌中部反映中焦脾胃病变，舌根部分反映下焦肾的病变，左舌边反映肝病，右舌边反映胆病。

正常人有一层薄苔，是在食物消化过程中胃肠功能良好的表现。舌苔过少或过厚，花剥甚至光剥，则反映了病情变化的深浅。所以观察舌苔的变化，在中医临床上有较重大的意义。但人体的病变多种多样，有些疾病的病理机制比较复杂，不能单凭舌诊作出正确诊断，必须四诊合参，严重疾病尚需结合西医学的检查和诊断，全面评估病情，方能辨证求因，推理论病，理法方药丝丝入扣而能愈病。舌诊是中医诊治疾病不可或缺的一环，但不可局限于此，具体应用体现在前述的所有医案中。

第四节　二陈汤类方的应用

小儿"稚阴稚阳"，其脾胃功能未趋完善，若喂养不当或恣啖生冷，极易生湿酿痰，运化无权，进而气机阻滞，升降失常，极易导致呕恶吐乳、乳食递减、哭吵不宁等消化道疾病；若复罹风寒外邪，则兼发咳嗽气促、呕吐痰涎等呼吸道疾患。王霞芳教授常以二陈汤加味治疗上述诸症，审因论治，活法应变，辄能得心应手。试简介于后。

一、二陈汤复方的应用

二陈汤通治痰饮为病，故汪昂称此方为治痰之总剂，实乃治湿痰之专方也。王霞芳教授常以二陈汤复方治疗小儿外感咳嗽或哮喘等证。风寒外束，肺气闭塞，痰浊内阻，咳嗽气促，舌苔薄白，脉象浮滑者，常以二陈汤合麻黄汤或三拗汤为基本方，宣肺定喘，化痰止咳。若痰多喉鸣久者，酌加三子（苏子、白芥子、莱菔子），使痰浊去，肺气降，则咳喘均和。如见小儿面㿠自汗，胃纳不馨，易感外邪而每多咳呕痰涎，舌苔薄润，脉象濡软者，乃禀赋素薄，营卫不和，脾运失健之故，则予二陈合桂枝汤调和营卫，健脾化痰，药后不但可使咳吐渐停，且收汗敛胃开之效。吾师临床用之，卓见良效。倘素有宿饮，哮喘虽瘥，然寒饮伏遏胸中，遇寒咳喘频作，法当温通阳气以蠲饮寒，可以苓桂术甘汤为主方，此时合二陈汤尤能顺气化痰，健脾蠲饮，而咳喘自平。

病案

于某，男，2岁11个月。

2017年6月23日初诊：发热咳嗽1周。初生即因吸入性肺炎，住院2周。患儿母乳喂养，身高、体重均达标，8月龄后改饮奶粉，周身湿疹频发，牛奶、鱼、虾、牛肉、尘螨等都过敏，改服"牛康特"奶粉后改善，但因忌口太多，生长缓慢，2岁时身高、体重略低于低值。以往易感外邪，经常咳嗽发热、鼻痒，约2个月余发病1次。1周前又发热咳嗽，外院X线胸片检查示支气管肺炎（轻微），诊断为支气管肺炎，予静滴头孢、沐舒坦，后热退。刻下咳嗽有痰，头大形瘦矮小，面色淡黄少华，唇淡，舌胖嫩，苔薄白，指纹细紫红过风关，聪灵好动，无盗汗，纳谷少，二便调（刻下奶粉300mL/日）。中医辨证属素体质薄，脾虚酿痰，肺失宣肃。须健脾化痰，益气升清，肺脾同治。二陈汤加味主之。

陈皮6克，半夏9克，茯苓9克，生甘草3克，太子参10克，南沙参10克，辛夷9克，石菖蒲10克，白芷10克，黄芩6克，桔梗10克，生谷芽15克。7剂。

2017年6月30日二诊：服药4剂，痰化咳停，鼻通无屎，纳谷略增（3两/日），二便均调，舌红，苔根薄微腻，指纹紫红细达风关。上方颇合，守方加减。

陈皮6克，半夏9克，茯苓9克，生甘草3克，砂仁3克（后下），薏苡仁30克，太子参10克，南沙参10克，生山楂10克，滑石10克（包煎），桔梗10克，炒莱菔子10克，连翘10克。14剂。

2017年7月28日三诊：苔化薄润，胃口已开，指纹紫红细，大便通调，唯鼻塞打嚏涕阻，咽痒，尚有干咳，平素胆小。症情向愈，再拟益气健脾，升清利咽通窍。以异功散加味巩固之。

太子参10克，生白术10克，茯神10克，生甘草3克，陈皮5克，蝉衣5克，桔梗10克，辛夷9克，石菖蒲10克，砂仁3克（后下），滑石10克（包煎）。14剂。

2017年8月11日四诊：纳增胃开，苔根薄白微腻，指纹细红未达风关，晨起打嚏涕少，鼻通，无痰，偶有单声利咽干咳。上法颇合，仍宗前义，预防复发。

二、温胆汤的应用

温胆汤乃二陈加枳实、竹茹，具清降积热、化痰安神之效。方中枳实消滞下气；竹茹开胃土之郁，清肺金之燥。《诸病源候论》曰："小儿饮乳，因冷热不调，停积胸膈之间，结聚成痰，痰多则令儿饮乳不下……痰实壮热不止，则发惊痫。"临床用温胆汤治小儿咳呕吐乳，寐则惊悸，多梦哭吵等痰热扰胆、胃气不和之症，可收速效。如气弱者，则去枳实改用枳壳，以免破气之弊。

病案

党某，男，7岁。

2017年6月30日初诊：伸颈搐肩突发2个月。患儿3岁上幼儿园后，每月感冒咳嗽或发热，近年发病次减，感则打嚏流涕，咳少。有牛奶、蛋黄过敏史，若进食则发鼻炎、皮疹。近2个月经常伸颈搐肩，纳佳便调，发育良好，平时怕热汗多，夜寐盗汗淋多，性躁易怒，梦多惊吓，醒则胆怯不敢独睡，不欲饮，舌质偏红多芒刺，苔根薄腻，脉沉细小弦。辨属里有痰热涌动，引动肝风上扰之抽动综合征。选温胆汤加味治之。

黄连3克，半夏9克，茯神15克，陈皮6克，生甘草3克，炒枳实9克，竹茹6克，竹叶10克，龙齿20克，钩藤9克，葛根9克。14剂。

嘱饮食清淡，多吃蔬果，忌高能量、牛奶、蛋黄、烧烤、火锅、油炸等食品。

2017年7月14日二诊：药后夜眠转安，抽动略有改善，嚏涕减，咽痒偶有单咳，动则汗多，盗汗减，舌深红有芒刺，苔薄中裂，脉沉滑有力。形体壮实，里热壅盛，肝风内扰。上方加黄柏6克，蝉衣5克。14剂。

2017年8月11日三诊：服上方症状改善，近日因旅游兴奋，多吃牛肉等厚味，痰火内盛，引发抽动，多涕鼻衄，舌红苔润，脉细带弦。继以上方加减。

黄连 3 克，黄芩 9 克，姜半夏 9 克，茯神 15 克，石菖蒲 9 克，炙远志 6 克，竹叶 10 克，龙齿 20 克，焦山栀 6 克，白茅根 15 克，白蒺藜 9 克，石决明 20 克。14 剂。

2017 年 8 月 25 日四诊：药后鼻衄止，抽搐未发，但大便软烂，偶有漏出（矢气时），舌尖红，苔化薄润，脉小弦。上方尚合，但心肝火旺未平。上方去焦山栀；加滑石 20 克，甘草 3 克。14 剂。

2017 年 9 月 8 日五诊：上方颇合，抽动未发，舌红深有芒刺，根苔少中裂，纳佳，大便成形，近 2 天大便软烂，无衄，脉弦。上方去白茅根。14 剂。

2017 年 10 月 13 日六诊：抽动已平，上课好动，注意力难集中，大便 2 天 1 次，成形，衄止，动则汗多，舌尖红，苔薄润，脉小弦。

黄连 3 克，黄芩 9 克，半夏 9 克，竹叶 10 克，龙齿 15 克，茯神 15 克，焦山栀 9 克，白茅根 15 克，白蒺藜 9 克，石决明 20 克（先煎），琥珀粉 3 克（吞服）。14 剂。

2017 年 10 月 27 日七诊：上课小动作尚多，写作业时注意力能集中，纳谷略有控制，衄止，大便转调，汗出递减，眠安，舌红赤，苔化薄净，脉细小数，颈肩抽动未作。然阴津已耗，上法收效，再拟滋阴泻火以息风。上方加生地黄 9 克，百合 9 克；去琥珀粉。14 剂。

三、六君子汤及星附六君汤的应用

小儿阴阳两稚，肺脾不足，若伤于乳食，痰湿内滞每见泄利胀满，或外感病后，痰浊未清，持续咳嗽，或痰多呕恶，纳呆便溏，凡此脾肺两虚、痰湿不化者，每以六君子汤调治。因脾气不足，不能输精于肺，故用二陈汤燥湿化痰，加党参、白术益气培土生金，预防复发乃治未病也，盖因痰湿因脾运得健则悉化，胃气充而肺得其养也。故六君子汤可扶助胃气，扶正达邪，为小儿善后调理之良方也。

若脾肺两虚而痰涎尚多，或顽痰胶固难化者，则以星附六君子汤标本兼治。

病案一

龙某，女，4 岁。

2016 年 7 月 1 日初诊：反复感冒，发热咳嗽 1 年。1 岁时，患儿腹泻 2 周，继之食欲不振，形体日瘦，鼻炎严重，经常感冒咳嗽或发热，每月发病已 1 年。刻下纳少厌食，形体羸瘦，营养不良、贫血（轻度），面白，山根及目下睑青筋显露，舌红苔根薄白腻，脉濡细弱，大便尚调，偶或稀薄。辨证属脾虚及肺，气血不足，肺脾同病。先拟益气补肺，健脾养胃。选六君子汤加味。

1. 针刺四缝穴，2 指有液。

2. 党参 6 克，炒白术 10 克，茯苓 10 克，生甘草 3 克，陈皮 5 克，制半夏 9 克，辛夷 9 克，白芷 10 克，黄芩 6 克，砂仁 3 克，神曲 10 克，荷叶 10 克。8 剂。

医嘱：宜食温、软、有营养食物；忌冷饮、奶糖零食、海鲜、油炸食品。

2016 年 7 月 8 日二诊：纳谷仍少，大便时散，无腹痛，口炎碎痛，形瘦，舌红，苔根白腻化薄，脉濡细。

1. 针刺四缝穴，2 指有液。

2. 上方去黄芩、辛夷；加姜川连 3 克，煨木香 6 克，焦山楂 10 克。6 剂。

2016 年 7 月 15 日三诊：药后鼻炎愈通，大便成形，日 1 次，纳谷增加，早餐少进，入睡难，盗汗多，舌常苔根薄白微腻，脉濡。症情全面改善，方药中的，久病尚需调治，扶正御邪，防其复发。

1. 针刺四缝穴，已无液。

2. 上方去党参、白芷、半夏；加太子参 10 克，龙齿 15 克（先），炒谷芽 15 克。14 剂。

病案二

徐某，男，8 岁。

2014 年 3 月 12 日初诊：癫痫发作 4 个月。患儿足月顺产，4.4kg，母乳喂养 4 个月，继之奶粉加辅食喂养，身体发育良好。4 个月前，患儿癫痫小发作多次，或凌晨大发作，每次 3 ～ 6 分钟，EEG 检查 2 次均为阳性，西医诊断为癫痫。予服妥泰每次 1 粒，日 2 次；德巴金糖浆每次 6mg，日 2 次。近因新感外邪，咳嗽痰多已有月余，转请王师诊治。其面色红润，身体壮实，纳佳便调，喉中痰声可闻，舌红苔腻，脉细滑。先拟化痰止嗽，平肝息风。

姜半夏 10 克，陈皮 6 克，茯神 15 克，生甘草 3 克，炙苏子 10 克，钩藤 10 克（后下），石菖蒲 10 克，白蒺藜 10 克，野菊花 10 克，浙贝母 10 克，白附子 10 克，僵蚕 10 克。7 剂。

2014 年 3 月 18 日二诊：本周癫痫发作时，点头欲仆，瞬间即和，3 ～ 5 次／日，发后神萎，几分钟后复常，自觉腿软步履不稳。纳谷近减，痰多流涎，偶咳，大便日1次，色黄成形，眠安，无盗汗，舌根薄腻，脉滑。再拟化痰止咳，息风定痫，标本兼顾。

枳实10克，竹茹10克，姜半夏10克，陈皮6克，茯神15克，生甘草3克，石菖蒲10克，炙远志6克，琥珀粉3克（吞服），葛根10克，太子参10克，南沙参10克，钩藤10克。14剂。

2014年3月27日三诊：服中药后，近6天癫痫未作，精神渐振，夜间偶尚流涎；近感新邪4天，未发热，鼻流清涕，喉有痰声；食欲不振半月余。舌边红，苔薄白腻，大便糊状，日行1次。服中药后癫痫大有改善，上方尚合，守方续进兼加运脾消食之品以健中州。上方去葛根、琥珀粉；加焦白术10克，炒神曲10克，炒谷芽15克。7剂。

2014年4月16日四诊：3月21日起癫痫未作，夜眠转安，喉痰渐化，不流涎，大便转调，日1次。惟纳少，不思食，嗜奶粉，舌深红，苔薄白，面色苍白，手足清凉，神情正常。

党参6克，炒白术10克，茯苓10克，生甘草3克，陈皮5克，制半夏9克，石菖蒲10克，炙远志6克，山楂9克，谷芽10克，麦芽10克，青皮6克，炙内金9克，川芎6克，益智仁9克，当归9克。14剂。

2014年6月11日五诊：癫痫未作，神情活泼，好动，纳谷一般，厌蔬菜，大便日一行，成堆，苔薄润，指纹紫红达风关，眠可，无盗汗。认知可，组句难，常说两字词。

太子参9克，茯苓9克，焦白术9克，炙甘草5克，陈皮5克，川芎6克，炒白芍9克，益智仁9克，石菖蒲15克，炙远志6克，谷芽9克，莲子9克。14剂。

2014年6月25日六诊：癫痫稳定未发，神情活泼，纳可，大便1～2次/日，昨日软烂（进食西瓜量多），舌常，苔薄白。

党参9克，焦白术9克，茯苓9克，生甘草3克，陈皮5克，谷芽9克，蝉蜕6克，炒白芍9克，益智仁9克，石菖蒲15克，炙远志6克。14剂。

2014年9月5日七诊：服中药半年，已停服西药，痫症未发，要求续方。脾肾双调，以期巩国。

太子参9克，炒白术9克，葛根9克，茯苓9克，炙甘草3克，山药9克，白扁豆9克，益智仁9克，石菖蒲15克，炙远志6克，莲子9克。14剂。

四、金水六君煎的应用

金水六君煎为二陈汤加当归、熟地黄。《景岳全书》认为其"治肺肾虚寒，水泛为痰，或年迈阴虚，血气不足，外受风寒咳嗽，呕恶多痰喘急等证神效"。《医学衷中参西录》认为："痰饮病轻则治肺脾，重则治肾。以虚痰之本源于肾，肾气虚则闭藏失职，上见饮泛为痰，下呈不约为遗，故加熟地、当归使令肾气得充，厚其闭藏之力，则水湿运化，痰之本源清也。"肺为水之上源，上源得清，金水相生，肾气振复，固摄有权则遗漏自止。故前哲云：脾肾为生痰之源，肺胃为贮痰之器，议从肺脾肾三经合治，补金水土三虚，上能化痰止咳，中能温运健脾，下能益肾固涩，此本方之妙旨也。王霞芳教授于临床治小儿咳喘遗尿，食欲不振，肺脾肾三经同病者，每获药到病除之效。

病案

刘某，男，2 岁 4 个月。

2009 年 12 月 3 日初诊：咳嗽痰多反复 1 个月。患儿上月患支气管肺炎，经抗生素治疗后，症情好转未愈，咳嗽不断，有痰难咯，痰鸣涕稠。患儿 2 岁余，仍嗜奶粉厌谷食，大便烂散，日行 2 次，量多臭秽，夜眠盗汗，舌苔白腻，指纹细青紫达风关。辨证为素体脾弱纳运失司，食积不化而酿痰，感染肺炎后痰浊壅肺，咳嗽持续不断，脾虚及肺。治宜脾肺同治，健脾消积，化痰止咳。选二陈汤合三子养亲汤加味。

橘皮 6 克，橘络 6 克，姜半夏 9 克，茯苓 9 克，生甘草 3 克，炙苏子 9 克，白芥子 6 克，炒莱菔子 9 克，浙贝母 9 克，杏仁 6 克，焦山楂 9 克，神曲 9 克，浮小麦 15 克。7 剂。

医嘱：饮食宜清淡，减少奶粉喂养，忌海鲜及发物，衣被勿过厚。

2009 年 12 月 11 日二诊：药后咳痰大减，喉鸣未作，纳谷稍增，大便日行 2 次，呈厚糊状，仍有盗汗，夜尿频多，苔薄腻，指纹同上。药症相符，原方加益气扶脾之品。

橘皮 6 克，橘络 6 克，姜半夏 9 克，茯苓 9 克，生甘草 3 克，浙贝母 9 克，炒白术 9 克，太子参 9 克，山楂 9 克，神曲 9 克，浮小麦 15 克。7 剂。

2009 年 12 月 11 日三诊：药后纳增，大便已调，咳痰均除，夜尿频多，眠欠安时啼哭，苔化薄润，指纹淡，青紫未达风关，病情向愈。此乃患儿本先天肾元不足，后肺脾同病，久必及肾，故病中出现咳嗽持续，兼见夜间遗尿，结合苔脉辨证为肺脾肾三经同病，虚中夹实之证。故病后益气培土生金杜痰再生，滋补肾元以增五脏气血，强儿发育，健壮御邪防病。选张景岳金水六君煎加味治疗。

陈皮6克，姜半夏9克，茯苓9克，生甘草3克，当归6克，熟地黄6克，太子参9克，炒白术9克，砂仁3克（后下），白扁豆10克。7剂。

第五节 中医药异病同治儿童精神神经系统疾病的体会

儿童精神神经系统疾病包含有注意缺陷多动障碍、抽动秽语综合征及癫痫等多种以精神神经症状为主的儿童期特有的疾病，为现代儿科常见的疑难病症。这类疾病症状各有异同，病情复杂顽固，且病久年长。若治疗不及时，患儿在学龄期大都表现为智能发育迟缓、学习困难。20年来，王霞芳教授继承导师董廷瑶教授的宝贵经验，研习中医典籍，历代医家精粹，并结合西医学发展，临床专心于上述疑难病症，接诊以智力低下、学习困难为主要表现的学龄期患儿为多。王霞芳教授发现儿童精神神经系统疾病症状表现虽各有侧重，而病因病机证型却有相同之处，故以西医辨病结合中医辨证，重在辨证分型论治，异病同治或同病异治。兹试述自己的临床证治体会，浅见陋识有谬误之处，敬请同道指教以匡正。

一、先天禀赋异常，后天发育迟缓

此类病儿之病因以先天禀赋不足为主，如父母遗传缺陷或胎孕不足，孕期调摄失宜或罹病用药不慎，损伤胎元，以致精血虚耗，胎儿发育欠佳。后天因素有产娩损伤，窒息缺氧；或产伤瘀阻脑络；或新生后罹患疾病，如高热、脑炎、惊风等损伤心脑；或食哺喂养不当，不能充养脑髓，滋养筋骨肌肉；或痰瘀交阻，窍道不通。以上诸多因素，均可导致患儿心脑失养，神机不运，精明为之失聪，渐见神经精神发育迟钝，呈现立迟、行迟、语迟等五迟证，随着年龄增长衍变为注意力不能集中、智能偏低及学习困难，亦有表现为注意缺陷多动障碍及抽动秽语综合征，或继发癫痫等。

二、实证清心平肝豁痰，虚证补肾填精开窍

本病病位在脑窍。病机为心脾气虚，肝肾精亏，髓海不充，与心、脾、肝、肾诸脏的虚损相关，故以虚证为多，然亦有虚实兼夹。如心肝火旺，湿热内蕴，痰

浊上蒙清窍，以致痰瘀阻络，神机失运，病后遗留智力发育障碍，出现精神神经症状。

临床首分虚实。实证或因心肝邪热，痰火扰神，症见烦躁易怒好动、面红脉数、口舌碎痛、舌红苔薄、尿赤便干等，选用《伤寒论》半夏泻心汤或导赤散加减，加珍珠母、龙齿、石菖蒲、远志；或痰湿较重，久郁化火，内扰心神，症见苔腻脉滑、食少泛恶、喉痰鸣响，时有抽搐或多动，心神不宁或神志呆钝，则投黄连温胆汤加石菖蒲、远志、龙齿、钩藤、琥珀等。兼有癫痫发作者则加皂角、明矾、天竺黄、胆南星、天麻、珍珠粉等涤痰开窍镇惊。

虚证分气阳亏虚证，常见患儿面白少华、四肢清冷、神情淡漠、语少智弱、纳少便溏、小溲清长、腿软行迟、舌苔淡润、脉微细软，治拟人参养荣汤、右归丸之类，酌加石菖蒲、远志、龙骨、牡蛎等；阴精亏虚证，症见舌红少苔或花剥、脉沉细数、口渴欲饮、津少便干、心神不宁、好动、眠少梦多惊扰、语迟或词不达意、学习困难等，选用左归丸、三甲复脉汤加减；阴阳两虚证，上述两证症状互见。以脏腑分，虚证又有心脾气血两虚和肝肾阴精匮乏。然临床却多见虚实兼夹，尤以阴阳两虚兼夹肝风、痰浊、瘀阻而现肢体抽搐，或痫证发作，首投豁痰清心平肝息风，兼以滋肾扶元之剂。

三、痰热化风扰神，泻心镇肝为先

抽动秽语综合征、注意缺陷多动障碍患儿，临床常见肢体抽搐，多动不宁，耸肩摇头眨眼，喉发怪声，上课注意力不能集中，小动作多，易激惹发怒，动作不协调，舌红苔腻，脉弦滑带数等症。证属肝风痰火内扰，元虚心神失养，其标在风火痰浊，其本为肾虚精亏。诊治当先豁痰泻心宁神，兼以滋肾平肝息风。首选半夏泻心汤或黄连温胆汤，待心火降、风痰蠲后，改用百合地黄汤或甘麦大枣汤合左归饮、右归饮之类，滋水涵木，补肾填精养脑，常能获效。

四、产伤脑病动风，镇息滋养兼顾

癫痫及注意缺陷多动障碍，病因都复杂，且尚未完全清楚。中医认为先天禀赋不足是内因，后天失调、产伤，或他病所伤，或教育不当、环境刺激，逐渐形成阴阳偏颇，脏腑失调，进而发病。简言之，本病以肾精不足为其本，虚阳浮越、心肝火盛、积痰动风为其标，从而引起抽风、神昏或冲动任性、神态异常等病症。痫证尤以痰扰风动、心神失主为多，都从痰、风、火论治。

五、元精虚耗，心神失养，育阴潜阳养心为要

注意缺陷多动障碍的病因往往与小儿稚阴稚阳之禀体有关。脑为元神之府，心主神明，均有赖于肾精上输。小儿发育未全，肾水未充，精气不足，常导致心肾两虚而神气涣散。心神以阴血为物质基础，心阴亏少则神气必弱，且阴亏则肝火偏亢，扰动心神，心神更难以聚集，神明失主而见是症。实证以痰热为主，治拟黄连温胆汤加减。心肝火盛者，加龙胆草、竹叶、龙齿等；痰湿蕴阻为甚，则去黄连，加胆南星、白附子、天竺黄等以化顽痰。虚证因髓海不充多采用左归饮、右归饮之类。阴精亏乏则合百合地黄汤，更重用龟甲、鳖甲；肾阳虚弱，则加鹿角、益智仁、紫河车等。随方均加入九节菖蒲、远志、龙齿、柏子仁、琥珀粉等以化痰通窍，养心益智。

六、体会

临床就诊的注意缺陷多动障碍、抽动秽语综合征、癫痫、智力低下等患儿，其诊断病名虽各异，症状亦有不同，然其病因、病机发展又有类同之处，病久每多导致智能发育迟缓，学习困难。故此类疾病的病因虽有先天、后天之分，气血阴阳之虚，但临床常显痰热内郁，化火生风，上扰清窍而出现精神神经症状，本虚标实。按中医学辨证，此类疾病以肝肾阴精亏虚，心脾气血不足为本；心肝火旺，痰浊壅盛，化火动风为标。针对病因病机错综复杂，病情缠绵，病程久长，阴阳虚实、本虚标实相互转化，治疗亦应辨证求因，以辨证分型为基础，不必受病名框限。若见症状表现类似，可采用异病同治法则。但须随病情之变化，标本虚实孰重孰轻，或治其标，或图其本，故往往一个病例的诊治，先后选用几法，以不同的方药投治，方能获效。当同一病种出现不同证候时，则须随症情变化，立法方药亦应随之而变，切不可一方统治到终。此为同病异治。

辨证见有痰火壅实者，可选半夏泻心汤去干姜、人参，或黄连温胆汤加减。竹沥半夏加强其下痰之力；加入天竺黄、胆南星、皂角刺、石菖蒲、远志等重在豁痰开窍，痰浊蠲则窍道通；加入珍珠母、竹叶、龙齿、琥珀、钩藤等平肝息风安神。此为第一阶段，常能痰浊化而风阳平。第二阶段则根据痰化火平后之舌质舌苔、脉象症情判断。心脾气虚，或肝肾阴亏，或阳弱肾元不足，可分别选用人参养荣汤、百合地黄汤、左归丸或右归丸为主方，滋肾养血填精以养心补脑，平肝宁神，促进智能发育。第三阶段症减病情向愈，唯智力、体质尚弱，则继予河车大造丸或龟鹿

二仙胶，酌加健脾益气之品，脾肾双调，益气扶元，峻补肾元而不碍脾运，使髓海充盈，心脑智能日进。

我常用的益智宁神的药对有：石菖蒲配远志；龟甲配鹿角胶；龙齿配竹叶。

石菖蒲入心豁痰开窍。《本草正义》谓其"开心窍，补五脏者，亦以痰浊壅塞而言；荡涤邪秽，则九窍通灵，而脏气自得其补益……且清芬之气，能助振精神，故使耳目聪明，九窍通利"，故能久服不忘，益心智。《本草纲目》谓远志"功专于强智益精，治善忘"。石菖蒲、远志同用，则有肾气上通，心气下降之妙，自能运其神机而开窍醒脑益智。故于各阶段方中每每加入二品。

龟甲滋阴补肾健骨，"专补阴衰，善滋肾损"（《本草蒙筌》），有通补任脉之义，具开合张翕之机。鹿角咸温入肝肾，熟用温肾补虚，强精活血，有通补督脉之功，其阳刚启机之性，使阳神充足。龟鹿相配育精化神，故能益智强志，振发神明。

龙齿味涩凉，入心肝经，镇惊安神，除烦热，治惊痫癫狂，烦热不安，失眠梦多。《名医别录》谓其："养精神，定魂魄，安五脏。"其中青龙齿质量较好。竹叶甘寒入心，清热除烦，"内熄肝胆之风，外清温暑之热，故有安神止痉之功"（《重庆堂随笔》）。两味相配，治小儿惊痫、抽风、烦躁、心神不定等症效佳。

上述药味能针对儿童神经精神症状，因而在各方中常加入，能加强镇惊宁心安神、滋肾生髓通窍作用。

第六节　辨治小儿单纯性乳房早发育经验

小儿乳房早发育是小儿性早熟的重要体征之一。由于女童真性性早熟与假性性早熟首先都表现出乳房的早发育，在临床常以小儿乳房早发育而就诊性早熟者多见，部分乳房早发育的假性性早熟女童如不及时治疗，可以演变成真性性早熟，或使青春期提前，第二性征提前出现，骨骼生长加速，骨骺提前融合，成年后身材将比正常人矮小。因此，早期治疗乳房早发育，有预防女童性早熟之效。

一、对病因病机的认识

1. 阳明胃火，煽助肝旺

足阳明胃经贯乳中，足厥阴肝经上膈，布胸胁绕乳头而行，故有女子乳头属肝，乳房属胃之说。小儿亦然。随着人民生活水平的提高，目前独生子女的营养问题越来越受到人们的重视，偏食、过食、蛮补现象日趋严重，其饮食多以荤菜为主，蔬菜进食量少。然肠胃为市，无物不受。胃为多气多血之腑，多食厚味，培补太过，必致胃气壅盛。所谓"气有余便是火"。火热囤积于胃，循足阳明胃经上攻，煽助肝经余热，滞留乳中，故见乳核肿硬、疼痛。所以，小儿乳房早发育乃是肝胃火热攻窜为害。

2. 肾阴不足，水亏火盛

小儿乃稚阴稚阳之体，心、肝常有余，肺、脾、肾常不足。肾居下焦，内寄相火。由于小儿先天不足，后天失养，造成肾阴不足，阴难制阳，相火妄动，阴阳失衡，水火失济，遂成阴虚火旺之证，可见小儿骨蒸、潮热、盗汗、舌红少苔、尺脉数而有力之象。肝肾同源，水能涵木，若肾阴不足，损及肝阴，肝阳偏亢，随经脉上攻，则有两胁不舒，乳核肿大、疼痛，口干、口苦等症。《素问·上古天真论》曰："女子七岁，肾气盛，齿更发长；二七天癸至，任脉通，太冲脉盛，月事以时下，故有子。"可知是证阴虚为本，火旺为标，且阴愈虚而火愈炽，火愈炽而阴愈损，二者互为因果，促天癸早至而乳房早发育，继之性早熟。

3. 痰湿为患，循经上注

痰饮既是某些疾病的病理产物，又是某些疾病的致病因素。前者是因病而生痰，后者是因痰而生病。小儿乳核之疾两者兼而有之。结合诊治该病多年的经验，我们总结出：①本病患儿因病生痰虚者，多以脏腑功能失调、水液运布失职、津液停聚常见。小儿肺、脾、肾常不足。脾失健运，生湿酿痰，积于乳络，日积月累，渐成肿块，故有乳核肿胀。正如《素问·至真要大论》病机十九条中云："诸湿肿满，皆属于脾。"②因痰生病实者，多以火热内盛常见。火热内盛，灼津炼液为痰，凝聚于上则乳核增大、胀痛、不可触。亦如《素问·至真要大论》病机十九条中云："诸病胕肿，疼酸惊骇，皆属于火。"虚实二证皆是痰作祟。

二、对治法治则的体会

1. 降胃火，清肝热

对于阳热偏亢患儿，治以降胃火、清肝热，损其余气，衰其亢盛之势，消其肿胀。然小儿纯阳之体，其生长全赖少阳生发之性（如草木方萌）与脾胃阳气助运（如土生万物）。若对其清泄太过，可致木败土溃，影响小儿正常生长发育。我们强调运用该法时选药不可太过苦寒，要求泻火而无凉遏之弊、散火而无升焰之虑；常在处方中加入柴胡、黄芩、太子参、生姜、大枣诸药，融以小柴胡汤法；在清肝降火的同时，须顾及少阳、阳明肝脾之阳的基本生理功能；同时配以科学合理的饮食指导、心理疏导，常获良效。

2. 滋肾水，迟天癸

小儿乳房早熟与天癸早至不无关系。天癸是指肾中精气充盈到一定程度，体内出现的具有促进人体生长、发育和生殖机能的一种阴精物质。天癸源于先天，藏于肾，受后天水谷精微滋养。然而天癸的到来与相火偏亢、肾水充盈二者的相互作用有关。若肾水充盈不足，则阴不制阳，阳气虚亢，促天癸早来。天癸早至，可使小儿生长发育提前，更加需要肾水为其不断提供阴精物质来充百骸、实四肢。故治疗上以滋养肾水、涵制相火，以迟天癸、勿使生长发育提前为法则，力争在天癸到来之前尽力使肾中阴精充盈，为日后正常生长发育打下基础。再者，运用中药作用使天癸迟至，可以从根本上解除性早熟之弊。

3. 化痰湿，通络道

也有乳核肿胀、疼痛乃痰湿壅滞为患。通则不痛，不通则痛。乳络不通、经络不通、气血不通、血脉不通，皆为祸。治疗上以化痰通络，佐以健脾理气为法则：脾土健运，脾健则运化水湿得力；气机调畅则津液输布有道，痰湿自化。正如《外证医案汇编·乳胁腋肋部》云："治乳症，不出一气字定之矣……若治乳从一气字着笔，无论虚实新久，温凉攻补，各方之中，挟理气疏络之品，使其乳络疏通……自然壅者易通，郁者易达，结者易散，坚者易软。"

关于通络之法，选药除健脾化痰、疏肝利气之外，也可选虫类药、藤类通络之品，走窜软坚散结。

三、对药应用经验

1. 夏枯草配昆布，清肝化痰，消肿散结

夏枯草辛、苦、寒，归肝、胆经。辛能行能散，苦能降能泄。是药能清肝、消肿、散结。正如《本草纲目》云其"能解内热，缓肝火"，又《生草药性备药》云其可"去痰消肿"。昆布咸寒，归肝、肾、胃经，功长于消痰散结，利水消肿。《本草经疏》谓："昆布咸能软坚，其性润下，寒能除热散结。"

治疗小儿乳核之患，可将两药配伍运用，专取其清肝、化痰、散结，尤对痰火亢盛、肝经火旺者适用。

2. 浙贝母配牡蛎，清热平肝，软坚散结

浙贝母苦寒开泄，清火化痰散结力大。《本草正》云其："最降痰气，善开郁结，解热毒。"牡蛎咸涩微寒，归肝、肾经，能平肝潜阳、软坚散结。

两药相伍乃出于《医学心悟》之消瘰丸。此药对运用时有润、滋、收之功用。润能缓其邪热亢盛，滋能滋下焦而疗其本，收能敛相火迟天癸。此药对合三法于两药，故常喜用之。

四、病案举例

张某，女，9岁。

2008年3月29日初诊：两乳房隆起3个月余。乳核肿胀、疼痛，左侧大如蚕豆，右侧大如鸽蛋；胃纳佳，偏食荤腥，嗜食鸡翅，好乳鸽（3～5只/月）；舌质红，苔薄白，脉弦滑有力。复旦大学附属儿科医院B超示：双侧乳腺增生，卵巢、子宫未见异常。乃属胃火壅盛，肝经火旺。治拟降胃火，清肝热。

柴胡6克，黄芩9克，橘叶9克，橘核9克，夏枯草12克，皂角刺9克，昆布12克，浙贝母12克，冰球子12克，海藻15克，牡蛎30克。7剂。

2008年4月5日二诊：服药7剂，配合饮食习惯调控，右侧乳核消失，左侧略消未尽，疼痛减，余无不适，苔脉同上。上方药证合拍，再拟原法进退。

柴胡6克，黄芩9克，橘叶9克，橘核9克，夏枯草12克，皂角刺9克，昆布12克，浙贝母12克，冰球子12克，海藻15克，牡蛎30克，太子参12克。14剂。

按语：本例患儿乳房单纯早发育乃因长期嗜食鸡、鸽等高热量食物，导致胃气壅盛，胃火亢盛，煽助肝旺形成乳核肿痛。治拟清肝降火，化痰消肿。处方中以夏枯草、昆布、冰球子、海藻清肝降火，软坚散结；浙贝母、牡蛎化痰消肿，滋润下焦；皂角刺活血软坚消瘰，通络排胀；橘叶、橘核行气散结，引达乳房，消肿止痛；柴胡、黄芩、太子参乃取小柴胡汤之意以顾及维护少阳、阳明之生理功能，以免伤正。再配合饮食指导，多管齐下，故能收到良效。

第七节　辨证治疗婴儿湿疹的经验

婴儿湿疹俗称"奶癣"，多见于1～2岁的婴幼儿，常发生于双颊、头皮、额部、眉间、颈部、颌下或耳后，也可扩展到其他部位。它既可以是发生在婴幼儿时期的湿疹，也可以是异位性皮炎的早期表现。临床以皮肤红斑、丘疹、水泡、糜烂、渗出伴剧烈瘙痒为主要表现。婴儿湿疹是反复发作的皮肤过敏反应，影响婴幼儿的正常生活和生长发育。

婴儿湿疹病程长，容易反复发作。本病与患儿特异性过敏体质有关，而要改变人体的特异性体质是很困难的，因此西医认为婴儿湿疹无法根治，治疗只能缓解症状。本病用药治疗较为复杂，许多西药在此年龄阶段都应慎重应用，而且含有激素类的外用药物也不适用于大面积的反复应用，且不能防止复发。

婴儿湿疹在中医文献中称胎疮、奶癣、胎风、胎赤等。《外科正宗》记载："奶癣，因儿在胎中，母食五辛，父餐炙煿，遗热于儿，头面、遍身发为奶癣，流脂成片，睡卧不安，瘙痒不绝。"此论提示本病多因乳母孕期过食辛辣食物，致使脾为湿热所困，运化失职，胎中遗热遗毒；或饮食喂养失调，脾失健运，内蕴湿热，又外受风湿热邪所致；或因奶粉、海鲜等高蛋白、高热量摄入引起；更兼婴儿元气未充，湿热之邪袭于腠理，则内外之湿热相搏形成本病。湿热充斥肌腠，则见皮疹红肿灼热；脾虚湿盛，则见流津浸淫；迁延日久，则伤及阴血；阴虚内热化燥，则成慢性皮炎，反复难愈；风者善行而数变，故湿疹发病迅速，瘙痒难耐。

从皮疹的性状和演变来辨证，是治疗湿疹选方用药的重要依据，需辨别风、湿、热三邪之因，通过中医辨证分型，标本兼治。根据临床症状，本病分为湿热内蕴型、脾虚湿盛型、血燥风热型三型。①湿热内蕴，外泛肌肤占多数，皮损渗出黄水浸淫，糜烂较重。湿热浸淫多为急性期。若皮损肥厚并伴有少量渗液，色淡红，可见抓痕、鳞屑，搔痒，反复发作则是亚急性期。此二期均以泻火利湿止痒为主。②湿浊内盛，泛溢肌肤，表现为脂溢型，多为脾虚湿盛型，治疗应健脾清热利湿。③血燥风热型多为慢性期，虚实夹杂，久则伤阴入络。此期治疗过程较长，可见丘疹干痒、剧痒，搔之鳞屑较多，病情迁延难愈，以清热凉血祛风或养血祛风为正治。

地肤子、苦参、白鲜皮为利湿治痒常用药。地肤子苦寒降泄，解毒除湿通利小便；白鲜皮、苦参清热解毒，祛风除湿。三药为治热毒之主药，在各型湿疹中均可应用。蝉蜕、僵蚕、乌梢蛇、全蝎等虫类药搜风通络止痒效佳。金银花、赤芍、牡丹皮、丹参、蒲公英等清热凉血活血，清血热，润燥止痒，适用于血燥风热型。患儿湿热盛，疱疹脂水多，当重用土茯苓、薏苡仁解毒除湿，利关节，疗痈肿。有因瘙痒剧而难以入睡之患儿，可酌加平肝息风安神之品，如竹叶、龙齿、合欢皮、夜交藤、石决明等，常能获得良效。对于小婴儿的湿疹也可用单方治疗。如羚羊角粉每次0.3克，每日2次，加清水少许调匀，隔水蒸服。

婴儿体表面积较大，且皮肤薄，吸收较好，在内服中药的同时，配合中药外洗疗效更好。中药外洗简便易行，特别适用于湿热内蕴型湿疹。症见渗出黄水浸淫、糜烂较重，外洗后黄水、糜烂很快收敛改善。外洗方以苍术、黄柏清热除湿，苦参、蛇床子燥湿杀虫，当归、赤芍、牡丹皮养血凉血润肤。西医研究示：苦参、黄柏含多种生物碱，具有抗菌止痒作用；当归中的阿魏酸具有广谱抗变态反应作用。全方具有清热除湿、凉血消疹止痒之功能。《理瀹骈文》云："外治之理即内治之理，外治之药即内治之药，所异者，法尔。"

人的体质的偏异可以用药物来逐步加以调整，即为纠偏治病。婴幼儿体质稚阴稚阳，尚未定型，正在发育变化之中，易虚易实，易寒易热，体质也易变化，因此越早调治越好。湿疹患儿大多体质偏热，患病时应忌吃海鲜、河虾、河蟹、牛羊肉、菌菇、笋、蒜等发物；芒果、菠萝、荔枝、龙眼、榴莲、哈密瓜等热性水果也不能吃；可选择西瓜、生梨、荸荠等凉性水果；母乳喂养的，妈妈也要同样忌口。患儿必须保持大便通畅。如果婴儿服药困难，可以让妈妈服药，通过乳汁同样可以达到婴儿服药的目的。

去除病因，早期治疗，精心护理，可加速患儿康复，同时家庭护理也很重要。衣被应宽松柔软，偏薄凉些，不用化学纤维衣被，饮食宜清淡，补充足够水分，促进睡眠，减少搔抓等措施均有助于提高疗效。

第三章 科 普

第一节 关于小儿养护的观点

在小儿健康养护领域，我们继承董氏儿科流派特色，一贯重视脾胃，注重"天人相应"等论点，已著述《二十四节气儿童健康养护》等有关儿童健康知识的内部读物供家长阅读。今简要概述体弱儿童的养护要点。

一、节饮食，慎寒暖

小儿具有稚阴稚阳、脏腑娇嫩的生理特点。小儿"五脏六腑成而未全……全而未壮"，尤其是脾胃发育未全，消化功能薄弱。现代家长过分强调营养，喂养过量过精，营养过剩而导致小儿积滞、厌食、生长发育缓慢，患儿感冒、咳嗽、支气管炎或发热等病症多发，即《黄帝内经》之"饮食自倍，肠胃乃伤"是也。此乃婴幼儿所以容易引发消化道及呼吸道疾病的本因，临床多现"肺脾同病"。"肺脾同病"的呼吸道病症，实际上是与家长喂养太过，损伤了幼儿脾胃，饮食不能完全消化吸收，留滞于中，则痰湿内生，久而化热。家长宠爱，养护不当，衣被过厚，寒暖失调，使小儿经常汗出以散内热，导致肌肤毛孔疏松，卫外失司，外邪乘虚而入，出现感冒、发热、咳嗽，反复发病，久治不愈成为"复感儿"，即西医学之"反复上呼吸道感染"。王霞芳教授认为这类常见的顽固性病症，实际是肺系病症为病标，脾胃损伤乃是病本，提出"肺脾同病，治肺为先，健脾为要"的强身御邪的学术观点。这类疾病主要应以预防为先：家长对婴幼儿要节饮食、慎寒暖；倡导"若要小儿安，常带二分饥和寒"，即不要喂得太多或太过精细；衣被不宜过厚过暖，及时加减，穿得过暖则汗出过多，反使容易感冒；也不能太贪凉享受空调，使幼儿受寒凉而得病。

二、运动锻炼，增强体质

幼儿体质寒热虚实各异，出生后应按自然界季节变化，搭配饮食荤素，使营养均衡。先天不足的体弱儿可以后天调养，根据不同年龄，选择适当的体育运动，锻炼体格，健身强体，增强御邪抗病能力。人与自然环境息息相关，自然界的阴阳消长、气候变化都会影响人体。儿童更要顺应自然界四时阴阳的变化规律，饮食有节，起居有常，寒暖适宜，才能健康成长。

三、四季周期性防治结合

根据"天人相应"原理，夏季呼吸道病情缓解、稳定时，儿童气血营卫通达，周流全身四肢百骸，此时进行穴位敷贴，药物易于吸收，使"正气存内，邪不可干"，可预防秋冬季咳喘发作。《黄帝内经》中"冬不藏精，春必病温"是指冬季人体阳气应内藏，阴精才能固守；反之，春天的时候，正气不足，容易染上温病。冬季是小儿吸收营养，贮存精华，增进健康的最佳季节。我们可以根据体弱儿童的病情，量体裁衣，配制清滋膏，服用一冬，调理改善其体质。本方主要从肺、脾、肾三经施入，以益气健脾、培土生金、补肾固元为宗旨。如此夏季穴位敷贴，冬令膏方进补，四季以脾胃为中心，滋养五脏六腑，可明显改善患儿体质，提高免疫力。防治结合，能使儿童身体强健，达到"治未病"的预防目的。

第二节 谈谈儿童如何进补

儿童调补要掌握一个原则——"无病不用药，有病少用药"。儿童调补可分为食补和药补，一般采用食补为先。如食欲欠佳，形体偏瘦，容易感冒或腹泻的儿童，建议在饮食中调节，一日三餐定时定量，以米面杂粮为主食，合理搭配鱼肉虾蟹和各种蔬菜、水果，保证孩子生长发育所需的营养和能量。对消化功能较差、消瘦或大便不实的孩子可以在米粥中加山药、白扁豆、莲子肉、芡实、山楂等；气血不足的小儿可加枸杞子、莲藕、藕粉等，常吃荷叶包肉、鱼汤、鸡汤、豆制品等调补；肥胖、早熟儿则应忌食、少食鸡、鸽及牛羊肉，尤其是各种奶制品及甜品、饮料、糖果、烧烤、油炸等高热量、高脂肪的食品，适当减少主食。药补主要是用来调补先天不足、生长发育缓慢、瘦弱矮小，或大病、久病后身体虚弱的儿童，以中药调补，补不足，泻有余，可使小儿气血充沛，阴阳平衡，病愈不再复发，抗力增强，健康发育，乃中医"治未病"的最高境界。无病无虚的健壮儿童则不必补，尤其是肥胖儿，补益太过，反而影响儿童正常的生长发育进程。如补益药易生内热、痰浊而发生咽喉肿痛、脘腹胀满、胸闷、食欲不振、大便干结等副作用；经常不恰当服用补品或滋补药，会导致性早熟的不良后果，使儿童身高的增长受到抑制。

从中医整体观辨证来看，病发时只能辨证施治，急则治标，宣肺祛痰止咳，兼以消食化积醒胃，不宜进补，只有在病情稳定，邪化热退咳停，胃口已开时才能用中药调补。当病情缓解时，可用补肺益气、健脾化痰的方法来增食欲，补元气，提高免疫功能。

体弱多病的儿童，在进补之前首先要积极治疗原有疾病。如反复呼吸道感染、支气管炎、哮喘等，应该在呼吸道症状缓解后才能调补；厌食、慢性腹泻患儿，必须先服健脾开胃止泻剂。所谓"先服开路药"，就是先调理好体弱儿的肠胃功能，使患儿脾运胃开，方能应用药补，以利于吸收。另外，儿童的体质有阴虚、阳虚、气虚、血虚，疾病有肺虚、脾虚、肾虚、五脏虚损等不同，必须根据孩子的病因和具体病情区别对待。所谓个体有差异，病情有轻重，用药调治犹如量体裁衣，应该在中医四诊辨证诊察后再进行个体调补。

有些家长给孩子的衣被过分厚暖，导致孩子常常出汗，毛孔疏松，或外出旅游汗出时脱衣踢被，或遇外界气候忽冷忽暖，又不及时加减衣服，风邪乘之侵入儿体，就容易感冒、咳嗽、发热，如此反复发病，甚至可患上支气管炎、支气管肺炎或哮喘等。表面上看似乎是"肺虚"，实质是衣被过暖，产生内热，导致毛孔疏松，汗出过多，易感外邪，是虚实夹杂之证。

现在很多家长，天天给孩子吃鸡鸭鱼肉、鸽子，甚至甲鱼、黄鳝、蛇肉之类，过饱后，孩子不想吃饭，也不放在心上，不吃蔬菜也不担心。结果是孩子不能将高能量、高脂肪、过多的蛋白质消化分解，合成自身所需的蛋白质，而引起积食、挑食，最后导致厌食，不思进食，生长发育反而缓慢。所以，孩子的饮食要注意科学搭配，米面主食、肉蛋奶、蔬菜水果都不可缺，要保证饮食的质量，食谱要广，适当增加家禽、鱼虾、蛋、奶、香菇、黑木耳、大豆、板栗、莲子、山药、藕、山芋、玉米等食物。不要让孩子养成挑食的坏习惯，只有这样做孩子才一定长得好，不生病，少生病。

冬天是万物收藏的季节，孩子的胃纳也健旺，容易吸收营养。慢性病患儿冬令配制膏方，可以起到有病祛病、强壮体质的作用。孩子最好是配置清膏，也就是素膏。选用的补药不能太滋腻，否则会影响孩子的消化吸收。膏方中配伍药物多：上用益气补肺固表药，可减少出汗，防御外邪；中用健脾化痰养胃药，增加消化功能，使营养物质充分吸收，杜绝生痰之源；下用补益肝肾、壮骨纳气药，可培补身体元气，精血充沛，助长骨骼发育，又可防治咳喘病。如此上、中、下三管齐下，能提高患儿的抗病能力，加速体能发育，健康成长。

第三节 谈谈"参"

一、不同的"参"，作用不同

人参分为野生和栽培两种，野生的又叫"野山参"，栽培的叫"园参"。

野山参生长于深山野岭，长达数十年乃至上百年，非常稀有，故价格昂贵。野山参味甘，性微温，入肺、脾二经，为补气生血、养精益神之佳品。功效：大补气血，生津安神，固脱。如大病、久病后极度虚羸、惊悸失眠、肢冷脉微，或大量出血、大便滑泄、阳气欲脱、阳痿宫冷、心力衰竭、自汗淋漓、心源性休克时，野山参能力挽危症，化险为夷，但必须大量专用，但实证、热证忌服。因野山参力峻，儿童除气血大亏欲脱时，方可酌量饮用救危，一般不可服用。

移山参是将幼小的野山参种子移植于田间，或将幼小的园参移植于山野间长成的人参。辽宁、吉林和黑龙江有大量栽培。移山参甘平微苦，入肺、脾二经。移山参大补元气之力逊于野山参，兼能养血生津、补肺健脾、益智宁神、扶正复脉固脱。移山参主要用于中气亏虚，脾虚食少，肺虚喘咳，虚喘自汗，津伤口渴，内热消渴等证，尤其对心脏病有佳效。心力衰竭，胸闷脉微，汗出淋多时可用移山参以急救，扶正复脉固脱。此时用量宜多，需频频炖服。临床上，除心力衰竭抢救时，凡见上述症情一般常用白参或党参代之。

生晒参、白糖参、白干参等都统称为"白参"。白参为清补之品，药性平和，补气且能养阴生血，尤适于素体虚弱，或病后气阴不足，或气血两虚患者。白参补益力较弱，一般用以煎泡代茶饮，日常调补气血用，可加大枣、枸杞子同泡。

采集新鲜的人参，洗净晒干或烘干的，称为"生晒参"或"白干参"，补力较野山参或移山参更轻。

白糖参即白参经过沸水清烫后，再浸入糖汁中，取出晒干。

白参蒸熟晒干或烘干的，称为"红参"。产于朝鲜的红参称为朝鲜参、别直参、高丽参，加工法与国产红参相同。朝鲜参有朝鲜红参、朝鲜白参之分，红者为优。

红参性偏温热，具有补气温阳的作用，主要用于脾肾虚寒，真阳衰微，阳气虚弱的患者。体质偏热，高血压者不宜服用。

此外，日本栽培的人参称"东洋参"。东洋参始载于《本草纲目拾遗》，因加工方法不同，也分为白参与红参两种。

西洋参原产于加拿大、美国等地，我国也有栽培，也叫花旗参。本品性凉，味甘微苦，功能补气养阴、清热生津。西洋参临床用于气阴两虚、内热、咳喘、痰血、虚热烦倦、消渴、口燥咽干等病证，对肺结核、冠心病、急性病发热后证属气阴耗伤者，均有清补作用。本品尤其适用于盛夏酷暑，因汗出过多而损耗正气；或工作辛劳熬夜，津液耗伤，口干咽燥，里热虚烦，免疫功能低下，疲劳综合征者；或儿童气阴不足，质薄虚热汗出，容易感冒，纳少厌食，舌红苔花剥者；或年老体弱，偏于气虚，烦热口燥少津，舌红苔少者。这些患者适当饮用一点西洋参茶，可补气养阴、生津除烦。阳虚畏寒、大便稀软，或舌苔白腻，胃有寒湿者忌服。

党参甘平微温，入脾、肺二经。功能补中益气，兼能养血生津，有益脾胃、生化精微之功，善理消化道疾病。主治中气虚弱，脾运乏力，食少体倦；或脾虚腹泻，久泻脱肛；或肺虚咳嗽（需与沙参同用）；或气血不足，面色萎黄，形体消瘦，四肢欠温等症。党参功效与人参相仿，但补力较薄弱，回阳救急之力难达。现代临床将古方用人参者常以党参代之。如治小儿脾肺两虚，反复感冒夹食，或虚人感冒的参苏饮；治小儿脾虚阳弱，经常腹泻，或慢性久泻的理中汤；李东垣之名方补中益气汤、益气聪明汤均可以党参代人参。

太子参又名孩儿参，味微甘苦平，入心、脾、肺三经，功能补肺气、健脾胃、宁心敛汗。主治肺虚感冒咳嗽，脾虚食少形瘦，心悸体虚，神疲乏力，属于气阴不足者。太子参补气力微，尤其适用于小儿患者。如表虚自汗、盗汗、反复感冒咳嗽，太子参可与沙参同用；或病后肺脾不足虚汗出，不思饮食，尚咳有痰，于异功散或生脉散中选用。

沙参性凉味微苦，入肺、肝经，功能养阴润肺、化痰止咳。主治肺热燥咳，虚劳久咳，阴伤咽干喉痛，兼治瘰疬、斑疹。凡小儿肺阴不足，咽干燥渴，阴虚内热而嗽咳、鼻衄者皆宜。沙参有南、北之分。南沙参性凉，益气滋阴力微，长于清痰热、泻肺止嗽，适宜于小儿阴虚夹痰之咳嗽；北沙参质坚性寒，气味轻清，益气清热、滋阴生津力胜于南沙参。北沙参功近于西洋参而价廉，临床可代用之。如沙参麦冬饮、清燥救肺汤中常选用北沙参；又治小儿胃阴亏虚，舌红少苔、不饥不纳厌食者的叶氏养胃汤也用北沙参。脏腑无实热，肺虚寒客者，勿服。

若需长期服用野山参或移山参,建议每天不超过 1 克。如果临时抢救用,建议每日不超过 3 克炖服。若服用山参剂量过多,容易得"人参综合征",出现胸闷腹胀、不欲进食、心悸怔忡、兴奋不眠、血压升高、大便失调等现象,此时可以取大量萝卜或萝卜籽煎水服用,以解过量服山参之副作用。

一般体质不虚、实证、热证患者不主张服人参;急性感染患者属燥热体质或阴虚火旺的忌服红参、高丽参、别直参等温补之品;阳虚畏寒、脾虚吐泻者忌服西洋参、南沙参、北沙参。

感冒发热时尽量不服人参。中医认为感冒是外邪侵犯,服人参容易恋邪,导致感冒症状迁延难愈。但虚人感邪,则仍须加党参或太子参,扶正祛邪。风热感冒、体虚咳嗽患者可以酌情加南沙参;肺阴不足,舌红苔少,也可加北沙参。

外感夹有吐泻,或里有积滞,苔腻口臭者忌服参类。

二、人参能救人也会害人

野山参补气力峻,常能力挽狂澜,救危回逆,用于急救时须加大剂量,专用一时。中医儿科泰斗董廷瑶教授在宁波行医时,路过一户人家传来哭声,即被主人恳求请入家中,但见床上躺着一病者,身体羸瘦,面青肢凉,刚才家人呼之不应,闭目不言,故家人哭号求董师救治。董师询之此人本有肺病,近因家事烦劳气恼,郁郁寡欢,饮食不进,渐至虚脱,气息微弱,又正逢夏暑却周身冷汗出,切脉细微若无,观舌淡少苔,按腹平软。董师谓此乃阴阳俱虚、正气欲脱之危证,久病极虚,恐难回生。但家人再三央求,董师拟峻补元气,期阴生阳长,回阳救逆,嘱去药铺购野山参三钱(9 克),加水炖后,分次徐徐喂服,若能服下,呼吸可以接续,神清目张,再以粥汤喂服。次晨患者家人来报患者已醒,能开口张目,但语声微弱,再请董师出诊,嘱继续服用野山参 3 天,同时用中医药辨证治疗后,慢慢能进食下床活动了。

另有一次,一富商家派人请董师出诊,原来他家儿子突然狂躁不定,坐立不安,昼夜不能入寐,闹得家中鸡犬不宁,惊慌忙乱,急来求董师救治。董师探视、细询下获知:患者年方二十余岁,正欲出门经商,其母爱惜独子远行辛苦,取出野山参一支,一日内分两次炖服,本想补其元气以强身健体,不料出现这般烦躁闹腾,无法安静。董师指出病因乃健康的青壮年,无虚,不能耐受野山参大量一日内峻补,此乃服参后阳亢兴奋,难以控制而出现精神异常。嘱家人急去药铺购萝卜籽一市斤(500 克),半斤(250 克)一次加水煎汤,频频饮服,若症情改善不明显,隔两个时辰再将余下半斤煎汤予服，估计可以解除野山参的副作用。果然，翌日病家来报，病者已安静下来，夜能入寐，奉上加倍诊金致谢，恭称真乃神医也！

以上两例是二十余年节假日我们师徒经常交谈时屡次提到的案例，我熟记于心，今录下与同道共习之。恩师日常传教医理时每每提道：中医是以阴阳表里寒热虚实八纲辨证求因，病因既明则按证候立法，纠正寒热虚实以平衡阴阳，达到"阴平阳秘，精神乃治"，使病证向愈；中药组方是纠偏治病的，如果辨证不精，阴阳寒热虚实不明，则虚者更虚，实者愈盛，必定加重病情，甚则危及生命。恩师屡次讲述两例，谆谆教导，就是让我们熟记：人参乃补药之首，能峻补救人，但用之不当也会害人，故有谓"是药三分毒"，指的就是用药不当产生副作用，无虚者用之犹如"投毒"。数十年来，我受教感悟颇深，牢记师训，得益匪浅，临诊必须细致望问闻切，谨慎辨证求因，精确立法，选方用药，力求方药对证纠偏，使阴阳平衡而能愈病。

我的侄子现年四十余岁，在他大学毕业后发现患有垂体瘤，在华山医院脑外科手术切除后，激素水平极低，须长期服激素补充。2019年，他突发头晕、肢软、不自主跌到数次，去医院复查发现脑内有血管堵塞，必须再次开颅手术。后来，他在华山医院脑外科开颅手术疏通血管，手术成功，转 ICU 病房观察治疗，但昏迷不醒2天。我弟媳来电哭诉：医生告知何时能醒很难说，目前用支持疗法，鼻饲。她问我中医是否有救治法？我心乱如麻，也不能进重症监护室，不知所措，情急之下我想到恩师的教诲：野山参能救危证。正好我家藏有正宗的野山参一小支，我立即交给她，嘱取半支参，隔水炖1小时，连炖2次，将参汤倒入保温杯，急去医院给主治医生看，这样的淡黄色清参汤可否允许鼻饲给患者试试。医生思考一下，接入手术室给患者鼻饲，家属只能回家等待。下午接到通知，患者已清醒张目，3点后开始可以探望，弟媳破涕庆幸赴院探望儿子，能听到儿子微弱的语声。次日，我侄子已可以吞咽半流食，我即嘱弟媳将人参切极碎炖烂，劝他慢慢地嚼碎食完，如此共服了三支野山参，元气渐复，转至普通病房。这是我在实践中遇到的危重病例，遵循恩师的宝贵经验，配合西医药加用野山参峻补元气，气能生血，上供于脑，而能加速醒脑。试录之以供医师们参考并评论之。

第四节　浅谈牛蒡子

牛蒡子，性味辛、苦、寒，归肺、胃经，功能疏散风热、解毒透疹、利咽散肿。临床常用治感冒发热，咽喉肿痛，咳嗽痰多，斑疹瘙痒，风疹，荨麻疹，疮痈肿毒等症。

1. 扁平疣　将牛蒡子略炒后研细末，用温开水冲调，酌加少量绵白糖调味，每次服 3 克，日服 2 次。持续服用 10 天为 1 个疗程。

2. 小儿流涎　单用上法冲服。脾虚小儿可用六君子汤化裁加山楂、谷芽，酌加牛蒡子煎服，往往可收到事半功倍之效。

3. 鼻炎、鼻窦炎　牛蒡子 10 克，加水煎服，或水煎浓缩液滴鼻，对鼻腔黏膜充血肿胀，都有良好的治疗作用。

4. 习惯性便秘　牛蒡子 15 克，捣碎，开水 500mL 冲泡，20 分钟后代茶饮服，1 天内分次饮完。

5. 预防猩红热　牛蒡子研细粉，2 ～ 5 岁吞服 1 克，5 ～ 9 岁吞服 1.5 克，10 ～ 15 岁吞服 2 克，每日 3 次，饭后吞服，2 天即可。

第五节　茶叶的妙用

李时珍《本草纲目》中云茶"主治咳嗽，喘急，去痰垢"。

1. 感冒时喉头发炎、声音嘶哑、咳嗽吐痰，用浓绿茶泡冰糖喝上几杯，患者会立刻觉得喉清痰爽。常喝绿茶，可以提高抗病力和免疫力，有效预防感冒。

2. 口臭可用绿茶漱口。

3. 无名肿毒时，将茶叶捣烂敷患处，可退肿消炎、拔毒止疼。

4. 误服有毒金属和碱类植物后，可服浓茶解毒。因浓茶含单宁酸，单宁酸可与金属起化学反应而沉淀收效。

5. 茶叶含单宁酸，具有杀菌作用。民间常用茶叶水冲洗伤口，有消毒杀菌功效。

6. 茶叶治疗香港脚有特效。患者每晚用绿茶水洗脚，日久便会不药而愈。

第六节　小儿常用预防流感的方法

流感高发季，泡杯中药茶、勤洗手、注意保暖、室内经常通风换气、均衡营养、增加运动锻炼、佩戴防感香囊，均可以预防流感。

家长可以根据小儿不同体质及状况自制中药茶（汤、饮）。

1. 姜枣葱白汤 大枣 10 枚，生姜 5 片，葱白头 3 根洗净，加清水煎 10 分钟，乘温热徐徐饮服，能祛风散寒，适合于风寒型流感。

2. 薄荷青果饮 西青果、薄荷各 5 克煎汤，待微温时饮服，可疏散风热，适合于风热型流感，症见微恶风、发热、头痛、咽痛、鼻塞黄涕。

3. 银蒲蝴蝶汤 金银花 9 克，蒲公英 15 克，玉蝴蝶 5 克，加清水煎 10 分钟，去药后待温饮服，功能清利咽喉肿痛，适合于风热型流感，症见发热、咽喉干痛。

4. 苏叶陈皮茶 苏叶 5 克，陈皮 5 克，绿茶 3 克，开水泡饮，功能疏风散寒止咳，适合于感冒后期咳嗽、痰白稀者。

5. 桑叶杏贝茶 桑叶 10 克，甜杏仁 9 克，川贝母 3 克，百合 5 克，加水煎 10 分钟，再加入冰糖 5 克，调味饮服，功能清肺化痰，适合于风热感冒后咳嗽者。

第七节　宝宝为什么不想吃饭？

在平时亲友及老同学们聚会晤面时，常会听到他们诉苦：我家宝宝总是不想吃饭，甚至看到食物或奶粉就摇头噘嘴，不肯吃，如果强喂则哭吵恶心，严重时还会呕吐。眼看宝宝日渐消瘦，真心痛啊！每当进餐时间到临，爷爷、奶奶、外公、外婆，加上爸爸、妈妈一齐上阵，全家总动员又是哄又是喂，忙得不亦乐乎！但是宝宝还是不领情。怎么办啊？

这也是我们门诊上最常见的病症——小儿厌食症。具体表现为：婴儿期（＜1 周岁）的小宝宝，见奶不贪，吮奶量日渐减少，或抗拒饮奶；幼儿期（1～3 周岁）时只喜饮奶粉，不肯吃米面及菜泥、鱼肉等主食；学龄前期（3～6 周岁）有的儿童只喜各种饮料、果汁、零食及糖果，不肯吃正常的饭菜。令全家担心不已。

宝宝不肯进食的原因多种多样：

身性疾病影响——各种急慢性感染性疾病，尤其是消化道、呼吸道疾病都会使宝宝食欲下降而厌食。

药物影响——如抗生素，及维生素 A 或 D 过量均可影响胃口，导致厌食。微量元素锌的缺乏，及某些内分泌素不足也能出现厌食。

气候变化影响——如夏天气温高、湿度大，使人体消化液及胃酸分泌减少，消化酶活性降低，食欲也随之下降。

神经性厌食——较多见的是宝宝离开亲人，家庭环境变化，或进托儿所、幼儿园时，对新环境不适应，不愉快，情绪低落，没有食欲，不肯进食。其次是家长教育走入误区，过分关注宝宝的进食，当宝宝不想吃饭时就训斥恐吓，强迫喂食，更引起宝宝反感，哭闹，而抗拒进食。也有些爸妈对孩子要求过高，在学龄前就开始教孩子读书写字及各种乐器，使孩子整天忙于学习，没有玩乐的时间，没有和小朋友一起活动游戏的自由，这样不但使他厌学，而且情绪低落，更使食欲减退。此外，顽固性神经性厌食，是较少见的，常发生在个别年长些的女孩身上。她们常因刻意减肥，或情志压抑，郁郁寡欢，而致长期厌食，表现为消瘦，乏力，体温偏低，怕冷，心率减慢，严重时会导致营养不良、生长缓慢。青春期少女还会因厌食出现贫血，闭经。

喂养不当，饮食失节——这是现代社会小儿厌食的最突出、最常见的病因。当今我国经济发展良好，物质丰富，又多独生儿，爷爷、奶奶、外公、外婆，加上爸爸、妈妈，"四二一"的家庭模式，全家围着宝宝，万分疼爱，格外呵护，不断精细喂养，唯恐营养不够，加之市场上儿童食品花色品种多样，尤其是奶粉及各种奶制品不断增多，宝宝自幼娇生惯养，家长又缺乏科学的喂养常识，一味挑选价高质优，营养成分高的奶制品，还怕宝宝吃不饱、长不胖，时时喂进一些高蛋白、高糖食品，如巧克力、奶酪等，使宝宝的消化道超负荷运转，无法正常消化、分解、吸收，而使食欲下降。正常儿童每隔 3～4 小时胃内容物要排空，血糖要下降，就会产生食欲。如果进食不定时，饭前吃零食、冷饮或水果，胃内充满食物，血糖就不下降，也就不会有饥饿感，不思进食。

小儿厌食症以 1～6 周岁小儿为多见，城市发病率高。其发病原因虽有多种，但据目前资料分析，以喂养不当、饮食失节造成厌食的患儿最多。①婴儿期常因缺少或没有母乳喂养，改由人工喂养，未定时，不定量，奶粉喂养次多量过；或虽按比例配制奶液，却不根据自己宝宝实际能够吸吮摄入消化的奶量，一味按照说明书的配方奶量强喂，甚至有的家长乘宝宝睡着时迷迷糊糊中灌喂下去，导致喂奶过多。宝宝太娇嫩，消化吸收的功能尚弱，导致乳食积滞于胃肠道，出现口臭、肚膨气胀、哭吵、汗多或大便不调（大便黏稠臭秽、或干结不畅、或便秘）等症状。爸妈却不明缘由，仍按时强喂，宝宝肚胀更严重，只是不断哭吵，最后拒饮奶粉，甚至呕吐乳液。②宝宝到 6 月龄时未及时添加米面、菜泥、鱼肉等辅食，也不减少奶量。很多家长生怕宝宝营养不足，长不胖，认为奶粉配方佳，营养高，价格虽贵，但为使宝宝快速生长发育，任由宝宝一味嗜饮奶粉，到 1 周岁时仍拒吃米面、菜肉类食物。宝宝偏食、挑食导致营养不均衡，日久体重、身高不增，甚至伴有贫血、佝偻病。③幼儿期（1～3 周岁）因之前的喂养不当，某些孩子虽已长出牙齿，却不肯咀嚼，嗜饮奶粉、酸奶，并喜各种饮料、鸡鸽浓汤、糖果、零食及油炸食品。这些高糖、高脂肪、高能量的食物超量供给，使幼儿难以消化、吸收，导致宝宝饮食内积，日久化热，出现口臭腹胀、心情烦躁不宁，从而对正常饭菜没有胃口，不想吃。营养不均衡的幼儿，形体发育会出现两极化，有的孩子消瘦如豆芽状，有的肥胖超重成胖墩。

厌食日久，宝宝摄食量少，会出现体重、身高增长缓慢，形体日见消瘦，面色少华，继发贫血、营养不良及佝偻病（鸡胸、肋骨外翻、夜烦哭吵、盗汗淋多）等；同时因气血不足，抗病力降低，宝宝很容易感冒发热，引发咳嗽、支气管炎等呼吸道疾病。体检发现，长期厌食的小儿中，体重、身高低于同龄健康儿一个标准差以上的占80%左右，兼有贫血的患儿占36.2%，头发微量元素检测（包括宏量元素钙）缺锌的占48%，缺钙的占72%，缺锰占32%。

小儿厌食症的治疗方法如下：①有消化道及全身性疾病的，要积极治疗原发病，原发病治愈，病因去除了，食欲自然会逐日增加。②药物引起的厌食，停用引起胃肠反应的抗生素及其他药物，食欲当能恢复。③缺锌厌食儿需要补充葡萄糖酸锌口服液，即可。④夏天气候炎热，影响宝宝食欲，除适当通风，降低室温外，饮食宜清淡、容易消化，也可选择进食薏苡仁、扁豆、冬瓜、山药等化湿健脾帮助消化的食品，可使宝宝安度夏季。⑤神经性厌食，首先要消除引起宝宝不悦、不宁的各种精神刺激因素。家长要改变不正确的教育方法，常和孩子一起游戏，设法寓教于乐，使孩子保持健康良好的情绪，才能正常进食。对少女的顽固性神经性厌食，治疗须配合心理疏导，首先要了解孩子产生压抑的心结，及时与孩子像朋友般谈心沟通，解除孩子的焦虑和压力，打开心结，情绪轻松愉快了，再适当加服帮助消化的成药，自然就想进餐了。但厌食已久，病情亦重，所以疗程较长。⑥喂养不当、饮食失节会造成厌食，所以应该重视合理喂养。新生儿首要提倡母乳喂养，6个月以内的婴儿最好采用纯母乳喂养，纯母乳喂养的宝宝很少发生厌食。6月龄后可适量添加奶粉，要细心观察宝宝饮奶的数量和速度，宝宝饮奶状况正常，发育良好，之后再顺序添加米面等辅食。先加单一品种，每天改换花样，逐渐由易消化的糊状食物，进展到厚稠的荤素搭配的稀饭或面条。切忌操之过急，额外乱加"营养食品"，造成宝宝因积食而厌食。同时要培养宝宝良好的饮食卫生习惯，定时定量按顿进食，饭前不吃饮料、零食，以免血糖升高，影响正餐食欲；饭后可吃水果；午睡起来可以集中吃些糕点或糖果。要经常变换食品花色品种，让宝宝在轻松愉快中进餐。宝宝有时进食不乖，也不必着急，30分钟后拿走食物，但不能用奶制品或零食来补充，一顿没吃好，下顿饿了自然会吃，不必多虑。千万不要恐吓威胁宝宝进食，更不能强迫进食，也不要哄骗逗玩，勉强宝宝进食。一顿餐喂了一二小时，影响了下一餐，还会养成宝宝边玩边吃和偏食挑食的不良习惯。

下例举几个常用的厌食食疗法。

1. 大枣 9 只去核，陈皮 5 克，粳米 50 克，共置锅内，加水适量煮成稀粥，早晨空腹进食，连服 1 周。本法有健脾养血、消食行气之功效，适用于病后不思饮食，面黄少华，神疲无力的患儿。

2. 焦黄锅巴 50 克，谷芽 30 克，麦芽 30 克，加清水适量煮 30 分钟，取汁加少量食盐或蜂蜜调味饮用。本法具有健脾消食化积的功效，适用于伤食积滞，舌苔薄腻，纳呆厌食的患儿。

3. 金橘 500 克、切片，与 500 克白糖混匀，装瓶密封 2 周（现售的糖金橘亦可），每次取 25 克，开水泡饮，连用 1 周。本法具有健脾消食、生津理气之功效，适用于脾虚，胃痛，嗳气胸闷，口渴不思进食的厌食儿。

4. 胡萝卜 250 克，洗净水煎，加入适量红糖，取汁代茶饮用。本法具有健脾消食、行气生津之功效，适用于食积于内，口臭胸闷，形瘦乏力的厌食儿。

5. 鲜酸梅 150 克洗净，温开水泡软去核，加白糖 50 克，同捣成浆，冲入雪梨汁 100mL，加凉开水 500mL，每次饮 15 ～ 30mL，每日 4 次。本法具有生津解渴、安蛔、促进消化的作用，适合胃酸不足，舌红少苔，口渴，面有虫斑的厌食儿。

第八节　儿童喂养不当，不是肥胖就是厌食

现代家长动辄高蛋白、高脂肪的精细饮食喂养，造成了越来越多"两极分化"的儿童：营养过剩，产生肥胖儿；相反，消化不良，则产生厌食情绪。要想治愈儿童肥胖和厌食，家长要帮助孩子"忌口"。

儿童肥胖、厌食都属于"现代病"，以 1 ～ 3 岁的学前儿童较多见，多数原因都和饮食不定时、不定量、不均衡等不当的喂养方法有关。

喂养次数过于频繁，量也特别多，再加上餐饮不定时、不定量，就容易影响消化功能；奶粉喂养过多过浓，婴幼儿消化不了，出现口臭、肚胀，大便干、心情烦躁，也可能导致厌食，形体消瘦。相反，有些孩子消化功能好容易吸收，又会造成肥胖。

科学的营养金字塔应该是底层为碳水化合物，中层为维生素和纤维素，最高层才是脂肪和蛋白质。建议肥胖和厌食的孩子都要改变饮食习惯，要"忌口"，少吃

烧烤、火锅、油炸、厚味浓味的高蛋白食物，忌吃糖果、甜品、可乐、雪碧、奶茶等食品。

第九节　囡囡厌食，宝宝回奶，中医治疗有良策

孩子带给一家人的不仅有欢乐，也有些许排解不开的烦恼和担忧。比如囡囡厌食、宝宝回奶真叫爸爸、妈妈、爷爷、奶奶束手无策。

小儿厌食症是西医名称，属于中医小儿脾胃病的范畴，中医称为"纳呆""不思食"。病孩形体消瘦，腹膨气胀，生长迟缓，症情比较严重，俗称为"奶痨"。中医治疗脾胃积滞型厌食有两类大法：一是药物治疗，对于婴幼儿而言，尚未开口吃饭却先要尝药的苦味，后来虽然设法改变剂型，由煎药改制成糖浆，但仍摆脱不了服药之苦；另一种方法是割治，俗称"挑奶痨"，也包括"割治奶痨"。"割治奶痨"，即选择肌肉肥厚的掌面大鱼际，划开一条比较浅的皮肤小切口，将脂肪组织里面的脂水挤压出来，这种方法，家长和患儿都不愿意接受。目前已很少有医者施行本法。"挑奶痨"就是用针刺四缝穴，穴位在食指、中指、无名指以及小指第二节横纹的中间一点。针刺四缝穴，既是诊断方法，又是治疗方法。如果患儿确实是患了奶痨，那么用针刺四缝穴，里面又黏又稠的黄色脂水就会冒出来，随着病情向愈，这种脂水逐渐变得清稀，量也一次比一次减少。为了进一步诊断和验证病情是否好转，也为了进一步治疗，每次就诊都必须针刺一次，直到完全治愈为止。

著名中医儿科名家董廷瑶老师独创了"火丁指压法"治疗婴儿吐乳症（婴儿回奶）。婴儿吐乳症西医学称为小儿胃食管反流（GER）。本病呕吐次数虽多，因属于功能性呕吐，故患儿并无病态表现。一般表现是喂乳后即刻，或30分钟，甚至60分钟后发生呕吐乳食的症状。婴儿吐奶，量多如注，状如喷涌，猝不及防，顷刻之间，从口鼻中一齐喷出，一日数次（3～4次），但吐后患儿不仅没有难受之状，反而神情舒畅，再喂却不会吐了。吐奶症发作期一般是在新生儿和婴儿期。若反复发作，则为顽固性呕吐，可影响小儿的健康发育，致使其体重不增、生长迟缓、贫血、佝偻病以及呼吸道并发症。火丁指压法的按压方法是，医者将右手食指指甲剪净，清洗3次，用过氧化氢消毒后，指面蘸冰硼散少量，然后将食指弯曲成弓状，伸入患儿舌根部的"火丁"上，瞬间向下加压，即刻退出，一次完成。按压瞬间指端与会厌周围组织接触时有紧缩感。患儿进乳后2小时方能施行本法，指压后间隔1小时方能进食。5天1次，3次为1个疗程。

董师对吐乳患儿的治疗，创用指压加汤药内服的方法。我经过反复试验和深思熟虑后，设想可否单以指压法独进。因吐乳患儿连母乳尚难吸进，何况中药味苦，更难喂进，服药效果当然不理想，如果指压法能够单独承担治疗任务，岂非更胜一筹，于是设计了《董廷瑶老中医诊治婴儿吐乳（火丁按压法）的临床研究及其机理探讨》，统计结果临床疗效达到95%以上。目前，在临床尚无非药物治疗而又无公认安全有效的治疗技术的情况下，指压法的疗效大大超过中、西药物治疗，可以及时止吐，保证患儿营养供给，改善其营养不良及各种并发症。董氏指压法简廉有效，无创伤性，无副作用，具有创新性、先进性和可重复性，因此具有广泛推广使用的价值。1994年，此课题研究成果曾获国家中医药管理局科技进步三等奖、上海市科委医药科技三等奖。

第十节　盖得多，踢得多，感冒多，深秋幼儿衣被不宜太暖

天气逐渐转凉，不少年轻父母每晚起床不下十次，目的就是为了给孩子盖被子。近日，不少父母这样抱怨，尽管起床十次为孩子盖被子，但是幼儿感冒、咳嗽的病情依然屡见不鲜，其实踢被子频繁只因盖得太多。

家长对孩子的衣被添加还是要有一定控制，不可以让孩子穿得太暖、盖得太多。所以，专家提倡：在饮食方面要向西方学习，而在穿衣盖被上，不能向老人学习。一个晚上家长起床盖十次被子，问题就是在孩子盖得太多，太容易出汗。按照中医的说法，即内火升、内热高则毛孔容易疏松打开，冷空气也就容易"乘机而入"了，因此感冒、咳嗽难免多发。

对于爱儿衣被的冷暖和喂养，要保持"三分饥"和"三分寒"。所谓"三分饥"并不是说"饿"，而是每一顿饭都要定量，既能够完全消化，但也要带点饥饿感觉，这样每餐都容易消化吸收，并且下一餐又有兴趣进食，可以摄入营养。而"三分寒"是指衣被不要穿得太多、盖得太厚。在夏天向秋天转变的时候，要慢慢添加，而在冬天向春天转变的时候，要慢慢地脱减，以适应自然界气候的季节性变化。即所谓谚语"春捂秋冻"。

第十一节　体弱儿童先开胃，后进补

近来时遇到家长询问：我的孩子身体瘦小，经常生病，不断吃药打针，不见起

色，医生都说他体质太弱，免疫功能低下，听说中医可以调理体质，冬令可以用中药进补吗？

我认为，确实有不少孩子反复生病，多方治疗未愈，甚至影响生长发育，家长为求儿体安康，奔波于各大医院之间，配药打针外，还常买各类保健品，有的老人甚至省下补品给儿孙服，这样不分男女老幼，不问病源起因，施补误补，不但不能治好病，反而带来副作用。

谈到进补其中很有学问可究，人体虚弱虽需进补，但病症有虚有实，实则宜下，虚中夹实应先祛其实，后补其虚，此为原则，必须掌握分寸。尤其小儿嫩芽弱质，经不起药物误伤，我们必须根据孩子的体质、病因和当时的病情，具体分析区别对待。所谓个体有差异，病情有轻重，对孩子进补犹如量体裁衣，更应在医师指导下调理或进补。

早产儿或小样儿（出生体重未达标），是先天不足，消化及呼吸功能均差，容易感冒、咳嗽，或患支气管肺炎，或患胃肠炎容易呕吐腹泻，体弱反复生病，常用药治疗，因而食欲不振，进乳量少，则生长缓慢，形体瘦小。此类患儿不在少数，他们羸弱多病，很难进补。从中医观念看，这类患儿是因胎孕不足，脏腑功能发育未全，本元亏虚，后天急应调扶，先从调理脾胃着手（脾胃为后天之本，职司供应全身营养），选配运脾醒胃的汤药予服，渐渐使小儿胃开能食；到冬季可配制清膏，也应选用性味甘淡平和、养胃补脾的药物，补益气血。针对其消化功能本弱，补药也难吸收，故在补益剂中必须加入芳香理气流通之药，如陈皮、砂仁、藿香、木香等，寓补于通，方能徐徐运化吸收，来年可望生长良好。

后天因素，更为多见的是喂养过度，营养过剩导致多病。现代社会经济发达，物质充裕，家长都希望孩子吃得多，长得快，健壮成长，全家精心喂养，奶粉、营养米粉多种混合喂养，量多次频，或鸡、鸽、鱼、虾高蛋白、高能量食物，大量地哄喂，使孩子肠胃负担过重，消化功能障碍，营养不能完全分解，难以合成儿体需要的蛋白质，无法完全吸收，影响生长速度；还可酿成痰液，滞留体内，阻于肺络，当外界气候忽冷忽热，或孩子衣被过厚汗多，或外出旅游、运动汗出脱衣时，则易感受风邪，就容易感冒、咳嗽、发热生病。从表面上看，这似乎是"肺虚"，但实质是以饮食伤胃、痰浊内生为主要病因，是虚中夹实之证。我们从中医整体辨证，病发时只能对症施治，宣肺退热，祛痰止咳，兼以消食化积醒胃，此时不宜进补；当病情缓解时，应继续健脾化痰，苏醒胃气，以增进食欲；唯有在病情稳定，胃口已开时，才能用中药调补。在冬至前后，可配制膏滋药进补。一则冬季万物收藏，孩子胃纳也健旺，容易吸收营养。二则膏方中配伍药物多：上用益气补肺固表药，可收敛毛孔，减少出汗，防御外邪；中用健脾化痰养胃药，增强消化功能，使营养物质能充分分解吸收，杜绝生痰之源；下用补益肝肾、壮骨纳气药，可培补身体元气，使精血充沛，以助长骨骼发育。如此上、中、下三管全投，能综合提高患儿的抗病能力，加速体脑发育。

大病或久病后体质虚弱的患儿，理当用中药调补。原则上，采用上法先治其病，后调理脾胃，使胃开，食欲正常时，才能配制膏方进补；反之，胃呆厌食时，五谷果菜都不能正常进食，食补尚难，何况药补呢？

有谚语说："冬令进补，来春打虎。"冬三月是"生机潜伏，阳气内藏"的季节，选择冬令进补符合自然规律，也是祖国医学天人相应观的具体应用。从西医学论，冬天气温低，热量耗散多，胃肠道功能相对较强。又冬季，人体在经历了春、夏、秋三季的消耗，脏腑的阴阳气血有所损耗而偏衰，此时若能适时进补，可补充人体的气血津液，使正气充沛，既可抵御寒邪的侵袭，又可使来年少生病或不生病，从而达到事半功倍的预防作用。

有效补虚的中药，如人参、黄芪、山药、枸杞子、首乌、灵芝、五味子、黄精、阿胶、龙眼、核桃、芝麻、莲子肉等，都可按情况投入膏方。膏方具有有效成分含量较高，作用稳定持久，体积小、便于携带保藏，服用方便等优点。

膏方是在辨证的基础上，根据病弱儿的体质和病情等情况，进行针对性地选方择药配制的，可通过调整儿体的气血阴阳，达到扶正祛邪、疗疾强身防病的目的。膏方有平补、调补、清补、温补等法则。平补药性平和，少寒热之偏，可以补气养血，调整阴阳，适合应用于平时保养，或一般体质虚弱儿的强身助长；调补用于消化吸收功能减弱，即脾胃虚弱、胃口不开、厌食的患儿；清补则补中兼清，适用于体虚而有内热的患儿，或用于热性病后期体质虚弱者；温补用于平素阳虚之儿。

第十二节 家常食疗告别夏季热

在炎热的夏季，有些3岁以下的婴幼儿常出现莫名其妙的发热持续不退，体温达38～40℃，而且天气越热，体温也越高，但体检和实验室检查却均属正常。这种现象多见于6～8月，有时可持续3个月之久，被称为夏季热，中医又称为"暑热证"。

本病的发生与夏季高温气候有关，但内因却与小儿体质密切相关。早产或体弱儿，后天喂养不当、消化不良、厌食或病后体虚的小儿，往往体温调节中枢功能失调，汗腺分泌功能下降，产热和散热不能维持动态平衡，当夏季感受暑邪后，无法及时排汗散热，体热积聚，致使体温升高。患儿常伴多饮、多尿，加之高热、少汗，因此，夏季热的特征可概括为"一高二多一少"。

由于上述特点，抗生素和退热剂往往无效，夏季热的防治主要还是靠护理，这一点家长不可不知。有条件的话，可将患儿置于空调房内，或在室内放冰块，让风扇摇动吹风，使居室凉爽通风；也可以用酒精擦浴、低温水浴（35～36℃），通过皮肤散热而降温，一天2～3次；另外，要注意补充水分和盐分，可多喝淡盐水和含碳酸较少的清凉饮料；饮食宜清淡、富营养而易消化。如果能辅以下食疗方法，可收到事半功倍之效。

1. 清凉绿豆粥　适用于暑热汗少的患儿。绿豆30克，粳米50克，加水熬成稀粥，撒入薄荷末3克，搅匀后再煮沸，加少量白糖或细盐即可，有清暑解表、退热养胃的作用。

2. 调胃藕荷粥　适用于夏季热伴食欲不振的患儿。鲜藕1节，切成粒，粳米50克，加水熬成稀粥，待藕熟后覆盖鲜荷叶1/4张，再煮沸，揭去荷叶，加白糖调味。

3. 黄瓜代茶饮　适用于夏季热伴口渴多饮的患儿。黄瓜250克，去瓤切成条，豆腐250克，共煮汤，加盐调味，可代茶经常饮用。

4. 翠衣绿豆汁　适用于夏季热食少、口渴的患儿。西瓜食瓤后，削下绿色外皮（西瓜翠衣）备用，绿豆30克，煮沸煨熟后，放入西瓜翠衣50克，再煎10分钟，加冰糖调味。

5. 健形瘦肉汤　适用于暑热食少、形体消瘦的患儿。丝瓜250克，切成小块，瘦猪肉100克，切成丝，将猪肉用食油煸炒后，加水、丝瓜，煮沸后加食盐、味精调味。

6. 清热豆腐饮　适用于夏季热体温较高的患儿。豆腐200克，生石膏50克，打碎撒在豆腐上，隔水用文火蒸2小时，滤出汁水，加少量精盐调味后饮服，有泻火清暑退热作用。

当然，如果小儿夏季热高热不退，家庭护理无效的话，还是应该去医院接受必要的治疗，以防止并发症的发生。

第十三节　育儿小贴士两则

一、家长患上"养儿焦虑症"，怕孩子吃不饱、长不大

按理说，看病应该是一本病历卡，然而现在的小孩看病往往又多出了一叠"病历卡"，带患儿前来就医的父母或爷爷奶奶、姥姥姥爷也都是手持另一本"病历卡"，而且这本"病历卡"要比医生手中的那本还要厚。有一个10个月大的宝宝来我这里就诊，也带了这样一本"病历卡"。这本"病历卡"里面详详细细地记载了宝宝自出生以来一日多餐的生活饮食起居情况，内容包括每餐的牛奶、奶粉、辅食以及每天的喝水次数，每项数量都精确到毫升，此外，还将宝宝每天的大小便次数及性状都清清楚楚地记录下来。

详详细细地记录成长过程原本并没有错，可以据此仔细分析孩子每天的变化和发病的原因。但是如今不少家长在喂养孩子的过程中，生怕孩子吃不饱，长不大，记下每天饮食的达标数量，若是还差一点，就坚持硬塞，也不根据成长变化因素逐渐变化。因而，不少小孩即使到了添加辅食、减少奶粉的时候，家长仍塞得太多，造成孩子胃胀厌食，情绪烦躁。

二、春暖花开，防过敏

春季是各种过敏性疾病的高发期。因为花粉过敏、过敏性鼻炎或哮喘等疾病的原因，不少孩子只能将大好春光"浪费"在家里。近日，各大医院儿科、呼吸科和皮肤科等接诊患有过敏性疾病的儿童骤增。家长不仅要帮助有过敏史的儿童避免接触过敏原，同时还要注意增强孩子的体质，保持健康的生活方式。

5岁的毛毛最近和母亲出去踏青，回家后就开始打喷嚏、流鼻涕，同时还伴有手脸发红瘙痒。家长误以为他是伤风感冒，给他服用了感冒药，可半夜里孩子竟大口喘气，呼吸困难。经医生检查发现，原来是花粉过敏。

春天逛公园、游花街要注意，有的孩子接触花粉会过敏。起初是皮肤出现红斑、肿胀，严重者出现丘疹、水疱，有时甚至还会糜烂，同时还大多伴有瘙痒和烧灼感，少数严重的还可能出现发热、头痛和恶心。初春时节，空气中弥漫着花粉等容易导致过敏的物质，可引起或加重一些过敏性疾病的症状，如湿疹、荨麻疹、接触性皮炎和过敏性皮炎等。有的孩子免疫功能本来就低，又是过敏体质，因此往往容易得病，最好的预防方法就是隔离或减少接触过敏原。

第四章　访谈记录

访谈一　体弱易感儿的养护

有些体质比较弱的孩子，一到季节转换或者稍一运动出点汗，就患感冒。对于这样的体弱儿，上海市中医医院儿科主任医师王霞芳建议，家长可以经常自制一些"保健饮料"给孩子喝，有助于提高免疫力，预防感冒。

保健饮料的做法很简单，可以用太子参10克，加大枣5枚、黄芪9克、生甘草2克，加清水煎沸，微温，让孩子代茶饮用，可续加温开水，一天喝完，然后把大枣吃掉。这个保健饮料有很好的益气健脾、补肺固卫、预防感冒的作用，而且味道淡淡甜甜的，孩子容易接受。常喝这种"保健饮料"可以使孩子胃口好，身体壮。

但是要注意的是，有很多体质比较虚，怕冷的孩子又常出汗，这样更容易感冒。如果孩子白天静时出汗称自汗，可用黄芪10克、白术10克、防风6克，加清水煎汤喝。如果夜睡时出汗，则用太子参15克、浮小麦15克、大枣5～7个煎汤喝。这些饮品有很好的补气、固卫、敛汗、增强免疫力的功效。

家长还可以适当给孩子服用一些中成药。比如用黄芪颗粒冲水喝，有很好的增强免疫力的效果；服用玉屏风散（其中含有黄芪），有益气固表、补虚止汗的功效。

此外，王霞芳主任医师强调，对于体弱易感的小儿，饮食一定要注意，尽量少吃过甜、过分油腻的食物，以及冷饮。因为吃甜食、油腻食物容易积食生痰，影响胃口；而冷饮伤脾胃，使消化功能下降，容易生痰、咳嗽。这些食物对孩子的身体都没有好处。

访谈二　继承大家：中医为少儿健康保驾护航

原本在前两期就已安排采访王霞芳教授了，因为她在前一阶段出书、出诊等事务缠身，才一改时间延续到了现在，也因为她是当今中国中医儿科领域知名的领军专家，我们的话题自然就从她所传承的"董氏儿科"特色，尤其是在婴儿吐乳症、小儿厌食症、小儿各型热病等临床上成功的经验探讨，进而实现为少儿健康保驾护航方面展开。

问：关于您的恩师董廷瑶先生的生平事迹，是否能先给我们的广大读者做个概要介绍？

答：恩师董老生于 1903 年，浙江宁波人。他幼承庭训，18 岁时继承祖业，20 多岁已蜚声甬城，成为当地名医。1937 年，他到上海开业应诊。1951 年，他邀集中西医同道集资创办了联合诊所，后进入公办医院。20 世纪 50 年代末期，董老任上海市静安区中心医院中医科主任，首批晋升为上海市中医主任医师。1977 年，他当选上海市政协委员、农工民主党上海市委委员。1981 年，他担任上海市中医文献馆馆长，兼任上海市中医研究班主任，并任上海市中医医院顾问、《上海中医药杂志》编委会顾问。1983 年，董老受聘担任上海中医学院专家委员会委员。1990 年，董老被聘为中华中医药学会儿科专业委员会顾问；同年，被遴选为全国首批 500 名老中医药专家之一，并荣获国务院"政府特殊津贴"。董老先生把自己毕生的精力和智慧都贡献给了中医事业，经他悉心治疗的患儿达百万人次。他的医德、医术蜚声中外，学生、弟子遍及全国和国外。他曾先后 6 次获得部、局级中医药科技进步奖；撰写了《幼科刍言》《幼科撷要》等专著和大量学术论文。晚年，他慨然将自己积蓄多年的 10 万元捐献给了中国农工民主党上海市委员会，用以设立"董廷瑶中医药奖励基金"。2002 年 2 月 28 日，董老逝世，享年 99 岁。

问：作为董老先生的传人，您的知名度与影响力，似乎与"董氏儿科"的传承与发扬紧密相关，是否请您就"董氏儿科"最具代表性的特色疗法，治疗婴儿吐乳症、小儿厌食症等方面的临床实践，做个概要介绍？

答：先说婴儿吐乳症。婴儿吐乳症也就是婴儿在哺乳期内，出现吮乳反吐的现象，西医学称其为小儿胃食管反流（GER）。患儿呕吐次数虽多，但属于功能性呕吐，故患儿并无病态表现。婴儿吐乳症的一般表现是喂乳后即刻，或 30 分钟，或 60 分钟后，发生呕吐乳食的症状，其吐奶量多如注，状如喷涌，猝不及防，顷刻间从口鼻中一齐喷出，一日 3～4 次。这是让许多父母亲束手无策，也是最为烦恼、头疼和担忧的一件事。在董师创造的指压火丁外治法加汤药内外合治婴儿吐乳症的基础上，我在 20 多年的临床实践中，对这一技术做了改良性实验，其基本思考方向是：吐乳患儿连母乳尚难吸进受纳，何况中药味苦，更难喂进，服药效果自然不理想，如果指压法能够单独承担治疗任务，岂非更胜一筹。于是，我主持并完成了一项荣获国家中医药管理局科研奖项的课题——《董廷瑶诊治婴儿吐乳（火丁按压法）专长的临床研究及其机理探讨》。经临床验证，火丁按压法治疗婴儿吐乳症疗效可达 95% 以上。

再说小儿厌食症。小儿厌食症是西医学的名称，属于小儿脾胃病范畴，中医称为"纳呆"，俗称为"奶痨"，是指较长时间食欲不振，见食不贪，甚而拒食，为消化道常见病症，多发于 1～6 岁的小儿。对于小儿厌食症，董师创立了"董氏治疳三验方"诊治特色。我侍诊董老 16 年，从治疳三验方基础上，临诊反复多次实践，进行了筛选衍变修改，按现代小儿厌食的病因及病理变化的主次，辨证将其分为六种证型：一是喂养不当，饮食失节；二是禀赋不足，病后失调；三是脾阳失展，营卫不调；四是胃阴不足，脾阴耗伤；五是环境变化，情志不畅；六是虫积成疳，食欲不振。我按上述分型，选组六方，对症下药，分期治疗，取得了很好的疗效。厌食症病因虽多，但病机转归总不离虚实两面，多为虚中夹实。病之初，伤食积滞为因，多见实证，治宜理气消食为主；若病程久长，多转为虚证，治当益气健脾或养胃生津为要；若虚实兼见，则先去其实，后补其虚。针对临床患儿年幼畏中药苦，汤药难进之难题，我又经过十余年的潜心研究，进行剂型改革，先制成中药糖浆，药味仍很苦，患儿不愿服；后进一步改变剂型，研制出了"开胃散"外敷穴位，结合针刺四缝穴法，首创小儿厌食内外合治的综合疗法。这一方法改变了给药途径，克服了患儿拒服苦药的难题，家长欢迎，获得了满意疗效，在儿科领域达到了领先水平。

访谈三　董氏儿科传人王霞芳的诊治特色

作为全国著名中医儿科专家董廷瑶的学术继承人，王霞芳待诊 16 年，尽得董氏真传，在治疗小儿厌食、腹泻、慢性结肠炎、小儿胃炎等脾胃病方面有所创新。她创制"董氏开胃散"外敷法治疗小儿厌食症，取得了 92.6% 的疗效，她也因此被评为"上海市中医小儿厌食特色专科"学术带头人。她继承董氏经验，运用指压法治疗小儿吐乳症，并用西医学的研究方法证实了其科学性、先进性和可重复性。该法已经在全市儿科推广。

在临诊时，王霞芳必先察患儿脾胃之厚薄，处方遣药亦时时顾护胃气，若见不足，及时扶助脾胃气阴，强调"百病以胃气为本"，"调理脾胃者，医中之王道也"。她在继承董老的"小儿用药六字诀"中，将"轻"字列于首位，认为用药勿使过量、过剂，以不犯胃气为准则，贵在轻清，贵在和平。她对任何病症的善后调理，均以健运脾胃为主，中土脾胃气血生化有源，则不难康复。

在调补脾胃方面，王霞芳尤其注重通补、润燥之间的配合。她认为调补脾胃之虚不能呆补、蛮补，而应在滋阴益气的同时，佐以理通助运之品，补中寓消，补中寓通，善用六君子汤或参苓白术散，酌加枳壳、砂仁、木香等；调脾胃之实，消中兼补，通中有补，喜用平胃散加味，随症加入太子参、茯苓、佛手、谷芽等。脾胃既相互关联，又各有所司。胃为阳土，喜润恶燥，以降为用，得阴自安，故治胃多宜润降，润则津生，降则气和，常用乌梅、石斛、天花粉等柔润之品；而脾为阴土，喜燥恶湿，以升为要，得阳始运，故理脾多用运脾之苍术、陈皮、砂仁、鸡内金，醒脾之藿香、荷叶、谷芽、麦芽等。这些药物多质轻味薄，轻灵平和，既不伤正，又能令脏气调和，药味清淡少苦，也易为患儿接受。

一、穴位敷药治疗厌食症

王霞芳创建的小儿厌食特色专科，每天有大量的厌食患儿前来就诊。这些孩子往往食欲不振，不思食，体重、身高发育不正常。

小儿厌食症，中医称为"纳呆"，俗称为"奶痨"，是指小儿较长时间食欲不振，见食不贪，甚而拒食。本病为消化道常见病症，多发于 1～6 岁的小儿。为什么生活条件好了，小儿厌食症反而多了？王霞芳说，当今社会物质丰富，但家长缺乏正确的喂养知识，盲目投以甘肥厚味，或当断奶时不断奶，甚至盲目喂以营养品，饮食严重偏嗜，却不知"饮食自倍，肠胃乃伤"。小儿厌食症的发生多因喂养不当，过度或过餐嗜食，导致消化功能失健所致。脾胃为后天之本，主运化水谷和输布精微，是气血生化之源。小儿生理特点为脏腑娇嫩，脾常不足。若先天禀赋不足，脾胃气弱，加之后天调护失宜，饮食失节，厚味伤中，终致脾胃运化失司，故出现食欲不振而厌食。大多小儿厌食初期症状较轻，可归之于"疳"之轻证，病变中心在脾胃，发病机理是脾运胃纳失常。

王霞芳从董老先生的验方——董氏消疳方着手，临床反复筛选组成治疗小儿厌食有显效的验方。但中药极苦，厌食儿更不肯服，甚者哭闹不已，家长束手无策，王霞芳为之心痛，遂思改变剂型，研制出开胃散外敷穴位法治疗小儿厌食症。她用布制成特定的肚兜，将开胃散按每日剂量分为两份，分别装袋，依据中医脏腑经络理论，在患儿肚脐部的神阙和腰背部的命门两穴，敷开胃散，改变给药途径，避免口服，改为外敷，取得92.6%的疗效；同时配合针刺四缝穴，既有临床诊断意义，又可以起到良好的治疗效果。但是，王霞芳仍然不满足，已与药厂研制将外敷的开胃散改良为巴布剂贴膏药，方便患儿使用。

二、指压法治疗婴儿吐乳症

婴儿吐乳症，让许多父母亲束手无策，也是最为烦恼、头疼和担忧的一件事。婴儿吐乳症，西医学称其为小儿胃食管反流（CER），一般表现是喂乳后即刻，或30后，或60分钟后，发生呕吐乳食的症状，其吐奶量多如注，状如喷涌，猝不及防，顷刻间从口鼻中一齐喷出，一日3～4次。婴儿吐乳症呕吐次数虽多，却属于功能性呕吐，故患儿并无病态表现。

每当碰到这样的患儿，王霞芳便将右手食指消毒后弯曲成弓状伸入患儿舌根部的火丁上，瞬间加力按压后立即退出，如此一次。连续3次（5天1次，）就可止住婴儿吐奶，这就是神奇的董氏火丁法。

三、问答

问：小儿哮喘是儿科常见病，请问哮喘的发病原因是什么？如何治疗？

答：哮喘是儿科常见病，多发病，其病机关键是痰气壅盛，肺失宣肃。本病的发生与风邪密切相关。风为百病之长，感受风邪，引动内伏之痰饮，内外相合，壅塞气道，使肺失宣降而发为哮喘。痰瘀互结、肺络不通是哮喘的主要病理机制。依据"急则治其标，缓则治其本""发作时治肺，缓解期治脾肾"的原则，在宣肺化痰、止咳平喘的基础上，临床上我突出了祛风通络的治疗特点，治疗时自拟宣肺通络平喘汤。此方在定喘汤（《摄生众妙方》）基础上去除白果、桑白皮，加紫菀、百部、僵蚕、地龙、辛夷、苍耳子、蝉蜕等药，主治风寒外束、痰热内蕴之咳喘。方中麻黄、杏仁宣肺平喘，降气止咳。现代药理研究表明，麻黄的主要成分麻黄碱能有效缓解支气管痉挛而起到平喘止咳的作用。款冬花温润以止咳化痰，苏子降肺气，黄芩清膈热，半夏化痰浊，与他药合用，相佐为理，以成疏壅平逆之功。

问：您在小儿热病治疗方面很有经验，以"开门逐盗"祛邪退热理论为指导制方选药，退热迅速。请问从中医角度讲，小儿热病应该如何治疗？

答：发热是儿科最常见的症状，感染性疾病、风湿性疾病、体温中枢功能不全等疾病均可有发热表现，可以针对病因治疗。但临床上常有些患儿往往持续高热1～2个月，诸法治疗不退，全身检查和实验室指标均正常，西医诊断为发热待查，因病因不明而难以退热；另有些患儿，在高热退后，往往低热持续不清，西医药无特效的治疗方法，因此这些患儿转辗求治于中医。我们按中医理论，对热病分别从伤寒六经或温病卫气营血辨证施治，根据患儿发热的时间、兼夹症状、脉舌的不同，分析病因病机及邪之传变，辨证分为外邪束表、营卫不和、少阳郁热、表里同病、湿热内蕴、气阴两虚等证型，对久热、低热不退者常能有迅速退热的良疗。

访谈四　少年经历对王霞芳教授终生业医的影响

问：请谈谈少年时患病对您人生的影响，您是如何从治病开始接触中医的？

答：我是 1937 年出生于上海，自幼体弱多病，嗜素厌荤，形体消瘦，营养不良；小学四年级时，因严重贫血在校昏厥，辍学回家，注射维生素 B_{12}、小牛肝针；14 岁因发高热，检查患上肺结核，再度休学，服异烟肼，注射链霉素，导致左腿坐骨神经痛，听力下降。但我很快复学，并接受当时苏联创导的"运动治疗法"，积极打球、游泳以及进行垫上运动等，体格发育良好，身高 172cm，体重 56kg，还被选为班级体育股长，成了体育老师的得力助手。表面上看来我很健康，符合当时选拔我国第一批女航空员的标准，可惜当时我所患肺结核仍处在吸收好转期，高中毕业时，健康不合格，取消高考资格，从此没能进入高等学府求学，只能失学在家休养。

1961 年，上海肝炎大流行，我不幸又染上了慢性肝炎。父母本受西方教育，所以带我去各西医医院求治，但经过西医药长期治疗并无疗效，外婆心痛不已，带我改求老中医处方及针灸治疗。同时，我自己购买了中医药书籍，开始自学，每次看药方对照自己症状摸索，试探了解中医学之奥秘。日久阅读，我渐渐认识到中医学的内涵精深玄妙，一时很难看懂入门，但内心已滋长了浓厚的兴趣。1962 年，党中央提出中医药是祖国的瑰宝，要振兴发扬中医事业，提出"自学与家传"相结合，号召名医子弟，跟随父母学习中医，通过师承带徒的方式，继承先辈家学，学成中医药的接班人、后继者。上海市卫生局立即举办名中医带徒班，公开招生，贯彻师承教育，我有幸获静安区内科名医黄曼夷、夏谓英两位老师的首肯，同意收我为徒，报考了静安区卫生局举办的中医带徒班。幸亏少年时代打下的文学基础，我顺利考入学医之门，从此成了中医学徒，开始我正式求学中医之路。带徒班的同学都是上海著名中医世家的儿孙，他们年轻好学，记忆力强，又有家学熏陶，少年时就有机会翻阅医书，跟随父祖辈应诊接触患者，中学毕业后，又再次获得父母亲的言传身教，时时能向父母提问请教，而父母则欣然而详细地讲解，尽心地将祖传秘诀，以及数十年积累的宝贵经验，逐一传授给亲子或爱女，所以优势十分突出，学业突飞猛进。而我并无家庭医学背景的优势，只因自幼多病久治不愈，受尽疾病折磨，辍学又失业，痛苦万分，才立志要学习中医，以求了解我屡患重病的原因。我的想法是：首先要学得医术才能解惑自救，重获健康；其次因体弱，所以必须努力学习掌握一门学问，才能成为知识女性，立足于社会，贡献于大众。但入学时我已是 26 岁，带病学医，心智迟钝，记忆力差，而中医经典都是古文，深奥玄妙，初次阅读根本无法读懂，老师却要求背诵，我是一点没有基础，无奈之下，我采取笨办法，先死记硬背，早晚关上门一条条地读，一遍遍地背，次日又背不出了，再重复读，读出声音来，这样自己能读一遍，又听一遍，效果比默记好。被我关在门外听我读书的 6 岁的小表弟，就去问我妈：姐姐是不是在念经？引得我妈笑了。就这样，我笨鸟先飞，多读多背，精读之后渐渐地由感知而有领悟了。当老师讲课时，我竟然能理解部分经义，尤其随师门诊、出诊时记录老师口述脉案方药时，遇到我诵读过的医说条文时，我突然会因熟悉而如同遇到老朋友般，不觉兴奋起来。这样不断激励我努力诵读经典，4 年的理论学习正因采取了苦读硬记的笨法，才逐渐跟上了年轻聪慧、家学深厚的同学们，以优良成绩结业，临床实习 2 年也获得了各位名师的认可，可能也给我最崇敬的导师——董廷瑶教授留下了不差的印象，故在以后的 30 年间，我能正式拜到董师门下，学成为董氏儿科的学术经验继承人。

访谈五　治病求因——用经方治愈八旬老人的伤痛

问：谈谈你对八旬老人伤痛病经西医骨科、中医伤科医治无法止痛时，如何探求病因，即时用经方治愈止痛的病案？

答：一次有位中学教师来求我出诊，诉说他八旬的老母摔伤 2 天，腹部胀痛剧烈，呼号不已，不能起卧，已请上海市第九人民医院骨伤科摄片检查，排除骨折，嘱卧床保守治疗。中医伤科因耄耋高龄，只能予以服药，但止痛药无效。患者 2 天来痛苦不堪，茶饭难进，急嘱儿子来院招我出诊，希冀能为她诊治。我婉言相告，此乃外伤导致痛证，应请中医伤科医师出诊，非我擅长，恐误病情。然患者的儿子是中学语文教师，又是孝子，他恳切地转达老母心愿，只求我去看看病，号号脉，以慰慈母心愿，苦求直至声泪俱下，我深受感动，就不知深浅地跟随他出诊。进门时，看到老太用枕被高高垫背，斜靠在床，呻吟呼痛不已，脉象弦紧，舌红带紫，苔薄白。询知患者不能进食已 2 天余，口渴不欲饮水，再看腹大如鼓，膨满，痛剧拒按，大小便不通，坐卧不能，如此重症我还是第一次单独面对，不免内心惶恐。静下心来思索，病因可能是跌伤后有出血，瘀血蓄积在腹腔，压迫肠道和尿道，导致大小便均不能下。经云："不通则痛。"急需活血化瘀，瘀血祛除则络道自通，通则不痛。我就想到张仲景《伤寒论》中的蓄血证所描述的症状与此相似，遂大胆拟方：桃核承气汤去桂枝，加水蛭、虻虫，1 剂煎汤。嘱其分次饮服，有疑状可立即找我。我回家急即翻阅《伤寒论》原文对照，方虽合证，因用量颇重，仍心中忧忧，夜难成眠。次晨一早，我骑车赶去，进门看到老太坐桌旁，正在喝稀饭，见到就招呼我："谢谢你！"儿子说，老太昨夜服第二次药后即解大便，水样杂物，色深黑，有大半马桶之多，解便后疼痛顿失，方能卧倒，今能进食，全家感谢。我则扶额庆幸不已，感谢医圣的宝贵经验神奇，更感谢恩师董廷瑶教授的多年栽培，使我学以致用，成为真正能治病的中医！

因为我自身多病，深知患病的痛苦，能从患者得以学成医生，我十分珍惜，所以衷心热爱中医，尽力争取多多临诊看病，认真对待每位患者，望问闻切仔细观察，一定要求得病因，辨证明理，正确立法，选方用药，才能药中病所，获得佳效。我出诊的上海市南市区（现已并入黄浦区及浦东新区，下同），江边码头，货轮卸货繁忙，劳动人民多，生活贫困，小病拖延，大病才来求治，中医、中药价廉又有效，患者都慕名而来，使我看到了各种重症急病，磨砺考验了我的医术。我每天门诊量达百号左右，十余年临床经验累积渐多，医术逐趋成熟，疗效逐年提高，被病家认可和赞扬，收到很多感谢信、喜糖、红蛋，多次被评为先进工作者和南市区三八红旗手。2010 年的某天，我在名医堂应诊，推门进来一位童颜鹤发的老先生，开口就说：真的是王医生啊！接着就问我还记得他吗？仔细看看，我想起了他就是这位孝子。然后他告知我，他是听人说这里有位王霞芳老中医，就特地来探望一下的。之前他调到南市区教育局工作，前不久才从局长岗位上退休。转身他又对我的学生们简述母病前事，并嘱他们要努力学习老师经验，做个能治难病的好中医。

访谈六　患儿有病难言，"哑巴科"尤为难医

儿科常被医学界称为"哑巴科"，只因小孩难以表达自己的症状，一旦家长描述差之毫厘，医生的治疗判断就谬以千里。然而，有一家传七代的儿科流派，凭借望诊为重、推理论病、下药轻灵、治疗务求见效等特点誉满杏林，传承至今仍"一号难求"——这就是享誉沪上的董氏儿科。

董氏儿科，其医术名蜚海外，特别是第四代传人董廷瑶老先生被誉为当代中医儿科之泰斗，是董氏儿科的真正奠基人。董廷瑶教授在中华人民共和国成立前即行医沪上，20世纪50年代末，董廷瑶教授进入静安区中心医院，培养了王霞芳、倪菊秀、董幼琪等多位董氏儿科专家，运用董氏理论，诊治患儿，闻名全市，独具特色，影响深远，促进了上海近代中医儿科学术繁荣和临床优势的发挥。

一、大缸分药，灭一城麻疹

中医儿科界素有"南董北刘"之说，北有京城"小儿王"刘弼臣，南有"董氏儿科"第四代传人、出身浙江宁波中医世家的董廷瑶。

1958年的冬天，上海发生了一次史上罕见的麻疹大流行，总发病人数达五十余万，病魔来势汹汹，死亡率一度高达10%。上海市卫生局紧急号召数位著名中医去大公医院，与西医一起协作抢救患儿，董廷瑶便是其中之一。

在治疗中，麻疹复发的情况很严重，一些患儿明明有所好转，却突然病情加重，甚至就此死亡。董老发现，这些麻疹复发死亡的患儿，往往只在身上有红点，脸上却发白发青，和普通患儿满脸通红的情况大不相同。董老认为，这是因为气血阻滞，疹毒无法外泄，于是又返回体内导致的，要治疗这类患儿，就要使疹毒"透出来"！

于是，董老采用中医经方中的解毒活血汤，加味后给这类麻疹患儿服用，效果出奇好。由于药少人多，董老便让人用大水缸熬药，然后装在小瓶里分发给患儿，使得麻疹患儿的死亡率快速下降。这一次麻疹危机就此度过。在次年的传染病大会上，董老总结了经验，提出"麻疹以透为先"的治疗原则，获得与会专家的一致赞同。

提出"麻疹以透为先"治则，依据的正是董氏儿科多年沿袭的"推理论病，推理论治"的学术思想。在长达二百余年的历史中，董氏儿科传承人根据天、地、人

的因素，来分辨致病本源，明确疾病发生的机理，然后做出治疗原则。

董廷瑶在调治儿病中强调儿科望诊，提出"明理、识病、辨证、求因、立法、选方、配伍、适量、知变"的临证九诀，给出了一整套完整的辨证思路。

二、小儿厌食症不用再吃"苦"

治疗小儿厌食症是董氏儿科的招牌绝技之一。在旧时，由于物资短缺，不少孩子会出现严重的营养不良症状。董氏儿科创制治疳三方，消导化积，后又独创桂枝汤加味，扶脾助运，配合针刺四缝穴，内外兼治。

如今，虽然少有如此严重的营养不良，但小儿厌食患者屡见不鲜。对此，董氏儿科传人、上海市中医医院儿科名老中医王霞芳将董老的经验方在临床实践中运用多次，并筛选组方。

然而，由于方中药味太苦，厌食患儿常因难以入口而不愿服药。王霞芳将药物进一步精选，减少药味，同时进行剂型改革，制成糖浆。但中药糖浆味依然苦，厌食患儿仍不肯服，甚至有的患儿哭闹不已，家长束手无策。王霞芳也为之心痛，于是再改变剂型，研制出开胃散外敷穴位。此法将开胃散按每日剂量分为两份，分别装袋，按中医脏腑经络理论，选患儿脐部的神阙和背部的命门两穴，外敷开胃散。这个方法改变了给药途径，避免了口服苦药，患儿乐于接受，很快就能开胃思食，深受家长赞誉，同时也符合董氏儿科用药"轻"的特点。

三、久病成医，两度拜师

王霞芳自幼体弱多病，1956年高中毕业，因肺结核空洞未钙化，不能报考大学继续求学，需在家休养。她也正是因为多病之身，促使她奋发学医。

1962年，党中央提出要振兴发扬中医事业，上海市卫生局立即举办名中医带徒班，公开招生，采用师承教育，王霞芳有幸被静安区内科名医收为弟子，从此开始了正式学医之路。1984年，王霞芳调入上海市中医门诊部儿科，并参加了董氏儿科继承小组学习。1991年，王霞芳再度拜师，紧随董廷瑶临诊研习深造，全面继承了董氏儿科精湛奥妙的学术，整理出版了有关董氏儿科的专著5部，使董氏儿科精华能以文字形式总结、流传于世。

近10多年来，王霞芳总结董廷瑶临床上的特色经验，全面整理了董廷瑶系列经验方，完成4项科研课题，阐明了董廷瑶的独特手法和特色方药的机理，分别获国家中医药管理局及上海市科委科技进步三等奖各1项、上海市卫生局科技进步三等奖 2 项。

在王霞芳的带动下，上海市中医医院儿科成为上海市中医特色小儿厌食症重点专科，建立了上海中医药大学名中医王霞芳工作室及上海市中医医院董氏儿科工作室。

一日为师，终身为父。王霞芳回忆拜师时说："蒙恩师、中医儿科泰斗——董廷瑶教授指为传人，深知承上启下，培养中医儿科名家的后继者之重任……学习古人遗训，做个真正有用的中医，非有'我要学'的，则很难学到手，更需要有志专不怠的恒心。恩师一再叮咛，必须自学多思，'大匠诲人以规矩，不能使人巧'。"

四、"医"脉相承，当属德行第一

董廷瑶常常讲："医之良者，其心必仁，而其术必精，此所有有'仁心仁术'以歌颂者，不计私利，不图虚名，不竞争逐荣势，不企踵权豪，孜孜汲汲，唯学问是务。精益求精，必使工其术，而后可济世拯厄，为病人造福也。"王霞芳表示：平素严肃的老师，面对患儿却十分慈祥和蔼，笑容满面，所以患儿对他都很亲切，笑呼，"老公公万寿无疆"，老师也说小朋友对我的信任是我最大的安慰。

中医药学博大精深，学好一门医术极其难，要熟记的药物、药效和疗法多不胜数，因此，需要学习者能锲而不舍地深入，不断领悟，精益求精。如今，董氏儿科成功申报了国家非物质文化遗产，建立了全国及浙江省名老中医药专家传承工作室，以及上海"海派中医流派传承研究基地——董氏儿科"等学术研究传承平台。董氏儿科之所以得到社会的认可，始终与锲而不舍、精益求精的"董氏"精神不可分。

目前董氏儿科在三位代表性传承人的带领下，将董氏的精湛学术思想及宝贵的诊疗经验进一步继承发扬，培养出一批又一批学验俱丰的董氏儿科专业人才，为广大儿童的健康，做出应有的贡献。

五、调治儿病，注重脾胃

夏天天气分外燥热，不少孩子不思饮食，体弱者更是经常感冒发烧，弄得家长心力交瘁。对此，董氏儿科传人、上海市中医医院儿科名老中医王霞芳表示，小儿脏腑气血功能处于幼稚阶段，调治脾胃是儿科疾病治疗中的重要环节。因此，调治儿病，须注重脾胃。

王霞芳十分重视小儿体质，认为小儿属幼芽嫩质，脏腑气血功能处于幼稚阶段，是稚阴稚阳之体，容易感受外邪或伤食而得病，出现的症状往往是脾常不足、肺常不足、肾常虚。

她指出先天不足之体弱儿或早产儿，只需在生后重视养护，注意调理脾胃，也能逐渐发育健康；反之初生健壮儿若养护不当、饮食不节，常使多病，日久也会导致体质下降、发育不良。此所谓小儿"脾胃壮实，四肢安宁，脾胃虚弱，百病蜂起"的道理。

再就病机而言，临床上除了小儿消化道疾病较为常见外，其他多发病如反复呼吸道感染、发热、咳嗽、过敏性鼻炎、哮喘、湿疹等疾病，虽出现肺部及其他脏腑症状，也都可由脾胃先伤，脾虚生湿留饮，或肺气不足，或清阳不升，或气机不利，卫外不固而引发。

因此，王霞芳把调治脾胃作为儿科疾病治疗中的重要环节，推崇李东垣的"脾胃内伤，百病由生""元气之充足，皆由脾胃之气无所伤，而后能滋养元气"等理论。

对于用药，王霞芳将"轻"字列于首位，认为用药贵在轻灵、贵在和平，切忌峻药过剂，中病即止，毋犯胃气为要。在临诊时，王霞芳必先细察病儿脾胃之厚薄，处方遣药则时时顾护胃气，养胃存津，强调"百病以胃气为本"。

访谈七　做有温度的人文中医人

2021年是中国共产党成立100周年，为回顾党的百年历程中上海医疗卫生事业发展，上海申康医院发展中心和文汇报联合开设"申康党委系统医务专家口述历史"专栏，进一步挖掘红色故事，传承红色基因，展现一代代医务工作者在党的领导下赓续光荣传统，践行医者使命，锐意进取、砥砺前行的精神风貌，绘就一幅幅党旗在市级医院一线高高飘扬的动人画卷。

口述人：王霞芳（原上海市中医门诊部副主任、儿科主任）

中医药学是中华民族的瑰宝。我有幸在38年前师从海派中医董氏儿科传人董廷瑶教授，成为第一批全国名老中医董廷瑶学术经验继承人，如今到了耄耋之年，学成为一名指导导师，我深切感受到，老中医的学术经验是国家和人民的宝贵财富，应该积极继承发扬创新。

儿童健康问题至关重要！中医儿科后继乏人，我深感自己有责任多培养继承人，为中医多做点事情。62岁退休后，我仍每周到上海市中医医院石门路门诊部坐诊 5 个半天，以门诊带教，就是希望多多培养中青年儿科医师，培育出临床诊疗水平高超的中医师。

"幼吾幼以及人之幼。"我时常自省：作为中医儿科医生，不仅要专注中医药事业的继承与发展，还须立志做一名有温度、有情怀、有崇高的人道主义精神的医生。如今党和国家倡导中西医结合，我相信未来医学的发展会越来越好。

一、师从董廷瑶，吹响振兴中医药号角

党和国家十分关心人民群众的生命健康，结合中国的实际情况，不断推进中西医结合。早在井冈山革命斗争时期，党就提出"草医草药要重视起来"。在当时，井冈山医院医生和药源都极为缺乏的情况下"用中西两法治疗"治愈了许多伤病员。1950 年，毛泽东主席提出面向工农兵、预防为主和中西医结合是新中国卫生工作的三个基本原则。实际上，中西医结合并不是一个新课题。

中医理论强调天人相应，阴阳五行、内脏与四肢百骸、肌肉骨骼以及五官皮肤均有密切联系，不能头痛医头、脚痛治脚、见症治症，所以中医常能解决一些西医无特效的疾病。但如果继续按照中医过去"三指定生死"来诊疗，就很难准确诊断疾病，结合现代仪器可以更好地明确诊断。

20 世纪 70 年代，我从事中医内科工作时，发现来就诊的患者中不少人通过查阅资料、购书学习而"久病成医"。然而当时作为医生的我还看不懂心电图、生化化验、B 超报告，那怎么和患者交流解释呢？由此我萌发了系统学习西医的愿望。

1978 年，上海电视大学（现上海开放大学，下同）首届西医班招生，我立即申请报考。有领导说："电视大学医学专业是培养卫校毕业的西医士晋升西医师的，你已经是中医师了，而且只有西学中，没有听说过中学西的。"我认为中医不学西医，在现代是要误诊的！人命关天，国家有这么好的政策，我要好好把握。电大四年西医的系统学习，为我之后的鉴别诊断、科研设计、论文撰写，奠定了扎实的基础。

在我看来，中西医结合很重要，中医也要掌握一些西医的基本原理。这有助于中医本身医疗水平的提升。1983 年，得益于党和国家的中医政策，我考入上海市卫生局（现上海市卫生健康委员会）委托上海市中医文献馆举办的中医研究班，我也正式拜当代中医儿科泰斗董廷瑶为师，从此归队专攻中医儿科。学医时，哪个老中医患者多，我就去争取帮着抄方学习，多拜名师，博采众长。如今我带教学生，除了用系统中医学理论教学，同时还兼顾西医理论。经过多年教学相长，我既精研中医经典，同时也在思考在中西医结合的同时如何更有效地发挥中医中药的作用。

我们全面整理了董廷瑶系列经验方，从中选题，设计董氏独创的《指压法治疗婴儿吐乳症的疗效观察及机制研究》课题，研究显示疗效达 95% 左右，大大优于西药对照组。此外，为解决厌食儿童服苦药难，我们从董廷瑶治疳验方中创新研制出开胃散外敷法，取得了较为理想的疗效。本法价廉、简便、安全，既可不必服苦味中药，又可避免药物的副作用，使患儿乐意接受，家长欣慰放心。

二、成立上海市名老中医诊疗所，造福长三角群众

1993 年，我担任上海市中医门诊部副主任，分管科研和老中医经验继承工作。我发现一个现象：我院有些老专家在童涵春堂坐堂，挂号费是三块钱，而我院门诊挂号费只有三角。这事似乎不太合理。如何合理提高老专家的待遇，使他们乐意继续在我们门诊部为患者服务？经过多次院内商议后，我决定请示上海市卫生局，建议设立有上海市名老中医专家坐诊的特需专家门诊。

同年，经市卫生局批准，我们开设了上海市首家名老中医诊疗所，不仅有本院名医，还延请了龙华、曙光等医院的名老中医。由于名医荟萃，疗效显著，患者近悦远来，逐渐在上海乃至长三角地区流行一种说法"要看好的老中医，就去石门路上海市中医门诊部"；出现了有人半夜排队，到早上门诊部一开门就冲进来挂号的情况。其实，这也在社会上形成了一种共识——中医疗效好，是有价值的。

回过头来看，当时门诊部培育了一大批中青年医生，为中医传承临床诊疗经验留下了可观的宝贵财富。如今这批中年医生已经退休，仍活跃在临床诊治一线，服务患者，这种精神值得敬佩。

三、传承董氏精神，做有温度的人文医家

我有幸在年轻时能有机会拜名师学习，我非常珍惜，不仅学到了何为良医，更学到了何为良师。董氏之"幼吾幼以及人之幼"这句座右铭始终激励我执着追求，不改济世救人之心。

自 2012 年起，我便担任海派中医董氏儿科流派传承研究总基地负责人。今年我 84 岁了，按理说在 81 岁时就不必承担带教任务了，但我始终想为中医再做些什么。因为中医儿科医生比较缺少，由上海市卫生健康委员会、上海市中医药管理局合办，成立了上海市海派中医流派传承人才培养项目，有两位青年医师多次积极要求跟我结对学习中医，我就报名继续当研修班导师。尽管我高龄多病，始终坚持备课带教。

现在我的学生之中，许多是高学历、高职称的。他们在大学里很容易先接受西医知识，但我希望他们不要忘记中医的传承。我时常叮嘱学生，我们不仅要专注中医药事业的继承与发展，还须立志做一名有温度、有情怀、有崇高人道主义精神的人文医家。作为儿科医生，我们对孩子，要像幼儿园老师一般循循善诱。比如在和患儿交流时，首先得表扬"哦哟，囡囡你穿得真漂亮"，然后才能解开衣服去听诊，通常我对初诊患儿的诊治总要半个小时左右。与小朋友、家长们沟通，也是一门学问！

现在国家大力发展中医药事业，我想把所学知识反哺社会。20年前，我就决定百年之后捐献遗体，用于医学院学生的学习研究。作为董氏儿科流派总基地的负责人，我会终生尽己绵薄之力，带领团队医师继承董氏儿科学术思想和经验。

结　语　"不忘初心，牢记使命"

我自幼体弱多病，14 岁患上肺结核休学，服异烟肼，注射链霉素治疗后，很快复学。上中学时，我最大的心愿就是考上海第二医学院（现上海交通大学医学院）。1956 年，我高中毕业，却因肺结核空洞未钙化，不能报考医学院校，只好困守在家休养。

1958 年，我提出自愿参加生产劳动，历时 3 年，由绕线工升为生产组长、技术员，最后成为三人领导小组成员之一，工厂成员扩展达百余人。劳动生产使我在思想上和工作能力方面都得到了磨炼提高，日趋成熟。可是 1961 年，上海肝炎大流行，我又不幸染上了慢性肝炎，经过西医药治疗未获佳效，外婆带我改求中医治疗。那时，我自己购买了中医药书籍《中医学概论》《中药学》，开始自学，每次看药方，对照自己症状摸索，试图了解中医学之奥秘。日久阅读，渐渐认识到中医学的内涵精深玄妙，内心已滋长了浓厚的兴趣，身体也渐渐康复。

1962 年，党中央指出，中医药是祖国的瑰宝，要大力振兴发扬中医事业，提出自学与家传相结合，让名老中医亲自带教自己的子女，将宝贵的学术经验代代相传，培养年轻的中医继承人。上海市卫生局立即响应号召，举办名中医带徒班，公开招生，贯彻师承教育，我有幸报考了卫生局举办的中医带徒班，开始正式求学中医之路。我无家传医学背景优势，没有医学基础，入学时，我已是 26 岁，面对深奥玄妙的中医经典古文，初次阅读根本无法读懂，老师却要求背诵。当时，董廷瑶老师是我们带徒班的班主任，教医古文，督教甚严，不但要求我们熟读背诵，还经常督写游记、散文，他说学中医一定要有扎实的古文底子。董师学识渊博，医术精湛，是当代名中医，我十分崇拜，牢记他的话。我深知：治学之道在于勤读书，一定要努力学习经典。我一边努力读经典，一边跟师做临床，4 年的理论学习正是采取了苦读硬记的笨法，才逐渐跟上了年轻聪慧、家学深厚的同学们，终以优良成绩结业；临床实习 2 年，也获得了各位名师的认可，可能也给我最敬爱的导师——董廷瑶教授留下了良好的印象，在以后的 30 年间，我才能正式拜到董师门下，学成为董氏儿科学术经验继承人。

结业后，我到南市区的一个区级医院中医科工作了 10 余年，内、妇、儿、外科的病都要看。遇疑难重病，我时常翻阅医典和笔记，寻求治病解难的方法，常有"书到用时方恨少"之感，不得要领时，还连夜赶去董师家提难求解。如此边治边学，虽然门诊工作十分辛苦，我却积累了不少经验，每天诊治近百号患者，成为一个比较受病家欢迎的中医师。但我每天埋头看病，忙于诊治，却从未认真收集病案，加以分析，更未想到写论文，所以可谓是个"医匠"，即会治病的匠人。1978年，我考入上海电视大学医学专业，系统学习西医知识 4 年；1982 年毕业，初步掌握了西医学基础理论，能鉴别诊断，并将西医的辨病结合中医的辨证，临床的诊治水平大有提高，深切体会到中西医结合在医疗上的重要性，也为以后设计科研课题打下了基础。

1982 年，我又考入上海市第二届中医研究班，全班约有 40 名中医师学员。他们都是上海市各级医院任职，具有 15 年左右医龄的中医师。研究班聘请了 20 位全市著名老中医任带教导师，分为内经组、伤寒组、金匮组、温病学组 4 组，特邀上海中医学院（现上海中医药大学，下同）凌耀星教授《黄帝内经》、沈济苍教授《伤寒论》、金寿山教授《温病学》、殷品之教授《金匮要略》，以及其他资深教授讲解各家学说、医古文、中医文献、医学统计学、中医科研方法等内容。该班集中了全市最佳师资力量，如名老中医金寿山、姜春华、张伯臾、张镜人、裘沛然、董廷瑶、陈苏生等，采用集中上课、分组讨论、临床带教、撰写心得论文等方式学习，学习结束，经考试及格发给结业证书，仍回原单位工作。

研究班的 40 名学员都来自本市各级医院或综合医院中医科，遍布上海市各个区县，所以很多郊县的同学都住宿在文献馆的宿舍中。他们学习都非常用心，虽是中年，家有父母妻儿，家事院事，医疗教学都很忙碌，是中医科的中流砥柱，但却都不满足于现状，离开家庭和科室工作，排除杂念，住在狭小简陋的宿舍中，课后、晚上还到教室阅读，复读白天的名中医讲座的笔记，加深理解，撰写心得，理论上提升很快，在小组讨论中发言踊跃，颇有深度；相对，我们市区的同学，下课回家，忙于家务，照顾老小亲人。他们的进步明显优于我们，给我印象深刻。

研究班邀请多位上海名中医做专题讲座，授传名医学术思路和宝贵的临床经验。学员们广拜名师，授业深研又博采众方，理论结合临床实践，全面提高，均学成高水平的中医人才。

　　进入研究班后，上海中医学院的著名教授系统地讲授《黄帝内经》《伤寒论》《金匮要略》《温病学》等经典，使我眼界大开，重新领悟了中医学的经典理论。老师深入浅出的讲解，又会使我想到临床上遇到的大量难病疑惑，使我豁然开朗，温故而能知新，对中医的天人合一、整体观、阴阳理论、辨证论治、治则方药等，都能从理论上解析，并发现了自己临诊时存在的问题，学会了以理论去指导临床实践，有了深刻的感悟，心情万分欣慰，觉得自己似乎逐步走进了中医殿堂。

　　1993 年，研究班的 5 届学员已晋升高级职称，其中担任院长和科室主任职务的有 59 人，约占 40%，其他医师也达到了中级职称水平，成为各医疗单位的业务骨干。同年 6 月，上海市卫生局中医处（现上海市中医药管理局，下同）与上海市中医文献馆筹备和组织了上海市历届中医研究班首次学术交流大会，共收到学术论文 89 篇，并将其中的 80 篇进行论文汇编。我的论文《董氏手法按压"火丁"治疗婴儿吐乳症的临床及实验研究》在大会交流，获得一等奖。

　　我万幸得到如此德高望重的大师传教，恩师无私地将他几十年临床辛勤耕耘、不断琢磨而形成的学术思路，和已趋炉火纯青阶段的临床经验传授于我，犹如明灯照路，让我少走了很多弯路。恩师一再叮咛，必须自学多思，"大匠诲人以规矩，不能使人巧"，学而自习之，方能有得。师恩浩瀚，我将终生铭记。我于 1962 年起沐浴师恩，至 2002 年恭送恩师驾鹤仙去，断之续之达 40 年之久。在恩师的悉心栽培下，我在临床实践也已 60 余年，初具感性认识，重读经典时，往往会想起以往临诊时的病例及疑惑不解之处，常有新知，而有豁然通达明朗的愉悦，就如从曲径而入，别有洞天。有如此名师指导点化，我当万分珍惜，不但在临诊时要精心为患儿诊治，更要全面继承老师丰富的学术理论。全面系统记载名师经验，有益于中医学术繁荣，一则可与广大同仁交流，弘扬中医特色，提高诊疗水平，使中医药不断有所发展；再则可流传于后世，使后学者可探索董氏儿科的精髓，更有待于未来的中医精英从继承而有发展、创新，在 21 世纪使中医药走向世界，为全人类健康服务。

　　1983 年，我中医研究班结业后，上海市中医门诊部党政领导主动征询董师，希望引进一名在中医儿科临床方面有一定经验的学生，董师即推荐了我。当时我是区级医院中医科的骨干医师，经市中医门诊部的领导和上海市卫生局中医处多次商洽协调，说明继承名老中医经验的重要性和紧迫性，前后经过 2 年，多次斡旋商调，终于 1984 年调入上海市中医门诊部儿科工作，并正式组成董氏儿科继承小组。自此，老中青三代组成团队，由恩师带教，在中医儿科医疗、教学、科研方面再度努力研习进取。

1984 年底，我被市卫生局提干，担任上海市中医门诊部副主任，分管科研与老中医经验继承工作，并兼任中医儿科主任，及董氏儿科学术经验继承组组长，行政领导、科室管理、继承工作一肩挑。任务多，经验少，时间紧，要求高，当时我只感到压力大，责任重，惶惶然唯恐管理、医疗、继承都做不好，辜负了党政领导及恩师对我的厚望。我一心想做得面面俱到，结果却越难成事，日夜焦虑不安，显得疲于奔波。后来，经过领导指点和教育，我冷静思考后，决定先抓重点，兼顾医疗，把市中医门诊部的 18 位老中医（当年被誉为 "18 棵不老松"）的学术继承工作作为重点。首先为他们配备中年医师做助手，青年医师当学徒，督促中、青年医师紧随导师，临诊抄方，收集病例，再汇总、归纳、分析，目的要撰写出导师在临床上的特色经验，上升为理论，汇编成册《橘井荟萃》出版，留存后继者学习研究。再选择确有显著疗效的经验及方药设计课题，重返临床进行验证研究，研制出多种疗效显著的院内制剂，如外科黑药膏、玉红膏，伤科新伤膏，儿科开胃散、咳喘散、运脾散、益肾散等，供临床推广使用，疗效显著，获得了病家的一致赞扬和肯定。他们辗转相告，纷纷前来求药，门诊量一时大增。患者的感谢信真挚诚恳，报刊的报道提升了上海市中医门诊部的声望，同时，也培养出一批理论基础扎实，又有专业特色的好中医。中、青年医师的门诊量迅速增加，很快提升了知名度。自此，原来基础薄弱的中医门诊部，名望日隆，市内外患者纷纷慕名而来求治，成为上海市著名的有中医特色的公立中医门诊部。

1991 年，国家二部一局（二部是卫生健康委员会、教育部，一局是国家中医药管理局，下同）提出为全国首批五百位著名中医药师配备学术继承人，抢救国家瑰宝，为数千年传承下来的、保障中华民族人民健康繁衍、有重大贡献的中医药专家，培养中医各科名家的后继者，发扬名家流派特色，由名师选学生，结对传教其宝贵学术经验。我蒙恩师董廷瑶选中，经中央二部一局核准，再度正式拜师，回归了中医儿科专业，遂了我 20 年来的心愿，紧随恩师临诊研习深造，全面继承董氏儿科精湛奥妙的学术。恩师教导：学习古人遗训，做个真正有用的中医，非有 "我要学" 的精神，则很难学到手，需要有志专不怠的恒心，更需要有较高悟性。我恭敬聆听后，自感责任重大，非下苦功勤学锻炼，不能达到彼岸。

3 年的学习中，恩师辨证求因，推理论病施治，尤其是熟练灵巧地应用经方，疗效若神，不由我茅塞顿开。结合研究班中各位名师讲授经典学说，我才渐渐理清了自己临床的辨证思路，能运用医典经方诊治现代儿科疾病，古为今用，明显提高了疗效，逐步被培育成为能治好病的真正中医。最重要的是董师严格督教我要努力撰写论文。他说：只会看病，不会写论文的只能称医匠。他认为我懒笔头，懒于动笔撰文。在恩师的督促下，我每年都收集病例写论文，发表于核心期刊。我发现撰写论文虽然比看病辛苦艰难，但在写作过程中，我在理论认识上提高很多，进步较快，也因为要写论文，不但重温经典，还必须检索阅读众多专家发表的论文，真是打开了视野，拓宽了思路，学到了很多宝贵的经验，集思广益，博采众方，吸取了各家专长，夯实了我的理论基础，逐步成长为既有理论修养，又有临床经验的董氏儿科流派的主要继承人。

在班上，我学习了文献检索、医学统计学及中医科研方法等科目，使我能将恩师临床有特效的外治手法和验方选为科研题，设计并进行科学研究，完成科研项目，并获得了国家中医药管理局、上海市科委、上海市卫生局医学科技进步奖。

数十年的勤学苦读，经过反复进修学习，我日渐精通中医经典医论，终获董氏真传，提高了医疗水平，善治小儿热病、哮喘、反复呼吸道感染、各型腹泻、慢性结肠炎、复发性肠套叠、癫痫、注意缺陷多动障碍、抽动障碍、血尿等疑难病症。临床上，我善用经方治疗小儿热病和一些病因不明的久热、低热，常从伤寒六经或温病卫气营血辨证，遵循开门逐盗、祛邪退热理论，指导选药制方，退热迅速，达到热清不再复升；对小儿哮喘、反复呼吸道感染、支气管炎等呼吸系疾病，重视阴阳五行、天人相应、整体观等理论，按患儿体质及病因病机，脾肺同治，分三期施治，形成"肺脾同病，治肺为先，健脾为要"和"分证分期，内外兼治"等学术观点；对小儿疳症、腹泻、慢性结肠炎等脾胃病，进行内外综合治疗，总结出确有疗效的系列方药；治小儿厌食症，我积累多年临床经验，辨证分型论治，取得佳效，深受家长及患儿欢迎，达上海市领先水平，成功创建了小儿厌食专科。我被评为上海市中医特色小儿厌食专科的学科带头人，从而在中医儿科界有较高的知名度。

我团结带领科内6位医师继承董氏儿科学术思想和经验，十余年来刻意关注恩师的特色经验，收集病例，及时总结疗效，全面整理了董师系列经验方，并从中选题，设计董氏独创的《指压法治疗婴儿吐乳症的疗效观察及机理研究》课题，发现指压法治疗婴儿吐乳症显著疗效达95%，大大优于西药对照组，获得科研成果奖；为解决厌食儿服苦药难，又从董师治疳验方中，筛选药物，组成新验方，进行剂型改革，创新研制出开胃散外敷法，治疗目前国内外发病率高，又无特效方药的小儿厌食症，取得理想疗效，价廉、简便、安全，既可不必服苦味中药，又可避免药物的副作用，使患儿乐意接受，家长欣慰放心。如此，我们对董师有佳效的手法、验方加以观察研究，前后设计科研题 7 项，目前已完成 4 项，并已将"董氏指压法"和"董氏开胃散"等外治法，传承给学生们，将董氏特色的适宜技术推广应用于全国，并在世界中医药学会联合会儿科分会上交流，希望更多医者能掌握医技，造福于儿童健康事业。

1997 年，上海市中医门诊部和上海市中医医院合并后，医、教、研各方面工作更快发展。医院党政领导，以振兴、发扬中医药事业为目标，为广大病员提供优质服务，努力提高医院内涵建设，中医院内各科健全完整，扩大病房床位与门诊特色病种，购置了先进的西医学检验设备，建立了实验室，大力引进、培养高层次的医疗、科技人才，成立了多个名中医工作室、失眠中心、中医儿科研究所，不断派出众多中、青年医药才俊，赴国内外进修深造，培育了更高层次的后备人才，使中医中药后继有人，后继有术，更好地为中国人民健康服务，为实现中华民族伟大复兴的中国梦而努力奋进！

同时，我也在院党政领导的重点培育下，不断学习进修，不断进步，从一个中医学徒逐步晋升成主任医师、客座教授，荣获国务院特殊津贴和上海市三八红旗手，由全国第一批五百位名老中医董廷瑶的学术经验继承人，到第三批、第四批全国老中医药专家学术经验继承工作的导师。

我至今已 85 岁。75 岁时，我又患了急性白血病、肥厚性心肌病，4 年前又因急性房颤引发了脑梗。这些都是危重的老年病，幸运的是我学成了中医，又懂得一些西医的基础知识，所以发病时，我能立即知道自己患了急性重病，必须立刻送医院检查、诊断、抢救。抢救成功后，我又立刻返回自己的中医院，既用化疗的西药，同时请求主任医师辨证加用中药，扶助正气，才能御邪，最终能控制病情，达到了低水平的阴阳平衡，恢复了健康，表面上看不出病态，能起床，生活自理。我就又回儿科继续做医生，并且自觉减轻工作量，自行定位以指导老师带教门诊为主，限号应诊，每个病例都要阐明病因、病机、理法方药以及医嘱，口口相传，将学得的恩师宝贵经验全部传授给中青年医生。

2018 年，为了改变中医儿科人才逐渐萎缩减少的颓势，更好地发挥中医药功效，保障儿童健康成长，使中医中药在调理儿童常见病、多发病的防治方面起到重要作用，我虽已达耄耋之年，仍响应上海市卫生健康委员会的号召，继续担任上海市海派中医流派传承人才培养项目指导老师，培养两位青年医师，继续努力学研董氏学术经验，承前启后，发扬名家流派特色，使中医儿科的继承发扬具有持续性的拓展和进步创新的后劲。迄今，我每周仍在中医临床进行教学门诊，指导中青年医师如何将董氏儿科学术理论特色经验应用于诊治现代常见多发，而西医药尚没有理想疗效的儿童疾病，通过调整阴阳气血、脏腑功能、振奋正气从而达到慢病愈，治未病，使儿体康复。"少年强则国家强！"

数十年来从学徒到老师，是我成长的过程，为不辜负老师们的培育，我努力学习，荣获了"中医药传承高徒奖"，又获"优秀指导老师奖"；主编或参与编写了《董廷瑶〈幼科撷要〉》《中国百年百名中医临床家·董廷瑶》《董廷瑶医案》《中国中医昆仑·董廷瑶卷》等专著；担任《实用中医儿科学》编委；参编十余部中医学著作；曾任中华中医药学会儿科分会副会长、名誉会长；现任上海市中医医院董氏儿科工作室主任、上海中医药大学名中医王霞芳工作室主任、世界中医药学会联合会儿科分会名誉会长；同时被评为上海市名中医。2011 年，国家中医药管理局批准建设全国名老中医王霞芳传承工作室。2012 年，上海市卫生局批准成立上海市董氏儿科中医流派研究总基地，我成为流派建设总基地的学科带头人。2019 年，我被聘为上海市中医文献馆馆员，可告慰恩师与地下。

我母亲常对人讲："我这大女儿从小多病，为她治病花费了很多医药费，本以为她活不长，谁知她能活到 70 岁，真出乎我意料。"而今我的同学们都已退休，他们感叹我至今仍在医院工作，每天能为几十个小朋友看病，思维尚敏捷，竟活得那么有精神，充满生机，问我有什么养生秘诀？其实，我仍患有多种慢性病，近年又得了肥厚性心肌病、血液病、高血压，五脏六腑都有病。但由于我热爱中医学，学了中医又学西医，终身在学习。自己知医，自己的病痛自己治，经西医药抢救后，再用中西医药巩固疗效，能带病延年，继续做医生为病儿治疗。"幼吾幼以及人之幼。"看到孩子们恢复健康，天真活泼地离开，我感到十分愉悦，再无奢望。我对自己有期望，不断学习进取，前后正规学习中西医达 14 年之久，40 年来，理论应用于临床实践，再努力将临床经验提升至理论，写出论文和专著，终生学医行医，精益求精。现虽已近耄耋，有生余年我立誓要完成一个心愿，要全力悉心带教好学生，把董师的宝贵经验，尽我所能悉数传授给他们，希望他们有所进步、有所创新，成为发扬中医儿科理论的新生力量，更成为能治愈儿病，保障儿童健康的好医生。

学习使人在心理上保持内敛的吸收状态，每有感悟新知，思维不停，脑力就不易衰退。终生学医，使我的精神境界不断提升，学无止境，精神永葆青春。每天接待病儿家长，乃至亲朋好友咨询各种病情，我始终耐心回答，尽力沟通，细心指导护养方式，预防儿病，乐此不疲。我觉得自己老有所学，老有所为，老有所乐，一片善心能使他们增进科学健康的育儿意识。我有幸能学以致用，对儿童健康尚有贡献，不但不觉得累，而是深深感悟到"工作着是幸福的"！

　　记得，我在2003年第三批全国老中医药专家学术经验继承班开学之初，我曾对学员们说过这样一番话："董老的经验非常丰富。董老对我来说可谓高山仰止。他是泰山，我只是丘垤。我学习老师的经验只及老师的50%，但我已深感老师的学术经验博大精深，使我终生受用无穷。我要再把学习到的老师的50%的经验进一步实践分析、探索、总结，传授给你们，希望你们能把这50%的宝贵经验深化吸收，全部传承并发扬创新，更好地为儿童健康服务。希望你们这一代，要青出于蓝而胜于蓝。"这是因为，作为有着数千年历史的中医医术，主要就是靠代代经验相传而得以继承、发扬与光大的。这也是中医有别于其他医术的最大特色之所在。实践证明，只有这样，我们的中医儿科特色服务机构，才能真真为千千万万的少儿健康起到保驾护航的作用。

王霞芳

2022年6月